Sonntag

Dieses Buch widme ich meinem ersten, lieben Enkel David:

Lieber Dav,
Du bist schon zwei Jahre alt. Fleißig und beharrlich entdeckst Du gerade die Welt. Du bist offen für alles Neue, lernst täglich aus den gewonnenen Erfahrungen: Erfahrungen, die Dein Leben prägen. Mögen es viele positive Erfahrungen sein. Möge die Skala des Lernens und der Ausbildung, die ich in diesem Buch u. a. darstelle, im übertragenem Sinne Dir dank einer ausgeprägten und ausgeglichenen Lebenskraft möglichst wenige Hindernisse bereiten. Möge Gott Dich auf allen Wegen schützend begleiten.

Dein Opa

Die energetische Behandlung des Pferdes

Kinesiologie – Akupressur –
APM-Muskelmassage

Walter Salomon

2., erweiterte Auflage
75 Abbildungen
viele Tabellen

Sonntag Verlag · Stuttgart

Die Deutsche Bibliothek – CIP-Einheitsaufnahme

Ein Titeldatensatz für diese Publikation ist bei Der Deutschen Bibliothek erhältlich.

1. Auflage 1998

Anschrift des Verfassers:
Walter Salomon
Allmendweg 3
88709 Meersburg

Unsere Homepage: http://www.sonntag-verlag.com

Printed in Germany

Zeichnungen: Ebné-Design, Baasner, Stuttgart
Umschlaggestaltung: Thieme Verlagsgruppe
Gesamtherstellung: Pustet, Regensburg

ISBN 3-8304-9027-5

Wichtiger Hinweis: Wie jede Wissenschaft ist die Medizin ständigen Entwicklungen unterworfen. Forschung und klinische Erfahrung erweitern unsere Erkenntnisse, insbesondere was Behandlung und medikamentöse Therapie anbelangt. Soweit in diesem Werk eine Dosierung oder eine Applikation erwähnt wird, darf der Leser zwar darauf vertrauen, dass Autoren, Herausgeber und Verlag große Sorgfalt darauf verwandt haben, dass diese Angabe **dem Wissensstand bei Fertigstellung des Werkes** entspricht.
Für Angaben über Dosierungsanweisungen und Applikationsformen kann vom Verlag jedoch keine Gewähr übernommen werden. **Jeder Benutzer ist angehalten,** durch sorgfältige Prüfung der Beipackzettel der verwendeten Präparate und gegebenenfalls nach Konsultation eines Spezialisten festzustellen, ob die dort gegebene Empfehlung für Dosierungen oder die Beachtung von Kontraindikationen gegenüber der Angabe in diesem Buch abweicht. Eine solche Prüfung ist besonders wichtig bei selten verwendeten Präparaten oder solchen, die neu auf den Markt gebracht worden sind. **Jede Dosierung oder Applikation erfolgt auf eigene Gefahr des Benutzers.** Autoren und Verlag appellieren an jeden Benutzer, ihm etwa auffallende Ungenauigkeiten dem Verlag mitzuteilen.

Inhaltsverzeichnis

IV. Anhang

Vorwort zur 2. Auflage

Die vielen Anfragen aus aller Welt haben mich ermuntert, die hier beschriebenen Methoden auszubauen und daraus ein schlüssiges Therapiekonzept zu entwickeln. Nach diesem Konzept arbeitet zwischenzeitlich sehr erfolgreich eine ganze Reihe von Therapeuten.

Meersburg, im Frühjahr 2002 Walter Salomon

Vorwort zur 1. Auflage

Energetische Heilmethoden gibt es viele. Es ist nicht Absicht dieses Buches, den Großteil oder gar alle umfassend darzustellen. Ebensowenig sollen die einzelnen Verfahren bewertet werden. Vielmehr sollen schwerpunktmäßig zwei Therapieformen zum Zuge kommen, die sich in meiner Praxis an Mensch und Tier besonders bewährt haben: die Akupunktmassage nach PENZEL und das Touch for Health nach GEORGE GOODHEART, eine spezielle Anwendung der Kinesiologie. Beide Methoden greifen im wesentlichen auf eine gemeinsame Wurzel zurück, auf die Traditionelle Chinesische Akupunktur. Letztere stellt auch die Grundlage für Shiatsu. Weniger Raum nehmen die Muskelmassage nach MEZGHER und die TT-Methode nach TELLINGTON-JONES ein, obwohl der Leser rasch bemerken wird, dass auch diese Therapiemethoden sich an die Grundlagen der Akupunktur anlehnen.
Dieses Handbuch soll gründlich informieren und therapeutische Anregungen vermitteln, ein Lehrbuch im eigentlichen Sinne ist es daher nicht. Für den Anwender ist mit den dargestellten Verfahren zunächst ein zügiges Umdenken und erhöhtes Einfühlungsvermögen verbunden. Ein begabter Lehrer muss zeigen und vormachen, wie es funktioniert. Gerade Erfahrungsmedizin bedarf guter Lehrer und verlangt viele praktische Übung. Dieses Buch soll hierzu beitragen. Es will Sie zum Nachdenken anregen, ob nicht viele Probleme der Gesundheit und des Lebens sinnvollerweise mit einem anderen Ansatz angegangen werden sollten: Weg von der Fremdsteuerung des Körpers durch allzuviele Arzneimittel und hin zu einer Eigenregulation des Körpers! Energetisch ausgeglichene Pferde zeigen viel Ausstrahlung und erfüllen die von uns erwarteten Leistungen wesentlich besser. So erhalten selbst schwächere Reiter eine reelle Chance.
An den Anfang dieses Buches stelle ich eine kleine Anleitung zur Beurteilung des Pferdes und einen Kurzkurs über seine Anatomie. Dies ist ein notwendiger Service für die Reiter und Pferdebesitzer, die hierin geringe Kenntnisse haben. Diese Kenntnisse sind aber dringend erforderlich, damit sie die Schwachpunkte unserer Pferde selbst erkennen und somit Vertrauen in die Maßnahmen des Behandlers bekommen. Im Anschluss an diese Grundlagen folgt die Beschreibung der Werkzeuge und Therapiegeräte. Durch diese werden die im zweiten Teil des Buches angebotenen Möglichkeiten, krankhafte Zustände energetisch anzugehen, besser verständlich. Ich weise auch ganz offen auf die Probleme hin, die wir als Halter, Fahrer und Reiter selbst unseren Pferden bereiten. Nur allzu oft liegt die Ursache für das Problem des Pferdes in der mangelnden Kenntnis oder in Unachtsamkeiten des menschlichen Partners. Zahllose gute Pferde scheiden durch Rezidiven aus dem Sport aus – wegen der Ungeduld ihrer Besitzer und Halter.
Die Grenzen der hier empfohlenen Therapieverfahren liegen dort, wo massive Organ- und Gewebszerstörungen vorliegen. Auf so mancherlei Grenzen wird auch der ungeübte Therapeut stoßen. Dennoch wünsche ich diesem Buch als Ziel, sowohl die Möglichkeiten wie die Grenzen in der Tiermedizin zugunsten der Patienten zu erweitern.

Meersburg,
im Frühjahr 1998 Walter Salomon

Warnung!

Das vorliegende Buch ist ein Lehrbuch für Therapeuten. Für Nichttherapeuten ist das Buch eine nützliche Entscheidungshilfe, jedoch keine Gebrauchsanleitung! Die beschriebenen Techniken ersetzen nicht die Behandlung durch einen mit energetischen Methoden vertrauten Tierarzt oder Tierheilpraktiker. Für einen evtl. Missbrauch der Informationen dieses Buches oder für Folgen durch unsachgemäße oder falsche Anwendung der beschriebenen Techniken, kann **keine Haftung** übernommen werden.
Besonders hingewiesen wird darauf:
Durch intensive energetische Arbeit werden neben den körpereigenen Regelsystemen, Muskeln und Organen auch die Hormondrüsen angeregt. Es kann dadurch zu einer vermehrten Ausschüttung von Endorphinen ins Blut kommen, was als **Doping** ausgelegt werden kann. Also drei Tage vor Turnier, Rennen und dergleichen keine intensive Energiearbeit!
Energetische Arbeit bewirkt immer eine Energieverlagerung, wodurch u. U. lebenswichtige Funktionen, die nicht mehr durch Eigenregulation harmonisiert werden können, gestört werden.
Tragende Stuten können durch Energieverlagerungen in den ersten Trächtigkeitsmonaten verwerfen!
Energetische Arbeit kann alte, nicht ausgeheilte Krankheitssymptome oder Verletzungen wieder aktivieren! Gelenksblockaden sind Schutzeinrichtungen. Nach Lösen von Gelenksblockaden können starke Schmerzen auftreten, so dass erst jetzt die wahren Hintergründe/Ursachen erkannt werden können.
Viele Blockaden zeigen Fernwirkungen.
Farblicht nie länger als eine Minute auf eine Stelle einwirken lassen!
Narbenentstörung setzt viel blockierte Energie frei. Fließende Energie kann zu spontaner Bewegung der Beine (Ausschlagen) – auch beim ruhig stehenden Pferd – führen.

I.
Grundlagen der Lehre

1. Häufige krankheitsverursachende Faktoren

1.1 Beurteilung des Pferdes

Heute verlangt der Markt ein **Pferd im Rechteckformat** mit größerem Rahmen. Dabei soll die

Vorder- — Mittel- — und Nachhand

jeweils ein Drittel ausmachen.
Ein ausreichend langer Hals und der Schweif übernehmen die Balance. Warum diese Dreiteilung? Das hat seine Gründe, denn je länger ein Pferd ist, desto schwieriger ist es im Gleichgewicht zu halten. Je länger der Rücken, desto schwieriger wird die Beckenkippung.

▷ Ein langes Pferd ist kein Anfängerpferd.

Hohe Anforderungen stellen wir auch an die Oberlinie (Rücken). Eine lineare Oberlinie, meist stramm im Rücken, vermittelt dem Reiter kein angenehmes Sitzgefühl. Eine sanfte Oberlinie d. h. ein matter Rücken stellt mit zunehmendem Alter die Tragefähigkeit des Rückens in Frage. Unser Musterpferd soll dabei in der Bewegung Elastizität, Regelmäßigkeit und Geschlossenheit zeigen. Ein Pferd soll frei von Mängeln sein.

▷ Ein Mangel ist alles, was die Lebensdauer eines Pferdes absehbar verkürzt, die Reitqualität oder Nutzung herabsetzt.

Pferde mit geringen Mängeln können überragende Leistungen erbringen, ja einzelne gröbere Fehler durch immense innere Werte, Leistungswillen und Kampfgeist kompensieren. Ein Pferd, das keinen Widerrist und keine Sattellage zeigt, eventuell noch mit geradem Rücken und zusätzlich mit tief angesetztem Hals, ist als Reitpferd wertlos.
Auch bei Nutzpferden sollten die Grundsätze zur Beurteilung von Zuchtpferden nicht vergessen werden. Sie sind deshalb nochmals angeführt:

Beurteilung von Zuchtpferden

1. Rassetyp	7. Skelettmechanik	9. Bewegungsmechanik	10. Umgänglichkeit
2. Geschlechtstyp	• Format	• Korrektheit	• Charakter
3. Adel bzw. Kaliber	• Harmonie	• Takt	• Temperament
	• Rücken	• Raumgriff	• Nerv
4. Rahmen	• Kruppe	• Elastizität	11. Fresslust, Futterverwertung
5. Bemuskelung	• Rumpf	• Bewegungsmanier	
6. Entwicklungsstand	• Fundament	• Antritt	
	8. Hufe	• Gleichgewicht	

1.2 Einflussgröße: Aufzucht

- *Bergige Weiden* verändern die Stellung der Gliedmaßen erheblich. Besonders betroffen ist die Schulter, sie wird steiler. Deshalb sind für die Pferdeaufzucht nur weitgehend ebene, ausgedehnte Weideflächen geeignet.
- *Stallhaltung im Fohlenalter* heißt langdauerndes Stillstehen und damit Förderung von Fehlstellungen der Extremitäten. Fohlen stehen breitbeinig und zehenweit, somit werden die inneren Trachten nicht nur stärker, sondern auch seitlich belastet (einseitiger Trachtenzwang).
- Am häufigsten sind am Vorderbein die x-oder o-beinige Stellung oder abnormal stark gebeugte Stellungen. X- und o-beinige Stellungen sind durch Subluxation infolge schwacher Gelenkbänder bedingt.

Die Karpalgelenke erscheinen hier locker und instabil, besonders bei neu geborenen oder sehr jungen Fohlen. Ursache ist in der Regel eine mangelhafte Verkalkung der einzelnen Knochen und/oder eine abnormale Entwicklung der langen Röhrenknochen. Dies hängt sehr oft mit einem nicht ausgeglichenem Kalium-Haushalt zusammen.

1.3 Beeinflussung der Exterieurs durch Fütterung

Gliedmaßenfehlstellungen werden durch die genetische Disposition, Aufzucht und Fütterung in der Wachstumsphase ganz wesentlich beeinflusst. Gliedmaßenfehlstellungen bewirken immer Veränderungen des Muskel- und Skelettsystems. Der Einfluss beginnt bereits im Mutterleib. Eine Schädigung des Fötus kann durch mangelhafte oder übermäßige Versorgung mit Selen, Jod und Mangan oder durch schlechte Proteinversorgung erfolgen. Diese Versorgungsungleichgewichte führen zu Bildungs- und Freisetzungsstörungen des Schilddrüsenhormons Thyroxin beim Fohlen, wodurch es zu lebensschwachen Fohlen, einem geringerem Geburtsgewicht, Kümmern und zu Problemen mit der Verknöcherung der einzelnen Knochen von Karpal- und Tarsalgelenken kommt.

Auslöser für Störungen der Verknöcherung sind ein *Zink-Überschuss* oder *Kupfer- und Mangan-Mangel.*

Eine *Selenunterversorgung* kann zu einem geschwächten Immunsystem und reduzierter Wachstumsrate, sowie zu Hufverformungen und Weißmuskelkrankheit (= hochgradiger Selenmangel) führen.

Bei *übermäßiger Aufnahme von Protein* (Eiweiß) erhöht sich die Ausscheidung von Kalzium über die Nieren, wobei Kalzium und Phosphor für die Skelettentwicklung wichtig sind.

Eine *überhöhte Kalziumzufuhr* beeinträchtigt die Aufnahme von Zink, Mangan und Eisen im Darm.

Erkrankungen durch Protein- und Eiweißüberschuss

1. Erkrankungen der Wachstumsfuge der Gelenke und der angrenzenden Bereiche (Epiphysitis). Folge ist eine Verschiebung der Knochenachse durch unregelmäßiges Längenwachstum mit erheblichen Stellungsfehlern.
2. Erkrankungen der Gelenkknorpel durch zu hohes Körpergewicht (Chondrosis dissecans) sind oft auslösendes Moment für spätere chronisch-degenerative und meist therapieresistente Gelenkveränderungen.
3. Absprengfrakturen im Gelenk (meist großes Sprunggelenk). Siehe auch unter »Chips«.
4. Spinale Ataxie (besonders häufig bei kräftig entwickelten Hengstfohlen)

Häufig bestehen bei Fohlen **Vitamin-Mangelzustände**, z.B. Vit-A-Mangel, bedingt durch die geringe Durchlässigkeit der Plazentaschranke für die Vitamine A-D-E-K. Der Bedarf an diesen Vitaminen wird meist über die Kolostralmilch abgedeckt. Bei Vit-A-Mangel sind **Durchfälle** und **Pneumonien** häufig. **Vitamin K** bildet das Fohlen bei 3–4 Std Aufenthalt im Freien selbst. Eine Überversorgung mit Vitamin A und K führt zu Erkrankungen des Muskel- und Skelettsystems.

Probleme des Vitamin D-Überschusses

- vorzeitige Mineralisierung der Wachstumsfugen
- knöcherne Deformationen im Gelenkbereich
- Verkalkung von Gefäßwänden und der Nieren
- chronische Verstopfungen des Darmes

► **Die Wachstumskapazität ist zwar genetisch festgelegt, durch mastartige Fütterung (Treiben) aber erheblich beeinflussbar.**

Das Treiben ist eine unnötige und unnatürliche Zufütterung von gehaltvollem, breiigem oder fein geschrotetem Zusatzfutter beim Saugfohlen, da dieses Futter nahezu ungekaut abgeschluckt wird. Ein *»getriebenes Fohlen«* ist kräftig und gut proportioniert bei wenig belastbaren Knochen. Es besteht ein **Missverhältnis zwischen Gewicht und Muskelmasse zur Stabilität des Skeletts und zu den Wachstumszonen**. Die langsamer wachsenden Strukturen wie z.B. die Knochen und Knorpel kommen im Wachstum nicht mit.

Verstärkt wird das ganze durch Bewegungsmangel junger Pferde (besonders im Winter). Beim Herumtollen auf der Weide kommt es zu punktuellen Überlastungen z. B. in Gelenken. **Knorpelschäden** werden oft für **Fütterungsgallen** gehalten und nicht beachtet. Grundlagen für Fehlstellungen sind damit geschaffen. Jede Stellungskorrektur ist – so weit sie nicht energetisch erfolgt – mit einem erheblichen Risiko für Gelenke und Sehnen verbunden. Ein großer Teil junger Pferde leidet z. B. als Folge übertriebener Mast bereits unter Problemen des Strahlbeines (**Hufrolle**).

Leitsatz: Je größer ein Pferd für sein Alter ist, je schneller es wächst und je mehr Kraftfutter ihm verabreicht wird, desto größer ist die Gefahr einer krankhaften Veränderung des Bewegungsapparates. Die Meinung, bei einem jungen Pferd könnten noch keine Gelenkerkrankungen vorliegen, ist falsch.

1.4 Einflussgröße: Disposition

Disposition ist die ererbte Bereitschaft für eine bestimmte Erkrankung. Sie gilt als erwiesen bei *Arthrose, Hufrolle* und *chronischer Bronchitis.* Disposition heißt aber nicht, dass die Krankheit ausbrechen muss, wenn auf die Schwachstelle des Körpers Rücksicht genommen wird. Nur, wer nimmt heute noch Rücksicht? Die Disposition wird verstärkt durch eine zu üppige Fütterung des Fohlens wie übermäßige Eiweißzufuhr durch Kraftfutter.

1.5 Folgen der Überlastung: Verschleiß, degenerative Knochenveränderungen

Deutliche Ermüdungs- und Erschöpfungszustände können wir überall beobachten, wo besondere Ausdauer und Schnelligkeit verlangt wird, z.B. bei Galopprennen, Militaryprüfungen. Auch wenn bei den übrigen Sportarten Ermüdungen weniger deutlich sichtbar sind, sind sie mit Sicherheit vorhanden. Schäden durch Überdehnung oder unkoordinierten Bewegungsablauf stellen sich oft ein. Folgen der Überlastung sind immer die Verletzung oder die Zerstörung von Knochen, Knochenveränderungen, Gelenksentzündungen oder Verletzungen an Gelenken, Muskeln, Sehnen oder Hufen, also Erscheinungen, die wir landläufig als Verschleißerscheinungen bezeichnen. Der Laie stellt sich unter Verschleiß Abnutzungserscheinungen durch zu häufigen oder falschen Gebrauch vor.

Überlastung	**kann die Biomechanik im Gelenk stören. Ein für sein Alter und seine Kondition überlastetes Pferd reagiert mit der Ermüdung des Fesselträgers, der eigentlich das Durchtreten der Fessel bei Belastung der Extremität kontrolliert und jetzt nicht mehr genügend bremst.**
Folgen der Überlastung	**unphysiologische Winkelung des Gelenkes (Fehlbelastung), wodurch oft der Knorpel an den vorderen Kanten des Gelenkes gequetscht wird. Folge der Quetschung sind wulstartige Verdickungen des Knorpels.**

Alle Veränderungen im Bereich der Knochen wie chronische Arthritis der großen und kleinen Wirbelgelenke, sich reibende Dornfortsätze, knöcherne Brückenbildung, Verknöcherung der Bänder führen zu einer Versteifung zwischen den einzelnen Wirbeln. Letztere haben in der Schulmedizin eine schlechte Prognose auf Heilung.

- ▷ Kennzeichen der Versteifung ist ein stumpfer, stapfender Gang.

Da Knorpel und Knochen wenig oder gar nicht nerval versorgt sind, müssen die Schädigungen des Bewegungsapparates erhebliche Ausmaße erreichen, bis sie schmerzhaft und als Lahmheit erkannt werden. Selbst die leichteste Lahmheit bedarf daher der Therapie.

Pferde mit einer Versteifung biegen sich nicht auf die Zirkellinie, sind oft gar nicht oder nur wenig druckempfindlich. Der Reiter hat das Gefühl, *auf einem Brett zu sitzen.* Der Rücken ist völlig steif, unfähig zu schwingen. Eine weiche Verbindung zwischen Hinterhand und Maul kann nicht hergestellt werden, weil das Stadium der Losgelassenheit nie erreicht wird.

Bei Sport- und Rennpferden zeigen sich die degenerativen Prozesse in einem fortschreitenden strukturellen und funktionellen Zerfall eines Gelenkes. Ursache hierfür sind eine frühere akute, aber nicht ausgeheilte Lahmheit, oder kleine Gelenkbrüche oder auch generell zu frühes Training. Bei älteren Pferden führt dauernde leistungsbedingte Abnutzung zu den chronischen Gelenkserkrankungen wie Hufrollenentzündung oder Schale. Degenerative Einflüsse werden gefördert durch einen fehlerhaften anatomischen Bau des Pferdes wie zu lange Fesselung, Rückbiegigkeit, gebrochene Achsen, schlechten Hufbeschlag (lange Zehen – kurze Trachten), Verletzungen (spontan oder tägliches Mikrotrauma), Training von 1½–2-jährigen Pferden (zu jung) oder unsystematisches Training sowie durch Ermüdung. Was hier bezüglich der Rennpferde gesagt wird, gilt für alle Pferde.

Bei etwas Umsicht und Verantwortungsgefühl für unseren Freund Pferd lässt sich eine Überbeanspruchung meist vermeiden, wenn wir die Knorpel eine Viertelstunde in ruhiger Schritt-und Trabarbeit auf größere Belastungen vorbereiten. Ein Knorpel ist ein druckelastisches Polster, das sich unter Belastung verformt. Diese Druckelastizität wird durch Aufquellen bei Wasserentnahme aus der Gelenksflüssigkeit erreicht. Diese Wasseraufnahme dauert ca. 15–20 Min. Unter diesem Gesichtspunkt ist es leichtsinnig, wenn wir unsere Stallpferde ohne vorherige ruhige Bewegung Freilaufenlassen, Austoben oder Freispringen lassen.

Folgen von Wachstumsstörungen und Überlastung beim jungen Pferd (6–18 Monate)

Chips (abgeplatzte oder abgesplitterte Knochenteilchen) haften in der Regel an ihrer Umgebung wie Knochen- oder Knorpelgewebe, Gelenkkapseln oder Bändern an. Chips sind Folgen von Wachstumsstörungen durch Fehlernährung der Gelenkknorpel und/oder der Wachstumsfuge der Gelenke. Chips entstehen stets im Bereich der stärksten Belastungszonen eines Gelenkes z. B. äußerer Bereich des Kniescheiben- und des großen Sprunggelenkes oder der inneren und größeren Hälfte der Fesselgelenksfläche. Wachstumserkrankungen im Fohlenalter (bis 12 Monate) betreffen oft das Kniescheibengelenk. Wir müssen hier beachten, dass das Wachstum des Pferdes erst mit fünf Jahren abgeschlossen ist. Sprunggelenksgallen bei Fohlen deuten oft auf Chips im Bereich des erkrankten Gelenkes hin.

Spat: Erkrankung des kleinen Sprunggelenks, steht mit Chips in keiner Verbindung.

1.6 Häufigste Abgangsursachen nach Versicherungsstatistiken

Rund 50% aller Abgangsursachen entfallen auf Erkrankungen des Bewegungsapparates, also auf Hufrollenentzündung, Schale, Spat, Sehnenschäden, Frakturen, chronische Gelenksentzündungen und Luxationen (Verrenkungen). Die zweigrößte Gruppe der Abgangsursachen sind die Herz- und Lungenerkrankungen mit 24% (Dämpfigkeit, Herz- und Kreislauf, chronische Bronchitis). Alle anderen Krankheitsbilder sind mit 26% an den Abgangsursachen beteiligt.

▶ Die **Hufrollenentzündung** ist die absolut häufigste Schadensursache, gefolgt von der **Dämpfigkeit** und den **Sehnenschäden.** Auch die **Schale** mit chronischen Gelenksentzündungen ist recht signifikant vertreten.

Die Ursache für Gelenkschäden (Hufrollenentzündung, Schale, Spat) ist vornehmlich in einer Überbeanspruchung durch gewichtsmäßige oder drehende Belastungen zu suchen. Die Sehnenschäden entstehen, sofern nicht traumatisch z. B. durch Greifen bedingt, durch Tempobelastung ggf. in Kombination mit Belastung durch Sprünge. Herz- und Kreislauf-Schädigungen sowie die Dämpfigkeit sind weniger durch den Einsatz sondern mehr durch generelle Haltungsfehler bedingt.

2. Anatomie-Schnellkurs für Pferdehalter

2.1 Statik, Schwerpunkt und Dynamik des Pferdekörpers

Die Lage des Schwerpunktes ist für jedes Lebewesen wichtig. Dieser verschiebt sich bei jeder Vor-, Seiten- und Rückwärtsbewegung. Der Schwerpunkt des Pferdes liegt in Ruhe auf einer Linie vom Sitzbeinende zum Buggelenk etwa am Ende des Brustbeines. Beim ausgesessenen Trab ist der Schwerpunkt weiter nach hinten, beim Leichttrab mehr nach vorne verlagert. Das Pferd ist durch das Gewicht des Kopfes und Halses immer vorderlastig. Selbst beim Kaltblüter mit seinen mächtigen Hinterbackenmuskeln liegt der Schwerpunkt nur geringfügig weiter hinten. Der Schwerpunkt kann durch Heben und Senken des Halses nach vorne oder hinten verlagert werden. Für die Funktion des Halses als Balancierstange ist deshalb dessen Länge und Beweglichkeit von Bedeutung. Halsansatz und -aufsatz helfen das natürliche Gleichgewicht bei den unterschiedlichsten Bewegungen zu halten.

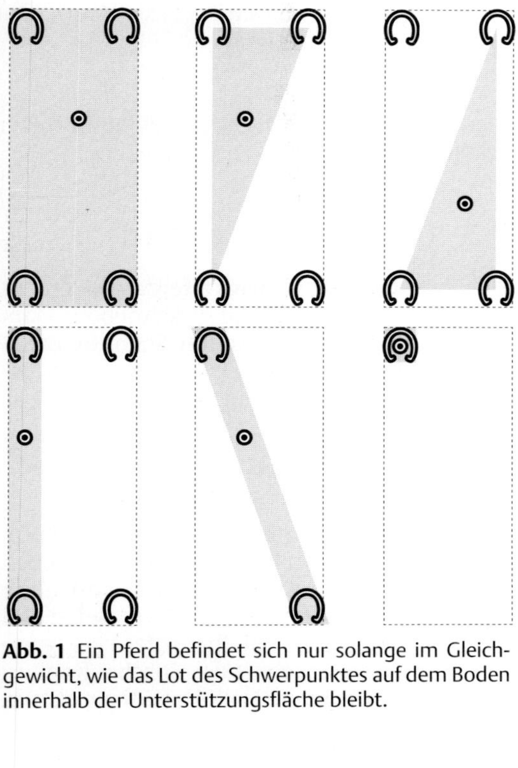

Abb. 1 Ein Pferd befindet sich nur solange im Gleichgewicht, wie das Lot des Schwerpunktes auf dem Boden innerhalb der Unterstützungsfläche bleibt.

Dieses Gleichgewicht muss das Pferd unter dem Reiter erst wieder finden, hierfür die richtigen Muskeln entwickeln, das Gehen mit fallengelassenem und gedehntem Hals lernen. Erst diese Dehnungshaltung erlaubt eine freie, ungehinderte Bewegung mit aktiver Hinterhand und schwingendem Rücken.
Dabei ist ein Langrechteckpferd mit seiner großen Unterstützungsfläche leichter in Gleichgewicht zu halten sein als ein Quadratpferd mit einer kleinen Unterstützungsfläche. Das Gleichgewicht sollte in jeder Steh- und Bewegungsphase gegeben sein.

2.2 Statik der Beine

Die Gliedmaßen des Pferdes sind schnellen Bewegungen gut angepasst. Sie können sich aber kaum seitwärts drehen. Vorder- und Hintergliedmaßen sind gleichzeitig Stütz- und Fortbewegungsmittel mit folgender Arbeitsteilung: die Vordergliedmaßen tragen ca. 55–60% des Körpergewichts, wirken stoßbrechend und federnd, insbesondere bei schnellerer Gangart und beim Aufsetzen nach dem Sprung.
Im Galopp trägt die stützende Vordergliedmaße das gesamte Gewicht. Die Kraft, mit der der Huf auf dem Boden aufsetzt, nimmt mit der Geschwindigkeit zu. So kann die Krafteinwirkung auf die stützende Vordergliedmaße im Renngalopp 1000 kg überschreiten und bei der Landung nach einem Sprung mehr als das Doppelte des Körpergewichtes betragen. Die Hintergliedmaßen sind hauptsächlich für den Vorwärtsschub zuständig. Je stärker der Stoß des einfallenden Gewichtes ist, desto straffer muss der Stoßdämpfer sein, umso härter die Federung. Auf der Hintergliedmaße lasten ca. 40–45% des Körpergewichtes. Die Hinterhand ist sehr stark an der Vorwärtsbewegung des Körpers beteiligt, wozu ein stabiles Hüft- und Kreuzdarmbeingelenk notwendig ist. Die **Leistungsfähigkeit der Hinterhand** wird also durch die Stärke und den Umfang des Beckenrings sowie dessen Lage und Winkelung zur Längsachse des Körpers bestimmt. Diese **Aufgabenteilung zwischen Vorder- und Hinterhand ist variierbar, die Belastung jeder Gliedmaße kann durch Gewichtsverlagerung**

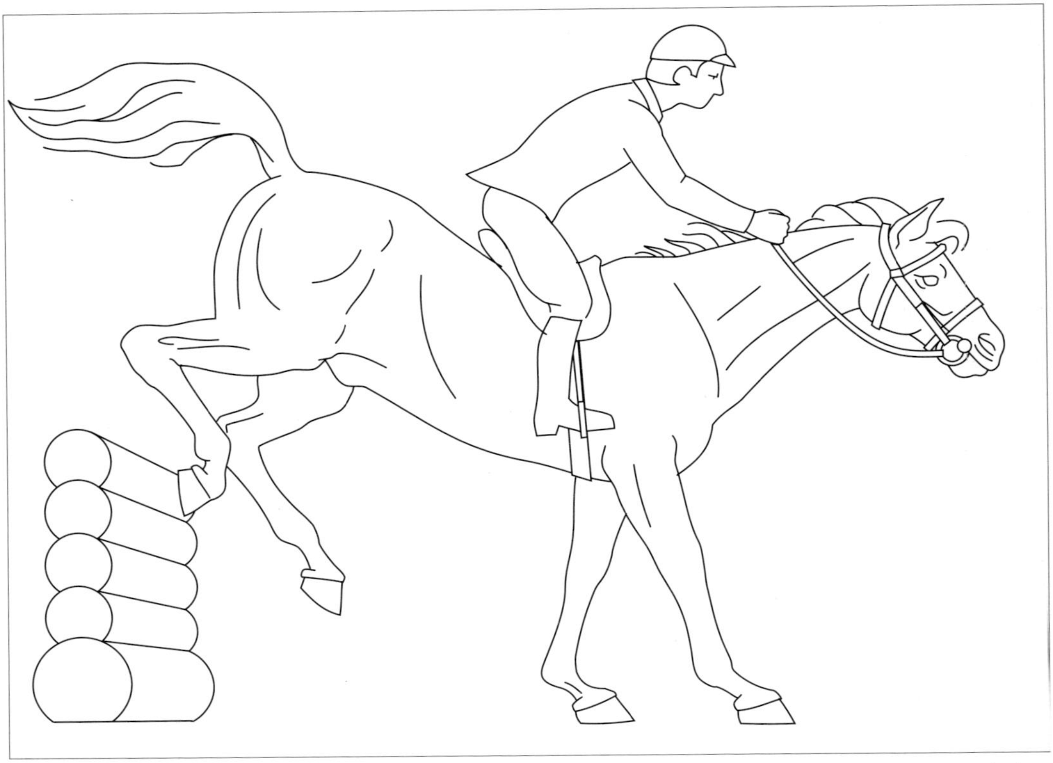

Abb. 2 Innere Anspannung und körperliche Verkrampfung zeigt der aufgerichtete Schweif des Pferdes nach dem Sprung an. Punktuelle Überbelastung im Fesselbereich des zuerst auffußenden Vorderbeines.

verändert werden. Besonders bei stark lahmenden Pferden fällt die veränderte Kopfbewegung auf. Es hebt den Kopf und verlagert den Schwerpunkt caudal, wenn der schmerzende Vorderfuß auf dem Boden angesetzt wird. Es senkt den Kopf und verlagert den Schwerpunkt cranial, wenn der gesunde Fuß belastet wird. Die letztere Bewegung ist für den Beobachter meist auffälliger. **Ein Pferd mit Vorderfußlahmheit »nickt« auf dem gesunden Fuß.** Wenn eine Hintergliedmaße schmerzt, wird der Kopf gesenkt, so dass der betroffene Fuß entlastet wird.
Die Vorderbeine des ruhig dastehenden Pferdes ermüden nicht, fixierte Sehnen ermöglichen ein Tragen ohne jegliche Muskelanspannung. Die Hinterbeine können durch die sog. **Spannsägenkonstruktion** bei eingehakter Kniescheibe fast unermüdbar festgestellt werden. Da die Kniescheibe jedoch durch die Eigenspannung des mächtigen vierköpfigen Kniemuskels in ihrer Einhakstellung gehalten werden muss, ist eine geringgradige Muskelarbeit nötig.

2.3 Das dreigeteilte Pferd

Es wird hier ein »ideales Pferd« mit einem harmonischen Körperbau beschrieben. **Harmonie des Körpers bedeutet Schönheit.** Ein harmonischer Körperbau ist eine gute Voraussetzung für die Ausbildung eines Reitpferdes.

2.3.1 Vorhand (Vorder- oder Schultergliedmaße)

Kopf und Hals werden in natürlicher Selbsthaltung weder zu hoch aufgerichtet, noch nach vorn weggestreckt. Die vom Kopf über den Hals-Schulterblatt-Oberarm ziehenden Muskeln verursachen die bei jeder Bewegung des Vorderbeines charakteristische Kopfbewegung (**Kopfnicken**). Der Hals dient als Balancierstange. Die von Natur aus geschwungenen Hälse stellen große Anforderungen an die Reiterhand, während sich die in der unteren Begrenzungslinie gefestigten Hälse durch sachgemäße Ausbildung (Reiten von hinten nach vorne) formen lassen. Das starke **Nackenband**, es entspringt am Hinterhauptsbein (Genick) und bildet im Bereich des Halses die Grundlage für den Mähnenkamm, haftet sich an die oberen Dornfortsätze der Wirbel und reicht bis zum Kreuzbein. Ein nachgebendes Genick verbessert die Maultätigkeit beim Reiten.

Die **Schulter** soll möglichst lange und schräg sein. So gestellt federt sie besser als eine steile Schulter, auch die Sattellage ist besser. Je steiler die Schulter, desto häufiger berühren die Vorderfüße den Boden. Wichtiger als die Schräglage der Schulter ist die Lage und Breite des Schulterblattes (Muskelansatzfläche). Der **Winkel Schulterblatt-Oberarm** sollte 95 Grad und der **Winkel Oberarm-Speiche** 140 Grad betragen, damit das Pferd hohe Anforderungen an den Schritt erfüllen kann. Eine Zucht in Richtung Springsport nimmt unterbewusst in Kauf, dass die Schulter steiler, der Oberarm kürzer wird und Tendenzen zur waagrechten Stellung einnimmt. Dadurch wird das Springpferd in die Lage versetzt, die Vorderbeine so weit wegzustrecken, dass es nur noch mit dem Brustbein Fehler machen kann. Derart konstruierte Pferde erreichen im Schritt kaum die Note befriedigend. Eine möglichst lange Schulter, gleich welcher Neigung, bedingt immer einen tiefen Brustkorb, dem sie anliegt, und einen hohen Widerrist, an dem sie sich anheftet. Die Praxis zeigt, dass es auch Hochleistungspferde gibt, die die og. geometrischen Voraussetzungen nicht erfüllen.

Das **Schultergelenk** kann als Kugelgelenk theoretisch in alle Richtungen, praktisch jedoch nur in sagittaler Richtung, bewegt werden. Seitwärtsbewegungen sind durch die Sehnen der Schultermuskeln eingeschränkt, was durch den M. infraspinatus (weniger durch den M. supraspinatus) und medial durch den M. subscapularis bewirkt wird. Je nach Elastizität der Befestigungs- und Bewegungsmuskeln und -bänder oder durch Gymnastizierung entsteht **die freie, gut bewegliche oder die starre Schulter** (sog. *Schulterfreiheit*).

Die **Drehfähigkeit der Vorhand** ist eingeschränkt, die kräftigen Muskel- und Bindegewebsfaserplatten verhindern das Abheben des Schulterblattes vom Brustkorb. Nur sehr junge Fohlen können ihr loses Schulterblatt noch etwas anheben und das Vorderbein ein wenig drehen, wodurch ihr Gang leicht wackelig erscheint. Alte Pferde oder Tiere mit schlechter Konstitution haben ebenfalls ein loses Schulterblatt (sog. *Abplatten*), dadurch unsicherer, schlenkernder Gang.

Gelenkprobleme bewirken immer Serienprobleme!

Der **Oberarm** ist durch das in der Vorderbrust gelegene Bug(Schulter)gelenk mit dem Schulterblatt verbunden. Der Muskel- und Bandapparat an Schulter und Oberarm fangen den von hinten kommenden Vorwärtsschub sowie alle plötzlichen, starken Schwerpunktveränderungen z. B. im Galopp oder beim Springen federnd ab. Aus diesem Grunde ist die Lage und Winkelung der Schulter und des Oberarms von besonderer Bedeutung. Eine allzu steile Schulter wird dieser Federfunktion nicht ausreichend gerecht.

Die **Vorderbein-Bewegung** wird durch einzelne mehrköpfige Muskeln gesteuert. So ziehen z. B. Bizeps und Trizeps bis zum Unterarm und Ellbogen, wodurch bei Anspannung eine gekoppelte Bewegung des Schulterblattes mit dem Bug- und Ellbogengelenk entsteht. Diese Koppelung ist notwendig, damit das Bein vorgeführt oder der von der Hinterhand ausgehende Bewegungsimpuls vorwärtslaufen kann.

Das Ellbogengelenk (Scharniergelenk) verbindet Oberarm und Unterarmknochen. Der **Ellbogen** hat eine ähnliche Funktion für die Vorhand wie das Sprung(Fersen)bein für die Hinterhand. Die Bewegung des Ellbogengelenkes wird durch die kräftigen Seitenbänder auf Beugen und Strecken in sagittaler Richtung eingeengt. Die Ellbogenfreiheit bestimmt, neben der Schulterfreiheit, einen freibeweglichen, korrekten Gang. Der abgedrückte oder gar untergestellte Ellbogen, ein erheblicher Mangel, unterbindet ein schulterfreies Gehen, der Raumgriff ist erheblich eingeengt.

Der **Unterarm** soll lang sein, damit das Vorderfußwurzelgelenk tief liegt, die Vorderröhre kurz wird. Am Unterarm vorne setzt der Strecker des Vorderfußwurzelgelenks, am Unterarm hinten der Beuger des Vorderfuß-

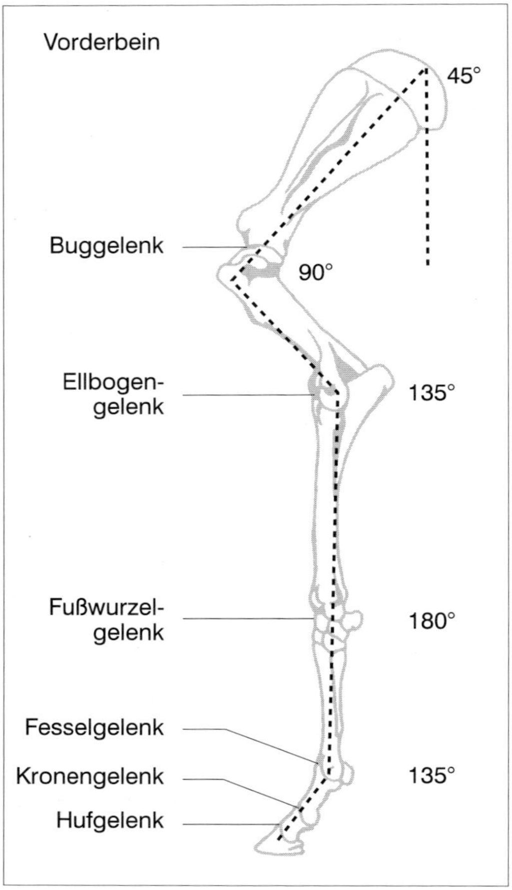

Abb. 3 Maßgebend für eine richtige Gelenkwinkelung ist vor allem ein richtiger Hufbeschlag. Die Gelenkwinkelung bestimmt die Lastenverteilung des Körpergewichts auf die Beine. Eine Fehlbelastung führt zu einer Reihe von chronischen Schäden des Bewegungsapparates.

wurzelgelenks an. Dieser Beuger wirft das Fußende nach vorne und biegt das Vorderbein beim Springen ab.

Das **Röhrbein** besteht aus dem kompakten dritten **Mittelfußknochen**, dem sich der zweite und vierte als die sog. **Griffelbeine** hinten anlagern. Eine kurze Röhre und ein langer Unterarm bringen eine flache, weite und raumgreifende Bewegung (flache Aktion). Lange Vorderröhren gleichen oft ein Überbautsein in der Kruppe aus.

Das **Vorderfußwurzelgelenk**, es verbindet Unterarm und Röhrbein, ist ein zusammengesetztes Gelenk (aus mehreren übereinander liegenden, kaum gegeneinander verschiebbaren Knöchelchen), mit dem Röhrbein unverrückbar verbunden. Es ist stoßbrechend und kann stark abgebeugt werden.

Das **Fesselgelenk** (Fesselbein, Kronbein, Hufbein) muss stabil und kräftig sein, um wichtige Stütz- und Auffangfunktionen zu übernehmen. Das Fesselgelenk wird an der Rückseite durch einen Bandapparat – in ihm laufen die Beugesehnen – gestützt und durch die **Gleichbeine (Sesambeine)** verstärkt. Araber haben typischerweise kurze, steile Fesseln und kräftige Sehnen, während unsere Warmblutrassen eher weich gefesselt sind. Gewünscht wird eine mittellange Fessel bei einem Winkel von 45 Grad zum Boden. Ein kleinerer Winkel bedeutet weiche Fesselung, also einen weichen Gang. Ein größerer Winkel stellt die Fessel steil, was ein Stoßen im Trab, der schlecht auszusitzen ist, bewirkt. Zudem erschüttert der große Winkel die Gelenke ständig. Eine zu lange Fessel wirkt bärentatzig und wird durch ständiges Stoßabfangen schnell abgenützt. Eine extrem steile und kurze Fessel erhöht die Neigung für Krongelenksschale und Podotrochlose (Hufrolle). Eine lange und weiche Fessel ist eher zu akzeptieren.

Kurze Beugesehnen stellen den **Huf** steiler. Zu lange **Trachten** und kräftige Sehnen schaffen gemeinsam einen steilen Huf, der eine geringere Trachtenbewegung als ein flacher hat. Bei geringer Trachtenbewegung kann sich der Strahl nur mäßig entfalten, eine schlechte Durchblutung in dieser Hufregion ist vorpro-

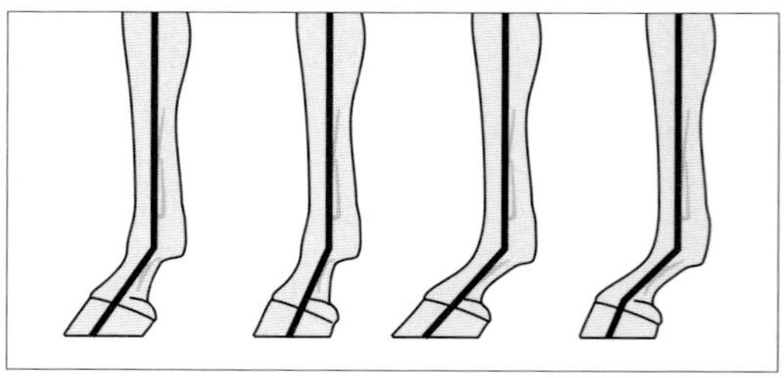

Abb. 4a
Hufform und Fesselstand (von links nach rechts)
normaler Huf bei normaler Fesselstellung
stumpfer Huf mit hohen Trachten bei steiler Fesselstellung
spitzer Huf mit niederen Trachten bei weicher Fesselstellung
bärentatzige Fesselstellung mit gebrochener Zehenachse

grammiert. Der Strahl verkümmert allmählich, wird zusammengezwängt (vgl. hierzu Seite 139).
Das Fesselbein am Fußende der Röhre lässt kaum Seitenbewegungen (Scharniergelenk) zu. Es wird bei jedem Auffußen gebeugt. Wegen der starken Schrägstellung ist es großen Belastungen (Springen, schneller Galopp, versammelte Gänge in Dressur) ausgesetzt.
Das **Kronbein/Hufbein** der Vorderhand ist etwas länger und steiler als hinten. Mit seiner eiförmigen Sohlenfläche verbirgt sich das Hufbein im Hornschuh.
Der Huf übernimmt die Stoßdämpfung in der Hufkapsel mittels Aufhängung des Hufbeines und Spreizung des Hornschuhes. Je steiler die Hufwände, umso straffer ist also die Pufferwirkung, d. h. flache Hufe verfügen über eine weiche Pufferwirkung. Die Federung erfolgt hauptsächlich im Fesselbereich durch Überstrecken des Fesselbein-Röhrbeingelenks (Fesselkopf). Je fester die Beugesehne und Gelenkskapsel sind und je kürzer das Fesselbein ist, umso kleiner ist die hinabfedernde Bewegung dieser Fußregion bei Belastung. Der Vorderhuf ist runder als der Hinterhuf. Auch sind die Wände flacher, da sie tragen. Kritisch zu beurteilen ist ein enger Huf mit eingezogener Trachte. Auf weichem Boden erfährt die harte Hufkapsel zu wenig Abrieb und Gegendruck. Die kräftigen Trachten werden schnell zu lang. Schlecht ist weicher Boden auch für die Sehnen. Sie verkürzen sich wegen der zu geringen Dehnungsbelastung ohne harten Aufprall kaum.

2.3.2 Mittelhand (Rücken und Wirbelsäule)

Der Rumpf des Pferdes wird oft mit einem Brückenbogen verglichen, der aus einem druckfesten Untergurt (Wirbelkörper mit den Zwischenwirbelscheiben) und einem gelenkigeren Obergurt (Dornfortsätze mit Bändern und der Rückenmuskulatur) besteht. Die Verbindung der Brückenpfeiler bilden das Brustbein und die sehnige Bauchmuskulatur. Den einen Brückenpfeiler bildet der bewegliche Hals/Kopf, den anderen das starre Kreuzbein mit den Schwanzwirbeln. Diesen in sich gefestigten Brückenkörper tragen die Extremitäten und bewegen ihn fort. Die »Brücke« liegt auf den Hintergliedmaßen, vorne ist sie zwischen den Beinen abgehängt. Diese Konstruktion lässt entgegengesetzte Kräfte unabhängig von den bewegungsbedingten wirksam werden. Alle am Brückenbogen aufgehängten Gewichte (Verdauungs- und Geschlechtsorgane usw.) ziehen nach unten und wollen den Boden strecken. Die Sehne (Strecke zwischen den Pfeilern) wirkt entgegen und versucht den Boden wieder zu spannen. Beide Kräfte müssen ausbalanciert werden.

Rücken des Pferdes ⟶ Bewegungszentrale ⟶ Koordination der Vor- und Nachhand

Die Muskeln des Rückens sind reine Bewegungsmuskeln. Physiologisch sind sie auf einen schnellen Rhythmus von Spannen und Entspannen ausgelegt.

↓

↓

Dauerkontraktion (dies ist zum Tragen einer Last erforderlich) führt schnell zu Verkrampfungen und Versteifungen

↓

Muskeln schmerzen, weil Lymphe (Gewebsflüssigkeit) in die Gewebszwischenräume fließt und auf die dort liegenden Nerven drückt (Schmerzen)

↓

dauert der Zustand an, atrophieren die Muskeln (erkennbar an Sitzmulde im Sattelbereich oder an einer flachen Lendenpartie)

↓

im verspannten Rücken keine Koordination der Bewegungen (ungehinderter, natürlicher Bewegungsablauf nicht mehr möglich)

↓

durch Sattel- und Reitergewicht gehen die Biegemomente im Rücken des Pferdes nach unten, über das natürliche und verträgliche Maß hinaus. Wirbelsäule wird nach unten durchgebogen und gestaucht. Zwischenwirbelscheiben unnatürlich zusammengedrückt. Im Laufe der Jahre ⟶ chronische Rückenschmerzen, Senkrücken, Entzündungen und Verwachsungen an den Knochen (Kissing Spines).

↓

durch Rückenmarkskanal laufen sämtliche vegetativen und zentralen Nervenstränge (Rücken = sehr sensible, psychische Schaltstelle)

Koordination nur möglich, wenn der Rücken in seiner natürlichen Wellenbewegung von Auf und Ab, Hin und Her (wie ein S oder ein spiegelverkehrtes S unbehindert schwingen kann).

2.3.2.1 Die Wirbelsäule

Der Rücken des Pferdes (mit der Wirbelsäule als Zentrum des Körpers) ist von Natur aus nicht zum Tragen von Lasten vorgesehen, denn das Pferd ist ein Lauftier. Der Rücken dient in erster Linie der **Übertragung des Schubs aus der Nachhand auf die Vorderhand**.

Die Wirbelsäule ist wie ein federnder Hohlstab aufgebaut. Sie hat drei Krümmungen, die den Körper in Ruhe und Bewegung ausbalancieren. **Beim Kopfsenken gehen die Wirbel auseinander, beim Kopfheben gehen die Wirbel zusammen.** Die Aufgaben der Wirbelsäule sind die Stütz- und Haltefunktionen. Die Wirbelsäule ist Ansatzfläche für viele wichtige Muskeln, sie schützt das Rückenmark, wichtige Organe und große Blutgefäße. Bei einer gesunden Wirbelsäule sind Bewegungen in alle Richtungen (oben, unten, links und rechts) möglich. Bei seitlichen Halsbewegungen muss das Pferd mit den Nüstern rechts und links seine Flanken berühren können.

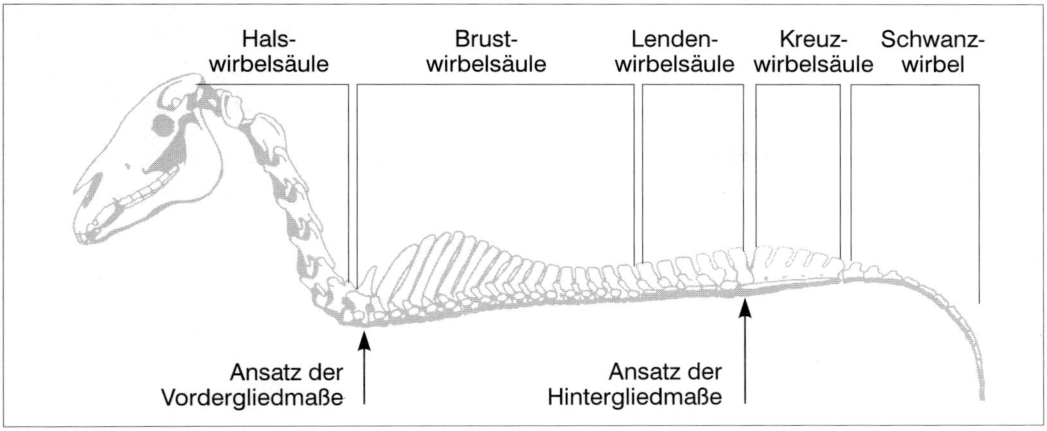

Abb. 4b Die Wirbelsäule des Pferdes

Die 7 Halswirbel
Der erste und zweite Halswirbel sind besonders für Drehbewegungen konstruiert. Die Halswirbelsäule beschreibt zwei Bögen in Form eines Fragezeichens. An diesen Bögen setzen die Bänder und Muskeln an, die die Halsform bestimmen. Eine **gefällige Halsform** ist von der Beweglichkeit des Genickes (1. und 2. Halswirbel) abhängig, die dadurch entsteht, dass das Nackenband erst ab dem 3. Halswirbel beginnt. Das Nackenband bildet eine Sehnenplatte, die Kopf und Hals ohne Kraftanstrengung in ihrer Lage halten kann. Das Nacken- und Wirbelband, die kurzen Bänder zwischen den einzelnen Wirbelfortsätzen und die Rückenmuskeln bilden einen festen, federnden Zusammenhalt des ganzen Halses und Rückens.

Die 18 Brustwirbel (variieren von 17–19)
sind über Gelenke mit den Rippen verbunden. Die Brustwirbelsäule bestimmt die Befestigung und Stellung des Schulterblattes, die Bewegung der Vorderhand, die Sattellage. Die oberen Dornfortsätze der ersten Brustwirbel sind teilweise recht lang (bis 5. Brustwirbel zunehmend, dann bis 10. Brustwirbel abfallend). Diese deutliche Erhöhung der Rückenlinie bildet den Widerrist.

Die 6 Lendenwirbel (variieren von 5–7)
haben kräftige Querfortsätze. Die Lendenwirbel bestimmen die Länge und Schwingung des Rückens sowie den Bewegungsfluss der Beine. Der besonders tragfähige kurze Rücken des Arabers wird oft durch die horizontale, weniger zum Tragen geeignete Kruppe gegenteilig beeinflusst. Eine abfallende Kruppe ist besonders tragfähig. Der Nachteil des kurzen festen Rückens mit nur 5 Lendenwirbeln ist die teilweise daraus resultierende Quadratform, da zu kurze Tiere im Trab auch zu kurze, wenig schwingende Bewegungen haben und den Reiter mehr werfen.

Die 5 Kreuzwirbel
mit kräftigen, nach hinten geneigten Dorn- und Querfortsätzen verwachsen nach landläufiger Meinung in den ersten 4–5 Jahren fest miteinander. Sie sind mit dem Becken über die Darmbeinflügel fixiert.
Die Kreuz- und Lendenwirbel sind untereinander gelenkig verbunden, wodurch beim Untertreten die Beckenkippung möglich wird.

Die Schwanzwirbel (variieren von 15–21)
Der Schweifansatz wird von der Lage des Kreuzbeines bestimmt. Der Schweif hat beschränkte Funktionen einer Balancierstange. Alle gesunden Pferde tragen ihren Schweif und bewegen ihn lebhaft. Ab dem 3. Schwanzwirbel verlieren sich die Dornfortsätze in Höckern (also keine gelenkige Verbindung mehr), ab dem 8. Wirbel sind es nur noch sich verjüngende Zylinder.

2.3.2.2 Wirbelbelastung

Die Bandscheiben zwischen den einzelnen Wirbeln sind Stoßdämpfer und verhindern das Auf- und Aneinanderreiben der einzelnen knöchernen Wirbel. Keine Bandscheiben haben die besonders konstruierten ersten beiden Halswirbel. Da der Bewegungsimpuls beim Pferd von der Hinterhand ausgeht und über die Becken- und Kruppenmuskulatur auf die Lenden-, Brust- und Halswirbelsäule übertragen wird, übernehmen die einzelnen Bandscheiben die Stoßdämpfung logischerweise nur in Richtung Kopf. Die Bandscheiben sind somit sinnvoll angeordnet, wenn sich die Tiere frei bewegen können. **Bei falschem Reiten wird die Wirbelsäule vermehrt nach unten gedrückt**, d. h. die für eine vertikale Stoßdämpfung nicht gebauten Bandscheiben werden im oberen Teil stärker gequetscht, die einzelnen Wirbel spreizen unten auseinander. Daran ändern auch die zahlreichen Bänder und Muskeln, die die Wirbelsäule zusätzlich verstärken sowie der Umstand, dass sich das Reitergewicht auf die Rippen verteilt, nichts.

Bewegungsmöglichkeit der Wirbelsäulenabschnitte:
Halswirbelsäule → viel Bewegung möglich
Brustwirbelsäule → wenig Bewegung möglich
Kreuzwirbelsäule → wenig Bewegung möglich

Nur eine aufgewölbte Wirbelsäule lässt eine optimale Bewegung in alle Richtungen zu (Flexion und Rotation). Eine optimale Bewegung setzt voraus, dass das Pferd geradegerichtet ist, ob das auch das Optimale für die Gesundheit ist, ist nicht so eindeutig geklärt.

Jeder Wirbel kann in Flexion (Wirbel geht nach unten) oder Extension gehen, eine seitliche Flexion ist nur beschränkt möglich. Ein hoher Hals bringt viel Flexion, ein gesenkter Hals wenig Flexion. Jede Flexion bewirkt immer eine leichte Seitenbewegung (Rotation). Am Ende der Halswirbelsäule ist ein Knick, der immer Probleme, besonders beim Bremsen, bereitet.

Wirbelsäulenbelastung durch	
Springen	beim Aufsetzen nach Sprung kurzfristig am stärksten. Dornfortsätze können sich leicht berühren.
Dressur	wenn Biegung des Pferdes verlangt wird.
Freizeit- und Distanzreiten	kaum, da meist kein Springen und Biegen gefordert wird.

2.3.2.3 Wie soll der Rücken sein? Weicher Rücken, Senk- und Karpfenrücken

Ein weicher Rücken ist häufig nicht anlagebedingt, sondern durch das zu harte Arbeiten des jungen Pferdes oder durch den falschen Sattel hervorgerufen. Ein etwas elastischer Rücken ist nicht zu verwechseln mit einem Senkrücken, der in aller Regel durch extreme Umwelteinflüsse, Krankheiten, energetisches Ungleichgewicht oder falsche Fütterung entsteht.

◄◄ Dagegen gilt der Karpfenrücken (in der Lendenpartie aufgebogener Rücken) als Erbfehler, das Pferd ist zum Reiten nicht geeignet.

Ein Karpfenrücken behindert die Nachhandaktion, der Spannbogen des Rückens kann sich nicht optimal entfalten, die Pferde gehen oft etwas verklemmt, Stolpern ist möglich. Eine geringe Aufwölbung in der Lendenpartie wird als Ausdruck der starken Entwicklung in der Lendenmuskulatur günstig beurteilt.

2.3.3 Hinterhand (Hintergliedmaße)

Zwischen den Muskeln auf der Vorderseite und der Sehne auf der Hinterseite des Beines (Achillessehne) bestehen Wechselbeziehungen, sodass sich beim gesunden Pferd Knie- und Sprunggelenk nur gleichzeitig beugen lassen. Wenn das Pferd bei schneller Gangart mit dem Hinterbein unglücklich aufkommt und der Rumpf über dem stehenden Bein weiter bewegt wird, reißt dieser Muskel recht häufig.

Lage und Länge der Hüftbeine und des Kreuzbeines bestimmen die Form der **Kruppe**, wobei die funktionell richtige Lage des Beckens zum Hüftgelenk wichtiger als eine schön geformte Kruppe ist. Eine stark abschüssige Kruppe (typisch bei Kaltblütern, Robustponys und Haflingern alter Zuchtrichtung) lässt wegen der kürzeren inneren Muskulatur (weniger kontrahierbar) keine raumgreifenden Bewegungen zu, der Schwung von hinten nach vorne ist zu wenig, zu langsam. Wir haben zudem eine ungünstige Kraftwirkung, sie geht schräg nach oben. Eine stärkere Schräglage des Beckens wird bei langen Hintergliedmaßen häufig durch besonders starke Winkelung des Sprunggelenks (Säbelbeine, ungünstige Kraftwirkung, die Kruppe schnellt mehr hoch als vor) kompensiert. Das **Becken** soll sanft geneigt, leicht abfallend und lang sein. Ein langes und breites Becken ist wegen der guten Ansatzfläche für Hüft- und Kruppenmuskulatur immer günstig. Das **Darmbein**, **Schambein** und **Sitzbein** sind zum **Hüftbein** zusammengewachsen. Schambein und Sitzbein bilden den Beckenring, der den Schub wesentlich mitbestimmt. Das Becken ist fast völlig starr am Kreuzbein befestigt. Es kann lediglich durch Verkürzung der Beckenmuskeln oder durch Aufwölben der beweglichen Lendenwirbelsäule steiler gestellt werden, wodurch sich die Nachhand senkt.

Je beweglicher und länger die Lendenwirbelsäule ist, desto mehr wölbt sie sich auf, wirkt federnd, das Becken kann leicht gesenkt werden. Optimiert wird diese Wirkung durch ein etwas schräger liegendes Becken und ein nach hinten geneigtes Kreuzbein (Hankenbeugung).

Die **Beckenlage** wird indirekt durch die Linie Hüfthöcker → Sitzbeinhöcker abgeleitet. Das Becken sollte einen Winkel von ca. 30 Grad aufweisen. Bei kleinerem Winkel erscheint der Schweif hoch angesetzt, bei größerem Winkel erscheint die Kruppe als kurz. Die starke Muskulatur zwischen Becken, Kreuzbein und dem Anfang der Schwanzwirbelsäule reicht bis zum Oberschenkel und erzeugt mit den Hinterbackenmuskeln vor allem den Schub nach vorne. Diese Muskeln stehen mit den langen Rückenmuskeln in Verbindung (wichtig für Steigen, Levade). Das für Araber rassetypische hohe Kreuzbein steht einer Reiteignung nicht im Wege, wenn die Sitzbeine ausreichend tief liegen und die Kniegelenke weit genug nach vorne gelagert sind.

Das **Kreuzdarmbeingelenk** (KDG) ist durch straffe Bänder nahezu unbeweglich. Das Kreuzdarmbeingelenk und das Hüftgelenk werden durch die Kruppen- und Oberschenkelmuskulatur unterstützt. Bänder engen die Rotation und Abduktionsbewegung des Hüftgelenkes ein, sodass die Bewegung weitgehend auf Beugung und Streckung in sagittaler Richtung beschränkt ist. Im allgemeinen wird eine spitze Winkelung von Hüft- und Kniegelenk bei tiefsitzendem Hüftgelenk und langem Ober- und Unterschenkel gefordert. Der Hüftgelenkswinkel zwischen Darmbein und Oberschenkel sollte 90 Grad sein.

Das **Oberschenkelbein**, mit dem Hüftgelenk beweglich verbunden, ist der längste und kräftigste Knochen des Pferdes. Rings um den Oberschenkel gruppieren sich mächtige Muskelpakete. Seitlich liegende Bänder und Muskeln fixieren das Oberschenkelbein so, dass nur eine Vorwärts-Rückwärts-Bewegung (keine kreisenden Bewegungen wie z. B. beim Menschen) möglich ist.

Muskelverbindung Becken-Knie: Die mächtigen Hinterbackenmuskeln ziehen von den Bekkenknochen bzw. vom Kreuzbein und von den ersten Schwanzwirbeln als sog. »mehrköpfige Muskeln« zum Knie. Auslaufende Sehnenstränge gehen noch zum Sprung(Fersen)-bein des Sprunggelenks. So sind Becken, Knie und Sprunggelenk funktionell gekoppelt.

Das **Knie** (Kniekehlgelenk und Kniescheibengelenk) sollte möglichst senkrecht unter dem Darmbein liegen, wodurch eine quadratische Hinterbacke mit besonders kräftiger Bemuskelung entsteht. Da die Gelenkfläche des Oberschenkelbeins nicht genau auf die des Schien- und des angehefteten Wadenbeins passen, sind zur Pufferung zwei Menisken dazwischengeschaltet. Das Kniescheibengelenk wird vom Oberschenkelbein mit der Kniescheibe gebildet, fixiert die hintere Gliedmaße, wobei sich die Kniescheibe in Ruhestellung festhakt und zur Arretierung (Bewegungsbremse) des Kniegelenks dient. Die Knielage beeinflusst die Bewegung erheblich. Ein langer, stark bemuskelter Oberschenkel mit einem weit vorne liegendem Knie (etwa unter Hüfthöcker) bringt große Schubkraft mit langem Schritt, elastischem Gang, gutes Untersetzen der Hinterbeine. Ein zu weit zurück liegendes Knie bedingt steile Hinterbeine, die wenig untersetzen, der Schub ist gering, der Schritt schleppend.

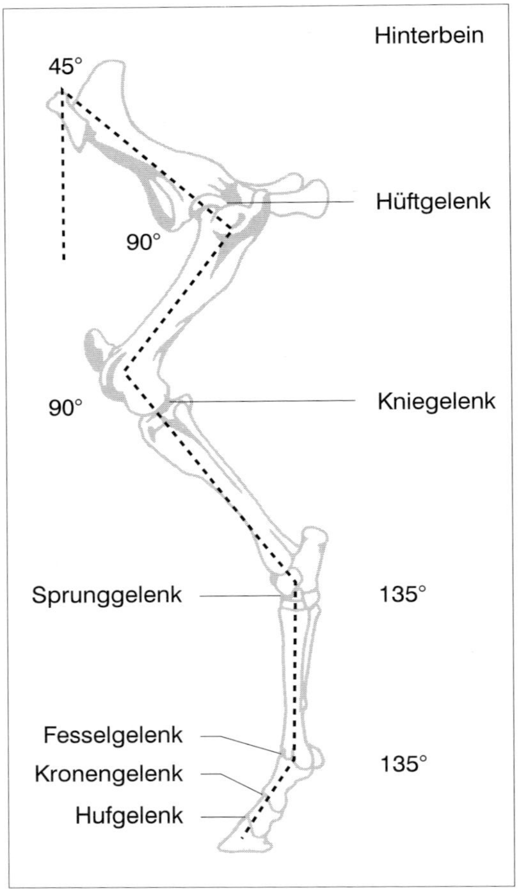

Abb. 5

Der **Unterschenkel** (Schien- und Wadenbein) verbindet das Knie mit dem Sprunggelenk. Er soll lang, aber nicht zu waagrecht liegend, sein. Die rings um den Unterschenkel liegenden Muskeln (sog. *Hosen*) beugen und strecken das Sprunggelenk. Die Beugung erfordert wenig Kraft. Die Streckung bewirkt das Abschnellen, den Sprung nach vorne. Daher sind die hintenliegenden Streckmuskeln und die Achillessehne außerordentlich stark.
Der Sprunggelenkswinkel zwischen Unterschenkelbein und Hinterröhre sollte ca. 130 Grad sein. Ein kleinerer Winkel bedingt meist eine weiche Fessel. In diesem Falle sollte aber die Sprunggelenksspitze senkrecht unter dem Sitzbein stehen.
Das **Sprunggelenk** verbindet den Unterschenkel mit dem Mittelfuß. Es ist ein wichtiger Hebel. Da die ganze Kraft der Hinterbackenmuskeln und der Unterschenkelstrecker beim Schub nach vorne am Sprunggelenk ansetzt, muss es lang, breit und fest verankert sein. Es sollte höher als das Vorderfußwurzelgelenk liegen und keine Auftreibungen an Außen- und Innenflächen (sog. *klares Sprunggelenk*) haben. Eine gute Ferse (seitlich gesehen) bringt gute Hebelwirkung. Das Sprunggelenk (zusammengesetztes Gelenk) besteht aus mehreren in drei Reihen übereinander angeordneten Knochen, die, das bewegliche Rollgelenk zwischen dem Rollbein und dem unteren Ende des Schienbeins ausgenommen, durch Bänder fest untereinander verbunden sind, (nur mäßig federnde, stoßdämpfende Wirkung). Ein hochliegendes Sprunggelenk und lange Hinterröhren bringen keine Leistungsminderung. Ein tiefsitzendes Sprunggelenk, durch lange Ober- und Unterschenkel bei kurzer, senkrecht stehender Hinterröhre bedingt, gilt als optimal. Ein spitzgewinkeltes Sprunggelenk bringt einen schnellen Galopp, aber wenig Kraft, da lange Hebelarme gestreckt werden müssen. Zugpferde haben deshalb eine ziemlich offene Winkelung aller Gelenke.
Das hintere **Röhrbein** ist länger und kräftiger als die Vorderröhre. Die Zehe wird durch drei Knochen, das etwas längere Fesselbein, das kurze Kronbein und das den äußeren Huf in der Form gleichende Hufbein gebildet.
Die Hinterfessel ist steiler gestellt als die Vorderfessel. Das Fesselgelenk wird bei der Beugung stark belastet. Um eine Überlastung des Fesselgelenks zu vermeiden, werden die Sehnen von einem komplizierten, kräftigen, als Aufhängemechanismus ausgeformten Bandapparat, unterstützt. Die langen Sehnen laufen in schlauchartigen Sehnenscheiden, die sich bei chronischer Überbeanspruchung entzünden oder verdicken.
Die Hinterhufe sind ovaler als die Vorderhufe, ihre Wände steiler. Sie schieben mehr als sie tragen.

2.4. Stellungsfehler

Bei Stellungsfehlern werden die Strukturen, die nicht genau axial belastet sind, gebogen. Die dabei auftretenden höheren und asymetrisch verteilten Druck- und Zugspannungen stellen hohe Anforderungen an die Elastizität des Gewebes.
Eine **zehenweite Stellung** bedingt einen kreuzenden Gang und möglicherweise ein leichtes Streichen. Bei **bodenenger** und **zehenenger Stellung** stolpern die Pferde häufig, zudem ist der Gang meist fuchtelnd. Belastete rückbiegige Karpalgelenke (Hyperextension) erhöhen die Gefahr für Karpal-Knochenbrüche. Eine nach innen gedrehte bodenenge Stellung mit bügelndem Gang bewirkt bei Pferden mit tonniger, starker Rippenwölbung und kurzem Oberarm ein Abspreizen des Ellbogengelenkes von der Brustwand. Bei einer nach außen gedrehten, **bodenweiten Beinstellung** wird das Ellbogengelenk bei schmalbrüstigen und muskelarmen Pferden nach innen gerichtet. Dieser Mangel kann teilweise durch Gymnastizierung behoben werden. Der ausgeprägte **Bockhuf** führt zu einem häufigen Stolpern des Pferdes (keine reiterliche Nutzung möglich). Bei der **rückständigen Stellung** liegt der Unterschenkel zu waagrecht, was die Vorderbeine übermäßig belastet und nur ein schlechtes Untertreten erlaubt. Eine **vorständige oder unterständige Stellung** belastet die Schenkel zu sehr, häufiges Greifen, der Nachschub ist ungenügend. Eine **säbelbeinige Stellung** führt zu einer starken Winkelung des Sprunggelenkes und damit zu einer starken Belastung dieses Gelenkes.

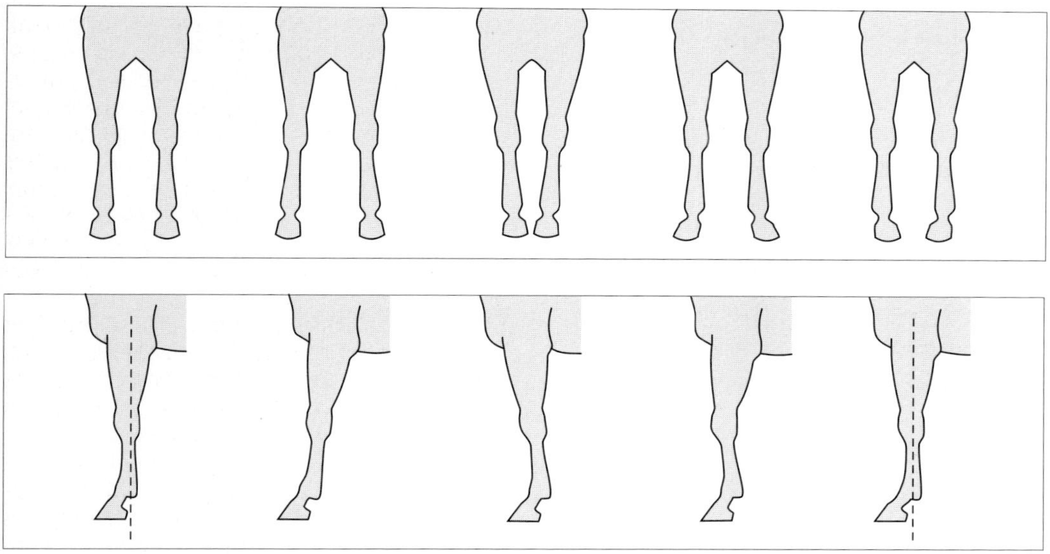

Abb. 6 Stellung der Vorderbeine (von links nach rechts).
oben → Normalstellung der Vorderbeine
bodenweit – bodeneng – zehenweit (Französische oder Tanzmeisterstellung) – zeheneng
unten → Normalstellung – vorständig – rückständig – vorbiegig oder kniehängig – rückbiegig oder kalbsbeinig

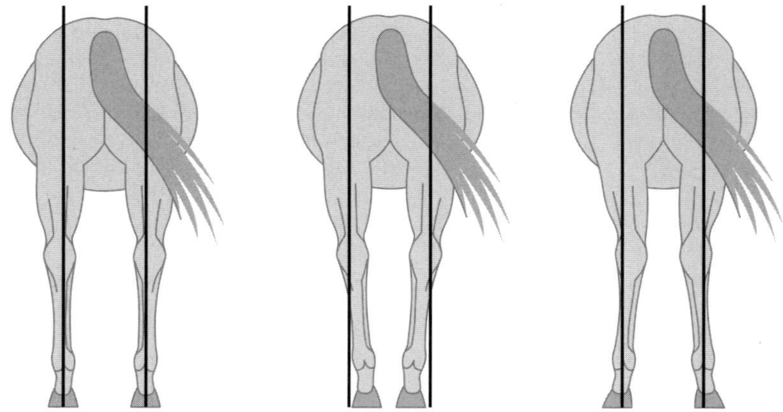

Abb. 7 Fehlerhafte Stellung der Hinterbeine

Stellungsfehler und ihre Folgen

Stellungsfehler	*Folgen*
geschnürte Sprunggelenke	Spat
bodenenge Stellung mit gleichzeitig nach außen gerichteter Gliedmaßenstellung	Spat
rückständige, säbelbeinige, fassbeinige, kuhhessige Stellung	Spat
durch Beschlag niedrig gehaltene Trachten	Spat
schwache Sprunggelenke	Knochenhasenhacke
bodenenge oder zehenweite Stellung	Veränderungen im Korn- und Fesselgelenk
schwache Sehnen, lange Fesselung	Sehnenentzündungen
fuchtelnder Gang	Wunden an den Fesseln
fehlerhafte Gangart	Ballentritt
fehlerhafte Gliedmaßenstellung	Hufrolle, Kronentritt
zu lange Zehen	Hufrollenentzündungen

Eine bodenweite, zehenweite oder kuhhessige Stellung verbessert die Trittsicherheit, deshalb dürfen derartige Stellungsfehler bei Gebirgspferden nicht als Mängel angesehen werden. Im Gegenteil, bei pass- oder töltgehenden Isländern ist eine zehenweite oder leichte kuhhessige Stellung erwünscht, weil dadurch ein Greifen fast ausgeschlossen ist.

Oft ist diese Stellung eine Anpassung an die geforderte Leistung. Säbelbeinige Pferde neigen zu Spaterkrankungen, besonders dann, wenn gleichzeitig eine **kuhhessige Stellung** (x-Beinigkeit mit angedrücktem Sprunggelenk) vorliegt. Die kuhhessige Stellung ist bei Arabern nicht selten. Eine kuhhessige Stellung beeinflusst die Schnellkraft nicht negativ. Keinen raumgreifenden Gang lässt die **Stuhlbeinigkeit** zu.

Beim **fassbeinigen Hinterbein** stimmt die Statik nicht, es kann nicht ausreichend Last auf-

genommen und nicht entsprechend kraftvoll abgefußt werden. Hingegen wird bei einer bodenengen, zehenengen und fassbeinigen Stellung der Gang schwerfällig und schleppend, die Sprunggelenke werden überbeansprucht.
Insgesamt sollte beim Pferd die Statik stimmen, schon mit den Hufen beginnend. **Rund zwei Drittel aller Fehlstellungen sind durch schlechte Hufpflege im Fohlenalter bedingt.**

2.5 Kompensation von Fehlern

Sind bei einem Pferd Becken und Kruppe waagrecht, gleicht es diesen Mangel oft durch eine rückständige Stellung mit zu geringem Untertreten und Schieben der Hinterhand aus. Wir haben dann zwar eine optimale Kraftlinie für den Schub nach vorne, aber auch die geringste Tragfähigkeit. Ein solches Skelett ist günstig zur Entwicklung hoher Geschwindigkeit bei geringem Reitergewicht (wenn Beinlänge gleich). Wir finden dies oft beim Araber. Das Hauptproblem eines waagrechten Beckens und einer waagrechten Kruppe sind also **die ungünstige Hebelwirkung der Muskulatur** oder **ein Überbautsein, da die Röhren der Vorderbeine im Verhältnis zu kurz sind.** Der nach vorne gerichtete Schub geht wegen der schräg nach vorne unten wirkenden Kraftlinie verloren, d. h. mangelhafter Trab, Probleme beim Landen nach einem Sprung.
Eine steile Hinterhand oder eine normale Hinterhandstellung mit hochliegendem Becken bewirkt ein Öffnen der Knochenwinkel der Vorderhand, d. h. Schulter, Oberarm und Fessel werden steiler gestellt, dadurch kann das Pferd wenig Raumgriff entwickeln, der Reiter wird stark geworfen, Ausgleich durch vermehrtes Untertreten möglich. Bei der vorständigen Stellung wird das fehlende Gleichgewicht durch eine zu steile Schulter und zu steile Fesselung ausgeglichen. Die rückständige Stellung mit einer zu langen und weichen Fesselung führt dazu, dass das Gleichgewicht nicht gehalten werden kann.

Ein rückständiger, vorständiger oder säbelbeinartiger Stand wird durch Überbautsein ausgeglichen, das heißt, das Pferd ist hinten höher als vorne.

3. Energielehre der Akupunktur

Basis der Energielehre ist die Traditionelle Chinesische Medizin (TCM). Sie behandelt keine Symptome, da dies unsinnig ist, sondern die Ursachen. Ein Symptom ist in Wahrheit ein Notsignal des Körpers, des Geistes oder der Seele, die sagt: »Heh, um Himmels Willen, hilf mir, irgendetwas ist falsch gelaufen«. Es ist nicht die Ursache. Wie dumm also von uns, nur das Symptom zu behandeln, während die Ursache unverändert bleibt. TCM beruht auf Naturgesetzen, hat von allen Medizinsystemen die festeste Grundlage. Mit TCM wird ein Viertel der Weltbevölkerung seit über 5000 Jahren behandelt. Wenn es keine Gültigkeit hätte, wäre es bereits vor Tausenden von Jahren untergegangen. Übrigens waren auch im Europa diese Kenntnisse früher vorhanden. Sie wurden aber ausgerottet. Wir finden z. B. in den Aufzeichnungen der Hl. Hildegard von Bingen exakte Beschreibungen von Akupunkturpunkten und deren Wirkung, nur werden sie nicht als Akupunktur bezeichnet. TCM ist ein vorbeugendes Medizinsystem oder anders ausgedrückt: Der Westen therapiert und pflegt die Krankheit. Der Osten therapiert die Gesundheit.

Die Natur ist sehr freundlich. Sie warnt uns 6, 9, 12 Monate, bevor die Krankheit ausbricht und teilt uns mit, dass etwas schief läuft. Es gibt verschiedene Botschaften des Körpers wie z. B. einen anderen Körpergeruch, das Verhalten ändert sich. Aber wir sehen, riechen, fühlen und spüren nichts. Wir merken dies erst, wenn es zu spät ist. Es ist daher für uns notwendig, das TCM-Medizinsystem zu begreifen und unsere inneren Maßstäbe zu berichtigen.

3.1. Die Lebensenergie (Qui/Chi/TSRI) sowie Yin und Yang

Nach der chinesischen Lehre besteht der Mensch und das Tier aus Materie und Energie (eine elektromagnetische, unsichtbare Kraft). Es existieren verschiedene Energiequellen. Die wichtigste Energiequelle ist die allgemeine Lebensenergie, wie sie dem Neugeborenen von seinen Eltern mitgegeben wird (im Osten »Qui« genannt, im Westen »Konstitution/Erbanlagen«). Daneben ist der Mensch oder das Tier auf andere Energien angewiesen, die ihm aus dem Kosmos, aus Luft und Sonne, zufließen. Weitere in der Literatur erwähnte Energien haben wenig praktische Bedeutung.

Die Lebensenergie wird durch das Zusammenspiel zweier Gegenpole (Yin und Yang) aufrechterhalten. Yin ist dabei die Energie der Erde, Yang die des Alls. Yin und Yang stehen zueinander im Gegensatz, gleichzeitig hängen sie gegenseitig voneinander ab (gegenseitiges Verbrauchen, Unterstützen und Umwandeln), jeder ist entweder die Ursache oder die Wirkung des anderen. Yin und Yang könnte man annäherungsweise als Minus- und Plusenergie oder -Ladung bezeichnen. Durchflutet die Yin-und Yang-Energie den Körper im richtigen Verhältnis, fühlt sich der Mensch oder das Tier wohl, er/es ist ausgeglichen und gesund. Das Verhältnis Yin zu Yang kann auch unausgewogen, gestört sein z. B. durch falsche Ernährung, Unfallfolgen, Drogenkonsum, seelische Belastungen. Als Folge ergeben sich **Energie-Überschuss** (Fülle) oder **Energie-Mangel** (Leere). Sowohl Fülle als auch Leere führen zu Disharmonien, die das Wohlbefinden stören. Bei großen Disharmonien wird der Mensch, das Tier krank.

> Der Fluss der Lebensenergie ist allem organischen Geschehen übergeordnet. Eine Verminderung der Lebensenergie bedeutet Abbau und führt zum Tod.

Blut und Qui stehen in enger Beziehung zu einander. Die Bildung und Zirkulation des Blutes hängt vom Qui ab, während die Bildung und Verteilung des Qui vom Blut abhängt.

Jedes Gewebe oder Organ des menschlichen und tierischen Körpers ist, je nach Lage und Funktion, entweder dem Yin oder dem Yang zugeordnet.

Die Meridiane, die an den Außenseiten der Extremitäten verlaufen, gehören grundsätzlich zum Yang, während die Meridiane, die an der Innenseite verlaufen, zum Yin gehören. Beim Pferd haben wir hier eine Ausnahme. Entwicklungsgeschichtlich bedingt steht das Pferd auf dem Mittelfinger bzw. der mittleren

Zehe, damit ist an der Vorderhand eine Drehung von außen nach vorne bzw. von innen nach hinten verbunden.

- Yin-Meridiane haben Bezug zu inneren Organen, Yang-Meridiane mehr Bezug zur Muskulatur. Es gibt eine Verbindung zwischen Yin und Yang der gleichen Extremität und eine Verbindung vom Yang des einen Hinterbeines zum Yang des anderen Hinterbeines. Yang-Meridiane verlaufen immer an Knochen.

Pferde aus reiner Stallhaltung sind durch die Einengung der natürlichen Bewegung in einem Yang-Defizit, die Streckmuskulatur ist steif und energieleer.

3.2 Meridiane

3.2.1 Funktionen und Verlauf

Auf ihrem Weg durch den Körper benutzt die Energie (eine unsichtbare Kraft) Bahnen, die in der westlichen Akupunktur-Terminologie als Meridiane bezeichnet werden. Die chinesische Bezeichnung *»Jing-Mai«* bedeutet *»Weg«* oder *»Straße«*. **Die Meridiane sind nach Organen und Funktionskreisen benannt, die sie energetisch versorgen.** Meridiane verbinden die Organe mit bestimmten Teilen der Körperoberfläche. Jeder Meridian versorgt darüberhinaus alle Strukturen, über die er verläuft. So erfüllt z.B. der Dünndarm-Meridian nicht nur Funktionen des Dünndarms, er hat auch wesentliche Aufgaben bei der Innenrotation des Schultergelenks, der Versorgung der Speicheldrüsen, der Augen und einem Teil der Zähne (Funktionskreis des Dünndarm-Meridians). Jeder Meridian bildet einen solchen Funktionskreis.

Der Meridian kann seine Aufgaben nur erfüllen, wenn er durchgängig ist.

Jeder Meridian hat die Aufgabe, vom Vorgänger-Meridian die Energie zu übernehmen, diese durch den Meridian zu schleusen und dabei das durchzogene Gebiet zu versorgen und die Energie an den Nachfolger weiterzugeben. Die Zirkulation der Lebensenergie Qui und des Blutes erwärmt und ernährt das Gewebe, sie verbindet alle Körperteile, erhält die Struktur und Funktion der inneren Organe, der Muskeln, der Sehnen, der Knochen und der Haut, sorgt also für ein einheitliches Ganzes.

Arbeiten die Meridiane nicht richtig, kommt es zum Abrutschen in die Pathologie.

Arbeiten die Meridiane in Gleichgewicht und Harmonie zusammen, wie die Natur es vorgesehen hat, ist es unmöglich in Körper, Geist und Seele krank zu sein. Energie-Mangel besagt, dass alle Versorgungssysteme (Blut-Lymphe-Nerven) nur notdürftig arbeiten und dadurch alle anatomischen Strukturen (Muskeln-Sehnen-Gelenke-Skelett) in diesem Bereich mangelhaft versorgt sind.
Meridiane sind nicht nur Eintrittspforten für äußere krankheitsbewirkende Faktoren, sie leiten die Störungen unter den Organen und Geweben sowie in den peripheren Bereich des Körpers weiter. Andererseits führen Sensibilität oder abnorme Reaktionen entlang der Meridiane oder an bestimmten Punkten zur korrekten Diagnose (siehe unter »Therapielokalisation und diagnostische Akupunktur«).
Der Verlauf der Meridiane konnte zwischenzeitlich wissenschaftlich nachgewiesen werden.

Welche Rolle spielen die Meridiane bei Touch for Health und APM?
Die Chinesen vergleichen die Krankheit mit einer Pflanze und unterscheiden an ihr die sichtbaren Zweige von den unsichtbaren, in der Erde verborgenen Wurzeln. Zeigt sich an den sichtbaren Zweigen eine Krankheit (Symptome), so suchen sie deren Ursache in den verborgenen Wurzeln. Wurzelbehandlung ist Energie-Ausgleich innerhalb des Meridiansystems. Die überschüssige Energie eines Meridians lässt sich auf diese Weise in einen energieleeren Meridian überleiten.

3.2.2 Einteilung der Meridiane

Auf jeder Körperseite befinden sich 12 Haupt-Meridiane. Korrekterweise müsste man deshalb von zwei Energiekreisläufen – dem rechten und dem linken – sprechen. Je nach der überwiegenden Energieart, die der einzelne Meridian enthält, werden sie in **Yin-** und **Yang-Merdiane** eingeteilt. Auf je zwei Yin-

Meridiane folgen im Energiekreislauf jeweils zwei Yang-Merdiane.

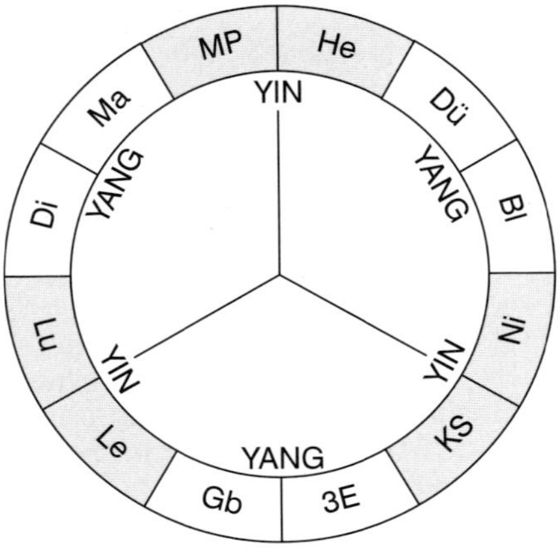

Abb. 8

Die acht außergewöhnlichen Gefäße (Wunder-Gefäße)
Neben den Meridianen existieren noch weitere Energie-Bahnen, von denen bei *»Touch for Health«* und *Akupunktmassage* nach PENZEL (APM) aber nur das Gouverneur- oder Lenkergefäß (GG), das Konzeptions- oder Zentralgefäß (KG) und das Gürtelgefäß verwendet werden.
Diese Gefäße haben die Aufgabe von Reservetanks, die je nach den Anforderungen dem Kreislauf Energie zuführen oder abziehen. Hauptzuleitung von Yang-Energie zu den Yang-Meridianen ist das Gouverneurgefäß (Vater des Yang). Die gleiche Aufgabe auf der Yin-Seite erfüllt das Konzeptionsgefäß (Mutter des Yin). Das Wort *»außergewöhnlich«* muss im Sinne von *»abgetrennt«* oder *»übergeordnet«* verstanden werden, d. h. diese Gefäße haben keine unmittelbare Verbindung zu einem bestimmten Organ.
Die anatomische Gesamtheit der inneren Organe und deren physiologischen Funktionen bezeichnen die Chinesen als **Zang-Fu-Organe**, wobei Zang für die sog. Speicherorgane (Herz, Leber, Milz, Lunge, Niere, Perikard) und Fu für die sog. Hohlorgane [Dünndarm, Gallenblase, Magen, Dickdarm, Blase, Drüsen (3E-/Sanjiao-M.)] stehen. Zu den Hohlorganen zählen noch die außerordentlichen Organe des Fu, nämlich das Gehirn und die Gebärmutter.

Kleiner Kreislauf
Neben dem Kreislauf der 24 Meridiane bilden KG und GG einen weiteren. **KG** und **GG** sind nicht paarig angelegt. Es existieren im Abstand von einer Fingerbreite aber links und rechts vom eigentlichen Gefäß je ein so genanntes *Nebengefäß*. Die Wirkung des Kleinen Kreislaufs ist nachfolgend im Detail erläutert (s. S. 77).

3.2.3 Die 12 Hauptmeridiane und ihre Funktionen

▶ **Ich weise darauf hin, dass in der Literatur die Meridianverläufe und auch die Punktbezeichnungen differieren.**

So weit auf die Kastanie (rudimentäres Überbleibsel des Daumen- bzw. Großzehengrundgelenkes) zur Orientierung verwiesen wird, muss gesagt werden, dass diese eine Richtungsbezeichnung, aber kein klarer anatomischer Anhaltspunkt ist. Die Kastanie ist bei Kaltblütern in der Regel stärker als bei Warmblütern ausgeprägt.

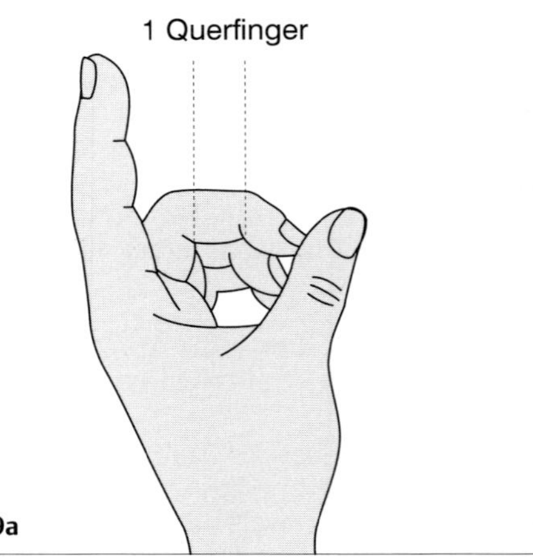

Abb. 9a

Herz-Meridian (Yin)

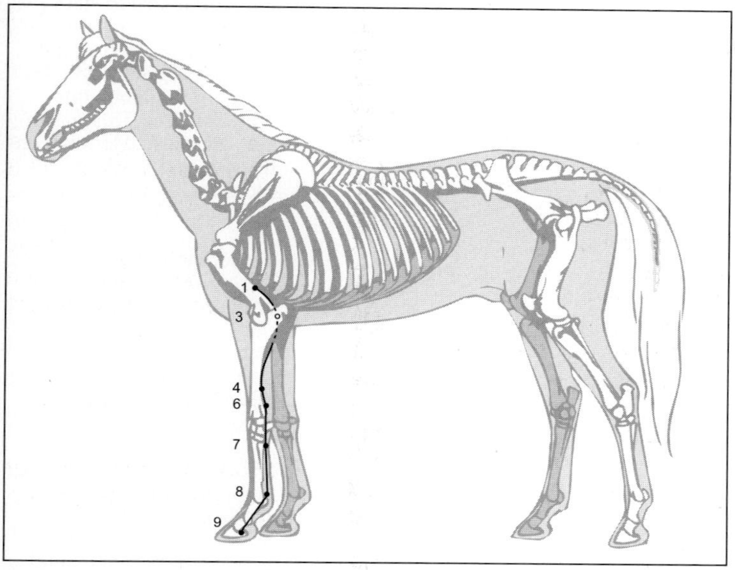

Abb. 9b

Hauptwirkung: Kooridiniert die Funktionskreise aller Meridiane. Er kontrolliert das Blut, steuert das Bewusstsein, das Denken und den Schlaf. Er hat eine deutliche psychische Wirkung, fördert die Lebensfreude und sorgt für eine geschmeidige Vorwärtsbewegung und ein beherztes Vorwärtsgehen.

Verlauf: Beginn am Herzen – oberflächlicher Austritt als **He 1** in der Mitte der Achsel → posteromediale Armseite zum Rücken des Karpalgelenks → wechselt oberhalb des Karpalgelenks auf die Außenseite des Vorderbeines → auf der posterioren Partie → am Griffelbein vorbei → die Sehne runter → zur hinteren seitlichen Kronbandpartie → **He 9.** Der Herzmeridian ist teilweise nach außen gedreht. Es ist der Yin-Meridian, der am weitesten nach außen kommt.

Die wichtigsten Punkte des Meridians:

He 1 (A)	in der Tiefe der Achselhöhle, am Rande des Muskels Pectoralis transversus zum Muskel Pectoralis descendens. He 1 ist immer schmerzhaft.
He 2	liegt in der Ellbogenfalte (Es muss so richtig dahintergefasst werden!).
He 3	am Ende des Muskels Pectoralis (Übergang Humerus zu Ulna)
He 7(Q+S)	untere Rand des Karpalgelenks, 1 QF prox.
He 9(E+T)	im Kronrandsaum, 1 QF seitlich der Ballenecke
Zustimmungspunkt:	Bl 15 (10.ICR)
Alarmpunkt:	KG 14, der sich auf der ventralen Mittellinie etwa in Höhe des Schaufelknorpels (Processus xiphoideus) befindet
Farben d. Meridians:	rot (besser orange), Individualfarbe blau
Hinweise:	He 9 tonisieren, wenn Pferd Angst hat. He 4 kompensiert Schwächen im Funktionskreis Niere.

Erläuterungen zu den Abkürzungen:

A = Anfangspunkt
E = Endpunkt
Q = Quellpunkt
T = Tonisierungspunkt
S = Sedierungspunkt
Lo = Lo-Punkt

Die Funktion dieser Punkte ist auf S. 41 näher erläutert.

Dünndarm-Meridian (Yang)

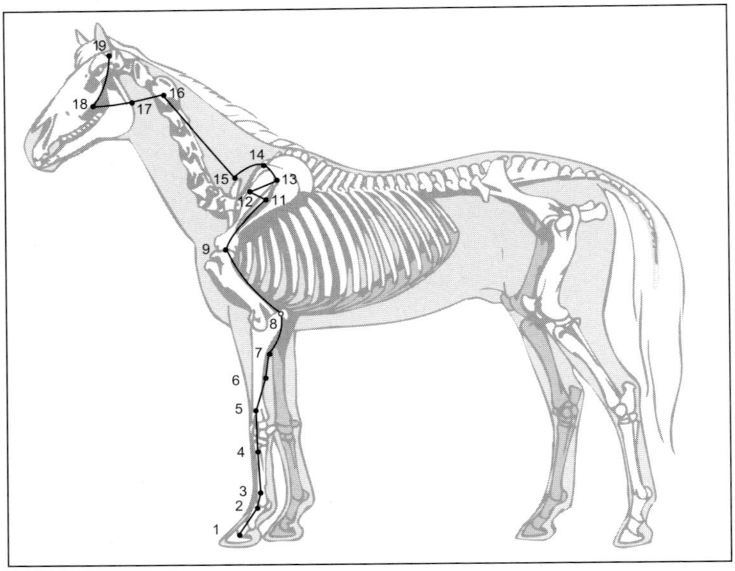

Abb. 10

Hauptwirkung: Beteiligung am Verdauungsprozess, Absorption von Nahrungsessenzen und Wasser aus der Nahrung, deutliche Wirkung auf Schleimhäute, schleimlösend. Dünndarm- und Dickdarm-Meridian unterstützen das Atlasgebiet (Bereich 1. Halswirbel), Bezug zu den Muskeln, verantwortlich für eine aktive Vorderhandtätigkeit, verstärktes Abfußen und Abschieben der Körperlast mit der Vorhand, freies Antreten zur Bewegung, Streckung und Aufrichtung des Halses. Freude an der Arbeit.

Verlauf: Dü 1 auf der anterolateralen Kronbandpartie des Vorderbeines – dorsal über Sesambein, Griffelbein, Karpalgelenk und Ellbogen → entlang des Tricepsmuskels zum Schulterblatt → entlang Halswirbelsäule → zur Vertiefung vor dem Ohr (= **Dü 19**). Innere Äste ziehen zum Herz und Dünndarm.

Die wichtigsten Punkte des Meridians:

Dü 1(An)	an seitlicher Mitte des Kronrandsaumes
Dü 2	liegt auf gleicher Höhe wie Di 2, nur auf anderer Seite. Dü 2 ist sehr oft voll!
Dü 3(Ton)	in der seitlichen Mitte des Vorderfußes, am Ende des Griffelbeines. Di 3 liegt auf der anderen Seite.
Dü 4 (Q)	Unterkante Karpalgelenk, aber vor dem Griffelbein
Dü 5	auf der Kontur des Karpalgelenkes
Dü 7(Lo)	vor dem Ellbogen (halbe Strecke Ellbogen-obere Kontur Karpalgelenk)
Dü 8(Sed)	neben höchstem Punkt des Ellbogens (verantwortlich für die Motorik des Ellbogens)
Dü 9	in einer Grube zwischen den Muskelwölbungen des Tricepsmuskels unterhalb der Schulter (verantwortlich für die Motorik der Schulter)
Dü 10	auf Mitte der Schulterblattgräte
Dü 11	in der Mitte des knöchernen Teils des Schulterblattes, caudal der Schulterblattgräte
Dü 16	Mitte Hals in Höhe des 2. Halswirbels
Dü 19(E)	1 QF caudal-medial der Ohrtüte (Haut kann angehoben und ein Knorpel gefühlt werden)

Alarmpunkt: KG 4 (3 Querfinger unterhalb des Nabels auf der ventralen Mittellinie in Richtung Euter/Schlauch)

Zustimmungspunkt: Bl 27 (1./2. Kreuzwirbel)

Farben d. Meridians: rot, Individualfarbe grün

Hinweise: Dü 6 lockert die Bänder des Hufrollenbeines. Dü 3 und Dü 6 entkrampfen Muskeln und Sehnen.

Dü 3 hat eine besondere Wirkung auf die Schleimhäute und ist deshalb hilfreich bei Problemen im Plexus coeliacus und bei Koliken. Der Dünndarm-Meridian hilft ferner bei allen Schultererkrankungen, verhärteter Halsbasis, Nackensteife (Kopfbewegung behindert) und kann auch Probleme auf der Rückseite der Vorderextremität z. B. Neigung zum Abplatten, loses Schulterblatt verbessern. Zwei Spezialitäten des Dünndarm-Meridians: Zahnfleischentzündungen, bringt die Milch zum Fließen. Durch Tonisieren des Dü 1 kann eine Stute auch trocken gestellt werden. Die Akupressur von Dü 16 unterstützt eine Lymphdrainage deutlich.

Blasen-Meridian (Yang)

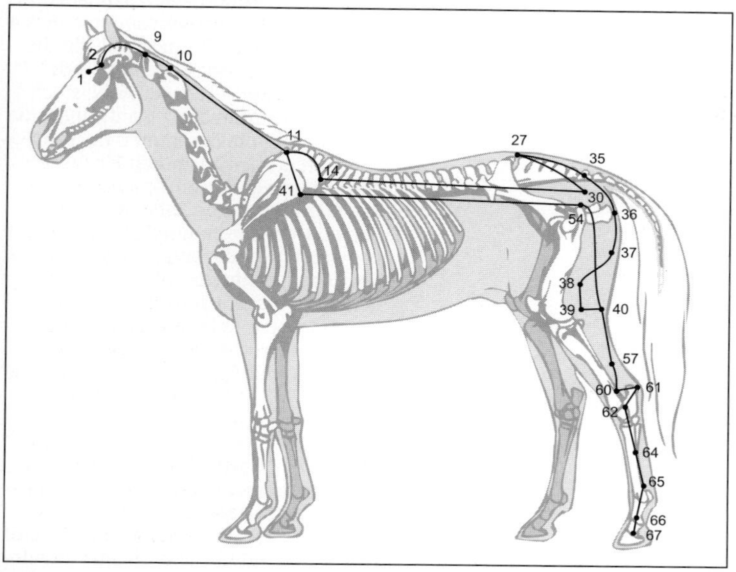

Abb. 11

Hauptwirkung: vorübergehende Speicherung von Urin, Bezug zu den Muskeln. Zuordnung aller Leiden, die auf der Außenseite der Hinterhand lokalisiert sind. Wichtig für die Rückentätigkeit und damit für ausgeglichene Körperbewegungen. Der Blasen-Meridian ist bestimmend für die Schubentwicklung aus der Hinterhand.

Verlauf: Bl 1 im inneren Augenwinkel → über Kopf und seitliche Fortsätze des Atlas (**Bl 10**) → den Hals hinunter bis zur Oberkante des Schulterblattes → Teilung in 2 Äste, die beide parallel vom 3. Brustwirbel bis zum 4. Kreuzwirbel zur Wirbelsäule verlaufen → der innere Ast zieht durch Grube zwischen dem M. biceps femoris und dem M.semitentinosus die Hinterhand hinunter → der äußere Ast liegt ca. 8 cm davor → Vereinigung am Sprunggelenk → am Sprungbein, Griffelbein und Sesambein entlang zur postlateralen Partie des Kronbandes (**Bl 67**). Innen verlaufende Äste gehen zur Niere, Harnblase und Becken. Der Abstand des Blasenmeridians → innerer Ast von der Wirbelsäule beträgt eine Handbreit, der Abstand des äußeren Astes von der Wirbelsäule drei Handbreit.

Die wichtigsten Punkte des Meridians:

Bl 1	medialer Augenwinkel, weiter zur Mitte der Ohrsehne (Bl 2)
Bl 9	wichtigster Punkt für die Halsstellung. Bl 9 hat ähnliche wie Gabl 20 eine ausgesprägte Rechts-Links-Wirkung.
Bl 10	zwischen Atlas und Axis.
Bl 11	auf dem Schulterblattknorpel, 4 QF seitlich der Rücken-Mittellinie. **Meisterpunkt der Knochen,** Wirkung auf gesamte Wirbelsäule.
Bl 13	Mitte Schulterblatt in einer Kuhle
Bl 30	in Höhe des zweiten Schwanzwirbelkörpers, 1½ Handbreit cranial neben dem Sitzbeinhöcker. Wirkung der Punkte am Kreuzbein = Seitenausgleich, Nachgeburtslösung
Bl 37	in der Muskelrinne zwischen Seminteninosus und Semimembranosus in Höhe der Mitte zwischen Hüft- und Kniegelenk. Ischiaspunkte (gestochen für Ischias)
Bl 39	in Grube zwischen M. biceps femoris und M. semitentinosus
Bl 40	Ist in einer Falte, es entsteht hier ein Loch, wenn Fuß angehoben wird bzw. am harten Teil der Sehnen
Bl 41	2,5 Hand unter Widerrist ziemlich gerade weiter in Richtung Trochanter major.
Bl 54	3 QF über dem Trochanter major, dann vom Trochanter caudal auf der Sehne in Richtung Hufe
Bl 60	Mitte des Winkels Fersenbein und Unterschenkelbein zur Spitze des Fersenbeins
Bl 67	1 Handbreit seitlich cranialer Mitte des Hufes
Zustimmungspunkt:	Bl 28 (unterhalb des Foramens des Beckens zwischen 2+3. Kreuzwirbel.
Alarmpunkt:	KG 3 (liegt ca. 4 Querfinger unterhalb des Nabels auf der ventralen Mittellinie in Richtung Euter/Schlauch)
Farben d. Meridians:	**Rot, Individualfarbe grün**
Hinweise:	Zugpferde stellen sich beim Strang-Aushängen sofort quer, wenn Bl-Meridian nicht in Ordnung ist. Bl 10 deckt den parasympathischen Aspekt ab. Die Punkte Bl 10 bis Bl 40 wirken intensiv auf die Muskulatur. Bl 17 ist der Meisterpunkt des Blutes, des Zwerchfells und des Rückens. Über Bl 62 wird der Biorythmus hormonell gesteuert. Die Akupressur auf Bl 67 ist bei Harnverhalten hilfreich.

Nieren-Meridian (Yin)

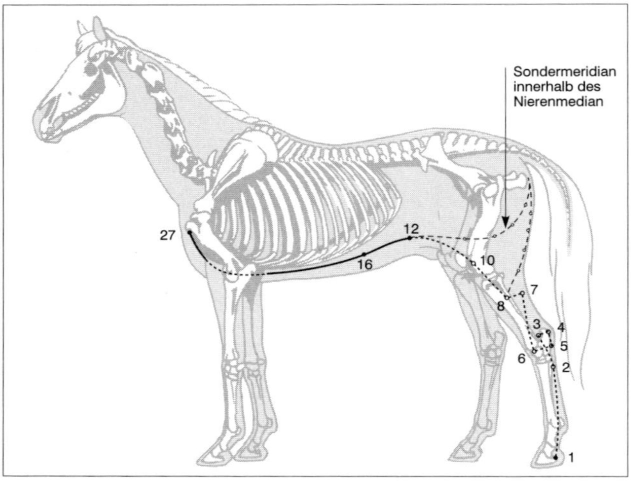

Abb. 12

Hauptwirkung: Speicherung der Lebensenergie, beherrscht Fortpflanzung, Geburt, Wachstum, Knochen und deren Stärke und Entwicklung, stellt Blut her, trennt zwischen klaren und trüben (= Urin) Körpersäften, verantwortlich für die Schweißbildung, kontrolliert die Lungenfunktion. Zusammen mit dem Lungenmeridian zuständig für die Körperbehaarung. Nierenstärke zeigt sich im Haar und an den Zähnen. Emotion, Furcht. Der Nierenmeridian kontrolliert das Ohr sowie alle vorderen und hinteren Körperöffnungen. Steuert maßgebend eine losgelassene Hinterhand, verbessert die Anlehnung. Ein ausgeglichener Nieren-Meridian lässt Schreckhaftigkeit und Aggressivität verschwinden.

Verlauf: Der Nierenmeridian verläuft generell 3 QF seitlich der Körpermitte, im Bereich Hoden und Schlauch reduziert sich der Abstand von der Körpermitte auf 2 QF. Beginn zwischen Strahlkissen und Ballenkissen am Hinterbein (Ni 1). – auf posterolateraler Seite des Beines über Röhrbein, Fußwurzelknochen und Sprunggelenk zur Innenseite des Oberschenkels – ventral (3 Fingerbreit lateral von der Mittellinie) zur Innenseite der Vorderfußmuskulatur **(Ni 27)** im 1.ICR beim Brustbein (Sternum). Der innere Verlauf beeinflusst Nieren, Knochen, Ohren, Rückenmark, Nebennierenrinde, Eierstöcke und Harnblase.
Ein Sondermeridian zieht von Niere 27 (Endpunkt) über die Kehle zur Unterlippe. Ein weiterer vom Sprunggelenk zum Schweifansatz (GG 2), der bei großer Leere in der Hinterhand gezogen werden sollte.

Die wichtigsten Punkte des Meridians:

Ni 1(A+S)	Mitte der konkaven Fläche über dem Strahl (Mitte Fesselbeuge)
Ni 2	am III. Tarsalknochen direkt über Griffelbeinkopf
Ni 3(Q)	Höhe Fersenbein Oberrand, medial (Sprunggelenk), waagrecht nach vorne vom Sprunggelenkshöcker
Ni 4(Lo)	Fersenbein dorsal-caudal
Ni 5	am Ende des Fersenbeines caudal
Ni 6	tiefster Punkt des Sprunggelenks. Dieser Punkt wirkt besonders auf das Nierenparenchym.
Ni 7(T)	Sprunggelenk 6 QF prox., Tibia 1 QF caudal (von Kontur eine Handbreit weg)
Ni 8	oberes Drittel der Tibia (caudal am Knochen). Kreuzungspunkt aller Yin-Meridiane. Weitere Zugfolge des Meridians: nach vorne; nach oben ziehen, nicht zum Körper sondern am Bein und 2–3 QF zur Körpermitte (um Schlauch, Hoden nur 2 QF), dann weiter vorwärts bis 3-4 QF vor Nabel. Die ganze Linie vor bis Richtung Sternumspitze.
Ni 27(E)	Brustbeinhöcker, 3 QF lateral, 1 QF caudal (auf Muskelrinne wie Lu 1). Wichtiger Notfallpunkt für Neugeborene.
Alarmpunkt:	Gabl 25 (liegt hinter der Knorpelverbindung zwischen 18. Rippe und den Lendenmuskeln)
Zustimmungspunkt:	Bl 23 (unterhalb 2. u. 3. LW direkt oberhalb des Endes der letzten Rippe) Zustimmungspunkt Niere hat einen Zusammenhang mit der Schweifhaltung. Ist der Zustimmungspunkt Niere leer, sind immer Probleme in der Lendenwirbelsäule vorhanden.
Farben d. Meridians:	rot, Individualfarbe grün
Hinweise:	Der Nierenmeridian hat ähnliche Funktionen wie der 3E, nämlich Steuerung des Endokrinums. So zeigt sich eine Nieren-Yin-Defizienz in Sympathicotonie und Hyperthyreodismus, eine Nieren-Yang-Defizienz in Hypoadrenocorticismus wegen der Disharmonie der Achse »Hypothalamus – Hypophyse – Zielorgan«. KS 9 und Ni 1 haben einen besonderen Bezug zu Kraft und Aufrichtung. Wird der Nierenmeridian um den Schlauch tonisiert, werden die Beine besser abgespreizt.

Kreislauf-Sexualität-Meridian (Pericard-Meridian) – Yin

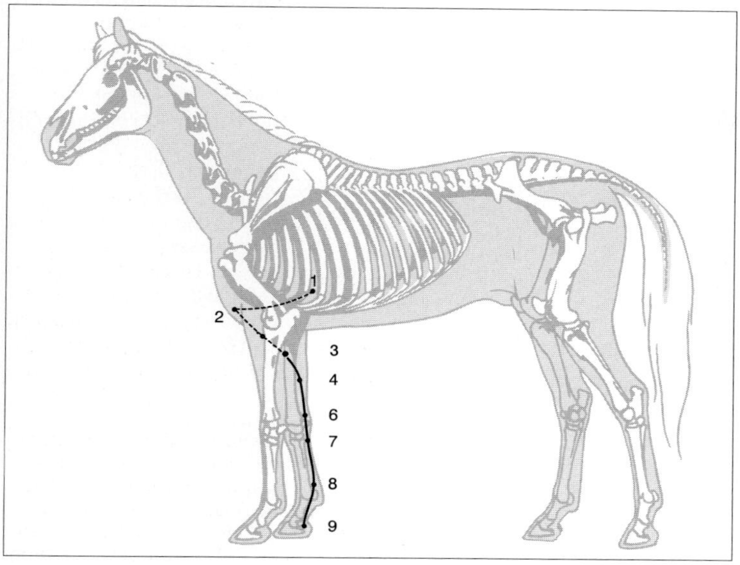

Abb. 13

Hauptwirkung: Schutz des Herzens, an der Herstellung und Speicherung von Blut und Körpersäften beteiligt. Zufriedene, ausgeglichene Bewegung bei freiem Hals und freien Rippen. Der KS-Meridian sorgt für allgemeine Zufriedenheit.

Verlauf: Beginn am Herzbeutel → oberflächlicher Austritt zwischen 4. Rippe und Ellbogeninnenseite → auf der caudalen Mittellinie des Vorderbeines → ab Erbsenbein auf der hinteren Sehnenkante runter → Hufkissen. Der Kreislaufmeridian geht ab dem Erbsenbein klar auf der hinteren Sehnenkante nach unten.

Die wichtigsten Punkte des Meridians:

KS 1(A)	am Ellbogenhöcker auf der Beininnenseite, 4 QF dorsal
KS 2	am Brustbeinhöcker eine Handbreit und 1 QF nach caudal
KS 3	2 Handbreit unter Ellbogenhöcker in Muskelfalte
KS 6(Lo)	an Radius, 3 QF über dem Karpalgelenk (caudal-prox. der Kastanie)
KS 7(Q)	auf Os carpale II, medial 1 QF (caudal, distal am Karpalgelenk), dann über Erbsenbein auf Mittellinie gerade nach unten
KS 9(E+T)	in der Mitte der konkaven Fläche über Strahl bzw. weiter zur Strahlspitze
Farben des Meridians:	**blau /orange**
Alarmpunkt:	KG 17
Zustimmungspunkt:	Bl 14
Hinweise:	Bei Nasenbluten sollten wir an KS 8 denken. KS 5 ist der Yin-Gruppe-LO-Punkt der Vorderhand.

3-facher Erwärmer-Meridian (Sanjao-Meridian) – Yang

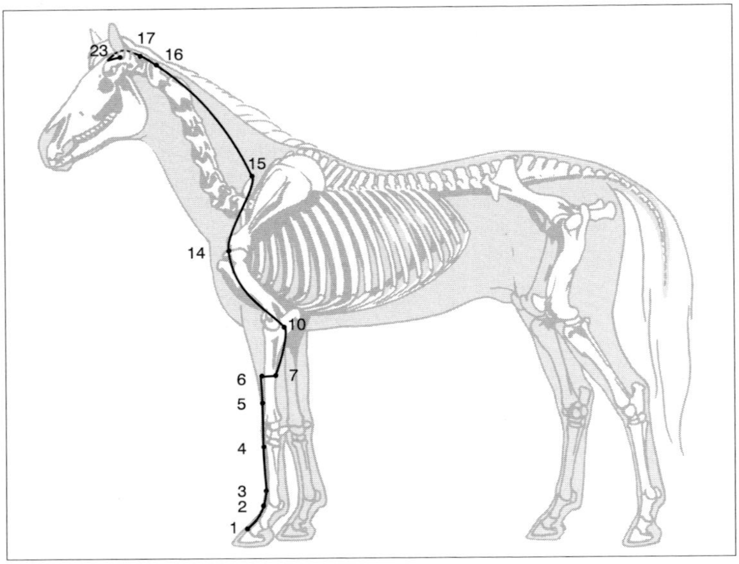

Abb. 14

Hauptwirkung: sorgt für die richtige Betriebstemperatur der Organe im Brustbereich, im vorderen und hinteren Bauchraum. Stimmt die Betriebstemperatur im Körperinneren nicht, arbeiten die dort liegenden Organe nicht richtig. Starker Bezug zu den Drüsen, Hormonen und Muskeln. Ein energetisches Ungleichgewicht zeigt sich als hormonelles Ungleichgewicht in Form von Störungen der Schilddrüse, Nebennieren und Geschlechtsdrüsen (Unfruchtbarkeit bei Stuten und Zeugungsunfähigkeit bei Hengsten). Sorgt für ein losgelassenes Genick und einen losgelassenen Hals.

Verlauf: Beginn an Kronrandvorderseite der Vorhand (**3E1**) → auf der anterolateralen Seite über Röhrbein, Fußwurzelknochen, Speiche und Ellbogen nach oben bis kurz hinter Schultergelenk (**3E14**) → über Vorderseite des Schulterblattes auf der Halsmitte hoch bis Punkt unterhalb der Ohrrückseite (**3E17**) → über Ohrbasis zum Punkt oberhalb des äußeren Augenwinkels (**3E23**). Die inneren Meridianäste gehen zum Pericard und zu den endokrinen Organen.

Die wichtigsten Punkte des Meridians:

3E1(A)	vorderer Kronsaumrand Mitte, ganz wenig seitlich der Mittellinie
3E3(Ton)	unteres Drittel der Röhrbeines, cranial
3E4(Q)	im unteren, vorderen Teil des Karpalgelenks
3E5(Lo)	4 QF cranial des Karpalgelenks (von oben nach unten, bis man anstößt)
3E10	etwas tiefer als Ellbogen-Höcker (Mitte der Ellbogengrube)
3E14	liegt am Buggelenk (cranial darüber)
3E15	3–4 QF vor Schulterblattgräte (Mitte)
3E16	am Vorderrand des Atlas (= knöcherne Kontur hinter dem Ohr) in einer Vertiefung (vor Vorderseite Kaltbrand). Nach Tonisierung mit der Reitpeitsche läuft das Pferd ausgeglichener, die Stellung ist verbessert.
3E17	an Ohr-Rückseite, ca. 4 QF seitlich Rückenlinie
3E18	liegt dicht neben 3 E 17 (oft durch Trense belastet = Scheuerstelle)
3E19–21	liegen unmittelbar an der Ohrtüte.
3E22	in einer Vertiefung in Mitte der Verbindungslinie seitlicher Augenwinkel zum Ohransatz
3E23	Traguseinschnitt auf Vorderseite des Ohres (unten)
Alarmpunkt:	KG 17 (auf der Mittellinie = Brustbein) in einer Höhe mit der caudalen Ellbogenkante in Höhe des 4. ICR
Zustimmungspunkt:	**Bl 22** (1./2. LW)
Farben d. Meridians:	violett, individual gelb (lt. Mahlstedt: orange)
Hinweise:	Die Meridiane 3E und Gabl sind ganz wesentlich für eine schlechte Kopfhaltung verantwortlich. Oft ist auf einer Seite der 3E-Meridian, auf der anderen Seite der Gabl-Meridian betroffen. Ist der 3E-Meridian voll, kämpft das Pferd ständig gegen die Ganaschen. Der 3E-Meridian kann bei zappeligen Pferden bei angehobenem Bein gezogen werden. Eine Spezialität des 3E ist die Verbesserung der seitlichen Balancefähigkeit.

Gallenblasen-Meridian (Yang)

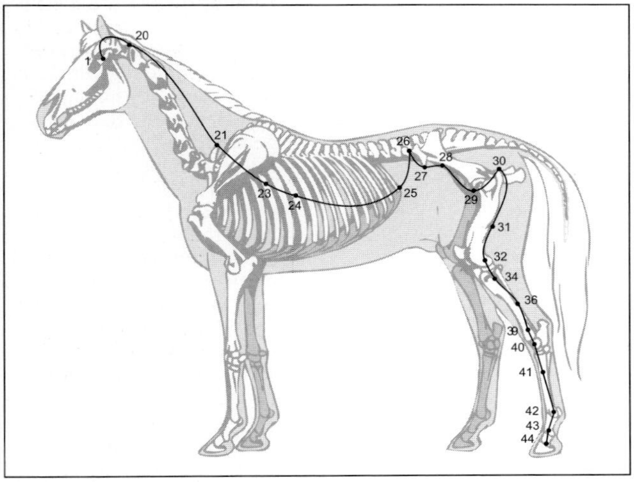

Abb. 15

Hauptwirkung: Unterstützung der Verdauung, psychische und schleimlösende Wirkung. Beim Pferd einer der am häufigsten verwendeten Meridiane. Viel Einfluss auf Schubentwicklung, Hinterhandtätigkeit, Selbstbewusstsein des Pferdes (Persönlichkeit).

Verlauf: beginnt seitlich am äußeren Augenwinkel (**Gabl 1**) → zum Ohr, umkreist dieses → zum Hinterhauptshöcker (**Gabl 20**) → dem oberen Halsrand entlang bis zur Vorderkante des Schulterblattes, leicht oberhalb von **3E14** – Quer über den Thorax zum 15. ICR = **Gabl. 24** (Alarmpunkt) → zum Hinterrand der 18. Rippe → Meridian biegt um Hüftgelenk → dann immer in der Mitte des Hinterbeines verlaufend über Oberschenkel, Sprunggelenk, Griffelbein und Fesselbein → anterolateralen Kronbandpartie (**Gabl 44**). Innerer Ast des Meridians zieht zur Leber und zum Gabl-Funktionskreis. **Das Pferd hat keine Gallenblase.**

Die wichtigsten Punkte des Meridians:

Gabl 1	1 QF caudal vom lateralen Augenwinkel (über dem Auge auf knöcherner Kontur)
Gabl 12	Verlängerung von Schlitzaugen (2 Handbreiten). Bei APM ist wichtig, dass eine Verbindung von Gabl 12 zu Gabl 20 gemacht wird.
Gabl 14	über Knochenvorsprung über dem Auge,
Gabl 15-19	oberhalb des Schläfenmuskels, dann Haaransatz Mähne = wichtiger Punkt, wenn Pferde Kopf hoch halten. Die Punkte Gabl 14–19 werden beim Meridianziehen weggelassen – vgl. obenstehende Zeichnung.
Gabl 20	dort wo Atlas nach hinten geht (2 QF vor Mähne – 2 QF vom Ohr bei großen Pferden, bei kleinen Pferden etwas weniger). Bei Verspannungen Gabl 20 mit beiden Händen verbinden
Gabl 21	an tiefster Stelle, zwischen 6. und 7. Halswirbel, eine Handbreit vom Schulterblatt (etwa in Höhe halbes Schulterblatt)
Gabl 24	halbe Mittelhand und 1 Handbreit höher als Buggelenk (8. Interkostalraum), wobei die Verbindung Gabl 21 zu Gabl 24 über die Trizepssehne geht, dann letzte Rippe fühlen, dann etwas vor und unter Hüfthöcker an Elypse Femur entlang
Gabl 29	vor dem Trochanter major auf der Linie Knie – Schwanzwurzel
Gabl 30	hinter dem Trochanter major am Rand Biceps femoris/Gluteus superficialis
Gabl 34	Fibulakopf
Gabl 37(Lo)	Mitte Unterschenkel in einer Versenkung
Gabl 38(Sed)	unteres Viertel der Tibia, lateral
Gabl 40(Q)	Mitte Rollbein an breitester Stelle des Sprunggelenkes
Gabl 43(T)	Fesselbein lateral, 2 QF über Kronbeingelenk
Gabl 44(E)	Kronrandsaum lateral
Zustimmungspunkt:	**Bl 19** (im 15. ICR)
Alarmpunkt:	**Gabl 24**
Farben d. Meridians:	violett und gelb
Hinweise:	Gabl 34 ist der Meisterpunkt der Sehnen und Gelenke. Bei Pferden mit Problemen in den Ganaschen muss der offizielle Gabl-Meridian am Kopf gemacht werden. Bei Pferden kreuzt sich der Blasen- und Gabl-Meridian auf der Stirn vor den Ohren. Der Leber- und Gabl-Meridian sind immer an Wirbelverstellungen, besonders im Bereich der Halswirbelsäule, beteiligt. Ein nicht richtig funktionierender Gabl-Meridian ist für den Augenschimmer verantwortlich. Kann das Pferd nicht gut an den Zügel gestellt werden, dann folgenden Punkt tonisieren: drei Rippen von hinten zählen, von hier gerade runter fahren bis man an der Rippe anstößt. Der Gallenblasenmeridian liefert die Energie für die Abduktion der Beine sowie für die Muskulatur, die die seitliche Biegung des Körpers steuert. Gabl 20 beeinflusst den Sympathikus. Gabl 30 sorgt zusammen mit Ni 10 und MP 9 für eine funktionierende Motorik des Knies. Gabl 39 ist der Yang-Gruppen-Lo-Punkt der Hinterhand. In Gabl 21 ist das Zentrum der vitalen Energie beheimatet.

Leber-Meridian (Yin)

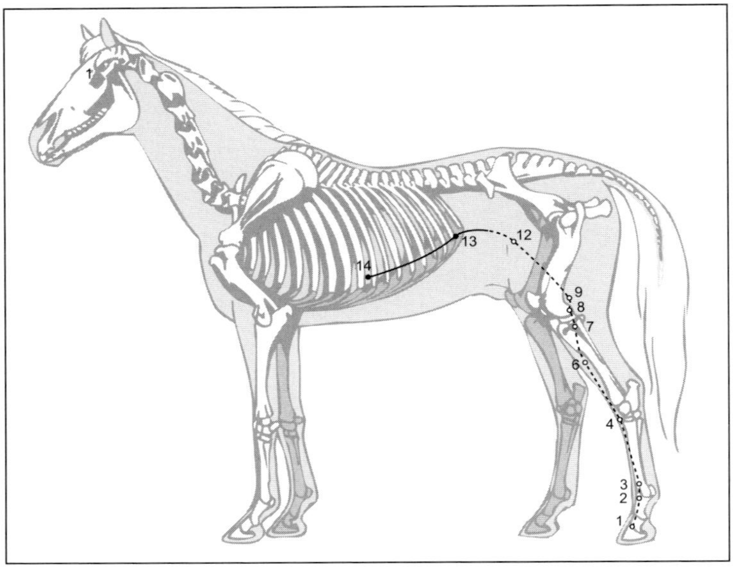

Abb. 16

Hauptwirkung: Blutspeicherung, reguliert das Volumen des zirkulierenden Blutes, Einfluss auf Zyklus der Stute, Hufbildung, Muskeln, Kontrolle des Sehnengewebes, steuert mit dem Lungenmeridian angelegte Triebe und Instinkte. Einer der am stärksten emotionsgeladenen Meridiane. Korrekt arbeitend löst der Leber-Meridian Widerstand und emotionale Kampfhaltung auf. Ferner steuert der Leber-Meridian die Kippbewegungen des Beckens sowie die Elastizität der Hinterbeine.

Verlauf: Beginn an der anteromedialen Partie des Hinterhufkronbandes (**Le 1**) → auf Beininnenseite über Kronbereich, Sesambein und Griffelbein hoch zur inneren Sprunggelenksvorderseite → auf der Innenseite bleibend, den Oberschenkel und das Hüftgelenk hoch → Ende als **Le 14** im 9. ICR in Höhe des Ellbogens. Die inneren Meridianäste verlaufen zur Leber, zu den Augen und zum Gallenblasenfunktionskreis.

Die wichtigsten Punkte des Meridians:

Le 1 (A)	am Kronrandsaum, 2 QF medial der vorderen Mitte.
Le 2(Sed)	an Fessel unter Epyphyse des Fesselbeines
Le 3 (Q)	Fesselkopf medial-prox.
Le 4	in Höhe Sprunggelenk medial auf der Kante (zwischen den beiden Sehnen in einer Grube).
Le 6(Lo)	Mitte der Tibia dorsal, 3 QF distal/medial
Le 9 (T)	medial-caudal des Kniegelenksspaltes. Der Punkt liegt an der Schenkelinnenseite über dem Muskel in einer Art Höhle, so richtig in der Tiefe. Zum Auffinden des Punktes muss das Pferd leicht angehoben werden. Der Punkt liegt wesentlich höher als man sieht.
Le 10-12	von Le 9 nach außen und vorne zur Hautfalte am Kniegelenk (zuerst Haut zum Tester ziehen, dann wegschieben)
Le 13	caudal, in kleiner Kuhle am ventralen Rand des Rippenbogens in Höhe der vorletzten Rippe
Le 14(E)	neun Rippen nach vorne auf Linie Ellbogen-Hüftgelenk (zwischen 9. u. 10. Rippe)
Zustimmungspunkt:	**Bl 18** (liegt im 14. ICR)
Alarmpunkt:	**Le 14**
Farben d. Meridians:	violett und gelb
Hinweise:	Der Leber- und Gabl-Meridian sind immer an Wirbelverstellungen, besonders im Bereich der Halswirbelsäule, beteiligt. Der Lebermeridian ist zuständig für Sehnen, Gelenke und Muskeln und überwacht die Bewegungen der Gliedmaßen. Über den Lebermeridian werden entzündete Muskeln (Myositis), erhöhte Leberenzymwerte wie z. B. Transaminase SGOT oder Kreatinkinase (CK) behandelt. Le 8 wirkt auf das Leberparenchym und ist gleichzeitig der Meisterpunkt für Sehnen, Bänder und Faszien sowie der Netzhaut des Auges. Le 13 ist ein wichtiger Stoffwechselpunkt.

Lungen-Meridian (Yin)

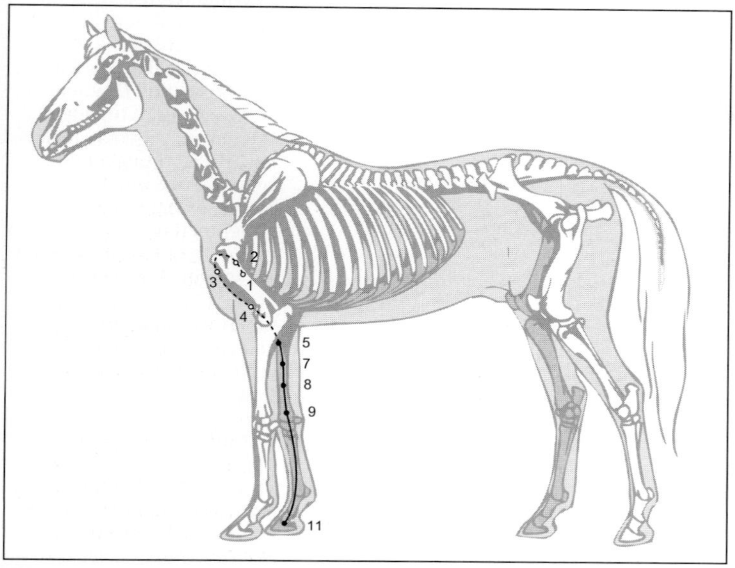

Abb. 17

Hauptwirkung: Regiert alle rhythmischen Körperfunktionen. Kontrolle der Atmung, reguliert den Wasserhaushalt, die Wasserabsonderung, die Schweißbildung und -absonderung. Zuständig für Haut- und Hautanhangsgewebe, Glanz der Haut, Glanz und Fülle der Haare, Öffnen und Schließen der Hautporen, wirksam bei allen Stauungen, verantwortlich für alle natürlichen Triebe und Instinkte. Auflösung von spontan auftretendem Ungehorsam, Mut zum Springen. Schulterfreiheit und Taktsicherheit (= erhabener Galoppsprung), Geraderichten der Vorhand. Lungen- und Nieren-Meridian beeinflussen ganz wesentlich die Körperbehaarung.

Verlauf: beginnt in der Lunge → wird in Höhe der 3. Rippe an der Hautfalte des retrosternalen Bereichs oberflächlich → entlang der Bizepssehne → zum anteromedialen Rand der Speiche (Radius) über Ellbogengelenk und inneres Griffelbein → medialen Gleichbein (Sesambein) → posteromedialen Partie des Kronbandes (**Lu 11**). Yin-Meridian an den Vorderbeinen, verläuft nur auf Weich-und Sehnenteilen.

Die wichtigsten Punkte des Meridians:

Lu 1(An)	an der Brustbeinspitze ca. 1 Handbreit seitlich des Buggelenks und 1 Handbreit von Mittellinie (etwas tiefer als der Endpunkt des Nierenmeridians)
Lu 2	hinter Schultergelenk, leicht höher als medial am Humeruskopf
Lu 3	im Bizeps unter Ansatz des Cephalic. Punkt ist oft schmerzhaft.
Lu 4	von unten senkrechte Linie bis man an den Körper stößt
Lu 5(Sed)	in der Tiefe der Bicepssehne auf Linie 4 QF unterhalb Ellbogenhöcker
Lu 7(Lo)	an Oberkante der Kastanie, 1 QF cranial/medial
Lu 9(T+Q)	1–2 QF medial der caudalen Mittellinie oberhalb des Karpalgelenkes
Lu 11(End)	am Hufsaum 2–3 QF medial der caudalen Mittellinie (medial des Knorpels in Fesselbeuge, am Knorpelrand der Innenseite)
Zustimmungspunkt:	Bl 13
Alarmpunkt:	Lu 1
Farben d. Meridians:	**rot und grün**
Hinweise:	Der Lungenmeridian ist wichtig für das Geraderichten und die Losgelassenheit. Lungen- und Dickdarmmeridian steuern die Taktsicherheit und Schulterfreiheit. Lu 7 hat besonderen Bezug zum Lungenparenchym.

Dickdarm-Meridian (Yang)

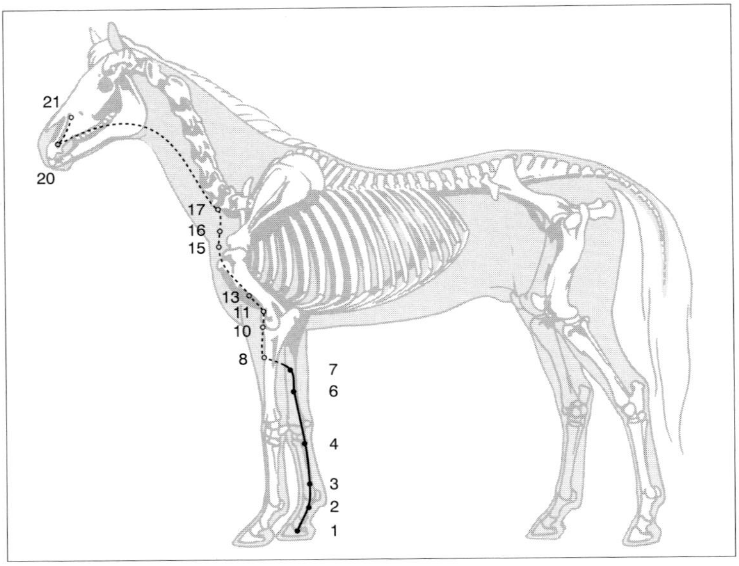

Abb. 18

Hauptwirkung: Rhythmische Reinigungs- und Absorptionsfunktion. Beteiligung an Verdauung, Absorption von Flüssigkeit. Dickdarm- und Dünndarm-Meridian unterstützen das Atlasgebiet (Bereich 1. Halswirbel). Wirkung auf Muskeln, Einfluss auf Kopfhaltung, gleichmäßiges Annehmen der Zügel, Abbau zu starker Anlehnung, Vorschwingen der Vorhand.

Verlauf: Beginn an der anterolateralen Kronbandpartie der Vorderhand **(Di 1)** → an Innenseite von Fesselbein, Fesselgelenk und Griffelbein nach oben → überkreuzt Karpalgelenks-Vorderseite → seitlich an der Vorderhand über Ellbogen und Schulter → über die Ventralseite des Halses → Kehlkopf und Unterkiefer → zum Punkt neben Nüstern **(Di 20)**. Innere Äste wandern zum Dickdarm und Lunge. Dickdarmmeridian kommt in Höhe der halben Strecke Karpal- zum Ellbogengelenk von der Innnenseite nach vorne. Der Meridian ist durch das Verdrehen der Vorhand ziemlich weit hinten.

Die wichtigsten Punkte des Meridians:

Di 1 (An)	mediale Mitte des Kronrandsaumes
Di 2 (Sed)	Fesselkopf medial, distal/caudal, liegt auf Höhe Dü 2, jedoch auf der anderen Seite
Di 3	am Ende des Griffelbeines, entspricht Dü 3 auf der anderen Seite
Di 4 (Q)	Röhrbein prox. Viertel, am Griffelbein cranial fühlt man eine hohle Stelle. Harmonisierender Punkt, viel Bezug zu Schleimhäuten
Di 5	auf der Kontur 4 QF über Karpalgelenk (vorne und hinten – also 2 Punkte)
Di 6 (Lo)	3 QF prox. der Kastanie. Der Punkt liegt in einer Vertiefung, wenn Bein hochgehoben wird. Lo-Punkt der Lunge liegt ca. 2 cm dahinter.
Di 11 (Ton)	Ellbogen medial, Ende der Beugefalte
Di 14	lateral, aber etwas höher als Humeruskopf, dort wo man den Deltamuskel fühlt
Di 15	liegt vor Buggelenk (Mitte, wo verdickte Stelle), hat großen Einfluss auf das Genick
Di 16	in Kuhle am Vorderrand des Schulterblattes
Di 17	am 7. Halswirbel (dort, wo das Pferd mit dem Hals nach unten geht). Bei KDG-Blockaden immer mitbetroffen (im Wechsel blau/Orange behandeln).
Di 18	2 QF caudal Drosselrinne auf Mitte Linie Kinnwinkel/Buggelenk. Di 18 ist meist voll!
Di 19	oberhalb seitlicher Maulspalte
Di 21 (E)	3 QF oberhalb Nasenloch auf der Linie: Nüstern → Knochenspalte Nasenbein
Zustimmungspunkt:	Bl 25 (5. + 6. LW in Höhe der Vorderkante der Darmbeinflügel) ungefähr dort, wo der mediale Hinterbackenmuskel (M.glutaeus medialis) ansetzt.
Alarmpunkt:	Ma 25 (Unterbauch seitlich des Bauchnabels)
Farben d. Meridians:	orange
Hinweise:	wichtig für Losgelassenheit und Geraderichten. Hannoveranischer Nasenriemen drückt häufig auf Di 21 und stört damit das Atlasgebiet. Di 11 steuert den motorischen Dickdarm. Di 11 ist auch ein wichtiger Punkt zur Immunstimulation, aber auch um ausgeprägte Wetterfühligkeit abzubauen. Seitlich von Di 1 liegt der Neupunkt Di 1–1, ein wichtiger Punkt für die Lateralitätssteuerung (siehe auch S. 28 bei Hinweise).

Magen-Meridian (Yang)

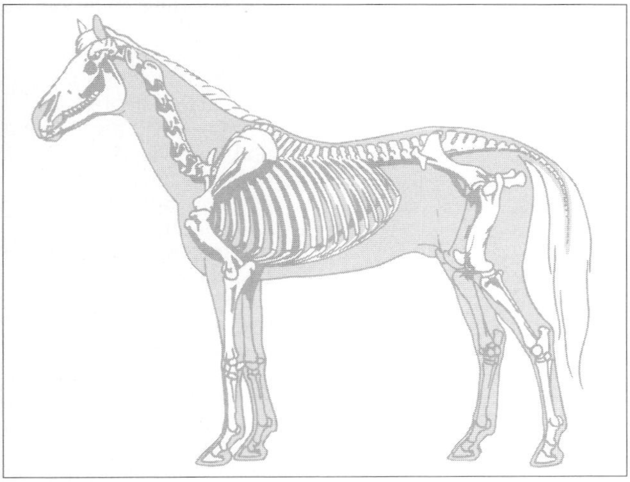

Abb. 19

Hauptwirkung: vorübergehend bei Nahrungsaufnahme und teilweise bei Verdauung. Milz und Magen sind die Quelle der Gesundheit. Psychisches Ausgleichsreservoir.

Verlauf: Beginn unterhalb des Auges (**Ma 1**) → über Maul und Kiefergelenk → am unteren Halsrand entlang bis zu einem der Schulter vorgelagerten Punkt → parallel zur Mittellinie zum hinteren Bauchbereich → knickt in Leistenbeuge hüftwärts ab → seitlich über Oberschenkel und Knie abwärts → kreuzt vorne über dem Sprunggelenk → Vorderseite des Kronbandes (**Ma 45**). Innere Äste ziehen zum Magen, Pankreas und Milz Der Magenmeridian verläuft bauchseits. Er zieht als einziger Yang-Meridian durch das Yin-Gebiet. Für diese Sonderstellung des Meridians gibt es keine konkreten Erklärungen. Es handelt sich um eine Energieleitung, die trotz des Yang-Charakters einen sehr hohen Anteil an Yin- Energie hat. Am Hinterbein verläuft der Magenmeridian vor der Sehne, der Lebermeridian hinter der Sehne, am Kopf weitgehend auf dem Kieferrand.

Die wichtigsten Punkte des Meridians:

Ma 1(A+S)	3 QF lateral der Mittellinie und 2 QF vor dem Ohr im Schläfenmuskel
Ma 2	in der Grube oberhalb des äußeren Augenwinkels, weiche Stelle hinter Vene. Ma 2 darf nur mit Farbe therapiert werden.
Ma 3	im Kieferbogen (hier geht auch der Dickdarmmeridian durch)
Ma 4	unter dem Auge am Rande der knöchernen Augenhöhle
Ma 5-7	weitere Zugrichtung: vor dem Jochbein, in Richtung Maulspalte, etwas cranial, dann auf die Kieferrinne, die Ganaschenkontur und Drosselrinne abwärts.
Ma 10	liegt 1 Handbreit vor dem Tuberculum supraglenoidale der Schulter. Verantwortlich für Kniegelenk derselben Seite (Diagnosepunkt). Ma 10 hat Bezug zum Karpalgelenk, hier kann man jedes Pferd nach hinten schieben.
Ma 11	seitlich der Speiseröhre, etwa 2 Handbreit unter Buggelenk
Ma 12	Fuß heben und Magenmeridian hinter dem Ellbogen ziehen. Wirkungsvoller ist es allerdings, den Magenmeridian über den Ellbogenhöcker zu ziehen.
Ma 25	Höhe Nabel, seitlich des Milchspiegels
Ma 30	in Höhe Leiste, hinter Schlauchansatz
Ma 31	kann von innen oder außen behandelt werden, dann vor Tensor faciae latae
Ma 36	auf der Schienbeinleiste (Tuberositas tibiae)
Ma 40(Lo)	distales Drittel der Tibia im vorderen Drittel des Schenkels
Ma 41(T)	Sprunggelenk, vordere Mittellinie, am Übergang Tibia zum Rollbein
Ma 42(Q)	in vorderer Mittellinie am Übergang Os tars. III in Os meta. III (Unterkante Sprunggelenk)
Ma 45(E)	Kronrandsaum, 1 cm lateral der dorsalen Mitte

Korrespondierende Punkte: GG4, Gabl 26, Le 13 und Ma 25 liegen alle auf einer Linie. Die Lo-Punkte Gabl, Blase und Magen liegen alle schräg übereinander in einer Vertiefung.

Zustimmungspunkt: Bl 21 (18.TW, hinter der letzten Rippe) am Übergang Brust- und Lendenwirbelsäule

Alarmpunkt: KG 12 (ventral auf der Meridianlinie zwischen Schaufelknochen und Bauchnabel), schmerzhaft bei Koliken, Magengeschwüren und Krippennagen

Farben d. Meridians: gelb

Hinweise: Magenmeridian darf nicht mit 3 E-Meridian kreuzen! Wenn der Bereich Ma 5–7 schmerzhaft ist, mit Violett behandeln. Bei SAM dorsal den Magenmeridian nicht mitbehandeln, da er zu viele Yin-Anteile hat. Diesen lieber einen Tag später alleine machen. Der Magenmeridian ist wichtig für die Hinterhandtätigkeit (Hankenbeugung), die Durchlässigkeit von Paraden, Selbsthaltung, Fallenlassen des Halses und die »Kniereaktion« der Vorhand. Geht ein Pferd schief, so ist der Bereich seitlich über dem Maul verspannt. Erkrankungen wie Lahmheiten im anterolateralen Bereich der Hinterhand, lahmes Kniegelenk, Schmerzen im Lig. Sacrosciaticum. Über Ma 17 können Hypothalamus, Hypophyse, Ovarien und Testes beeinflusst werden.

Milz-Pankreas-Meridian (Yin)

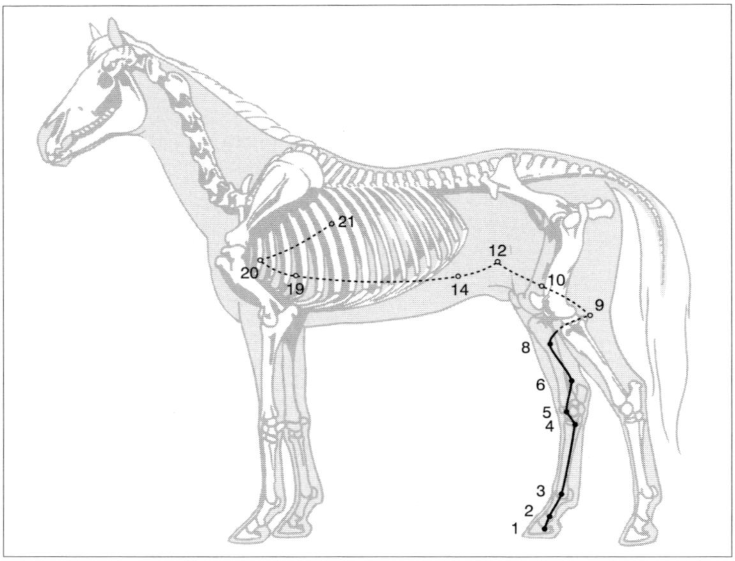

Abb. 20

Hauptwirkung: Steuert den Nahrungstransport, wandelt die Energie aus dem Futter um, verantwortlich für Blutzirkulation und Abdichten der Gefäße, erhält die Stärke und Dicke der Muskeln, Hauptmeridian des Bindegewebes. Sorgt in erster Linie für eine gelöste Rippenmuskulatur, die für die Losgelassenheit und das Geraderichten wichtig sind. Der MP-Meridian beseitigt die bei Satteldruck und Halfterzwang vorhandene Ängstlichkeit.

Verlauf: Beginn in der posteromedialen Kronbandpartie der Hinterhand (**MP 1**) → innen über Fessel und Griffelbein zum Sprunggelenk und Kniegelenk → am Thorax entlang bis zum 4. ICR (= **MP 20**) → umknickend nach posterior zu **MP 21** = große Kuhle in Thoraxmitte. Innere Äste verzweigen zu Milz, Pankreas, Magen und Muskeln und zum Funktionskreis »Ernährung« der Muskeln und Gliedmaßen.

Die wichtigsten Punkte des Meridians:

MP 1(A)	mediale Mitte des Kronrandsaumes
MP 2(T)	Fesselgelenk, medial-distal
MP 3(Q)	Fesselgelenk, medial-prox.
MP 4(Lo)	Sprunggelenk medial-distal
MP 5(Sed)	Sprunggelenk cranial-medial, etwas über dem Höcker, aber noch auf dem Knochenkamm (nicht auf der Spitze wie Gabl 34)
MP 6	1 Handbreit und 2 QF über dem Fersenbeinhöcker vor der Beugesehne. MP 6 verbindet die Yin-Meridiane Le, Ni, MP und beeinflusst alle drei Meridiane.
MP 7	Knochen unter dem Knie (Gabl 34 liegt an gleicher Stelle außen)
MP 15	**am** Rippenbogen, in Höhe Kniefalte und in Höhe Nabel
MP 21(E)	liegt im Schnittpunkt einer gedachten Linie vom Hüfthöcker zum Schultergelenk mit dem 11. Interkostalraum (von hinten gezählt), also unter dem Sattel

Alarmpunkt: **Le 13** (an Spitze der 18. Rippe)
Zustimmungspunkt: **Bl 20** (im letzten ICR)
Farben d. Meridians: **orange**
Hinweise: Der Punkt MP 19 hat eine besondere Indikation: kein »Starker Trab« möglich, weil Schmerzen im Triceps vorhanden. MP 21 ist der Koordinierungspunkt für alle Yin-Meridiane. MP 21 hat einen starken psychosomatischen Einfluss auf die Mensch-Tier-Beziehung. Überempfindlichkeit beim Gurten deutet immer auf eine gestörte Pferd-Reiter-Beziehung hin. Bei dieser Problematik sollte auch an KG 17, den Hauptpunkt der Psychosomatik, gedacht werden. Schließlich ist der MP 21 auch für den Rechts-Links-Ausgleich verantwortlich. MP 1 ist ein wichtiger Punkt bei Formaldehyd-Belastung. MP 6 ist der Yin-Gruppen-Lo-Punkt der Hinterhand. Die Akupressur von MP 10 wirkt lymphabflussfördernd.

Konzeptionsgefäß (Zentralgefäß, Ren-Mai) – Yin

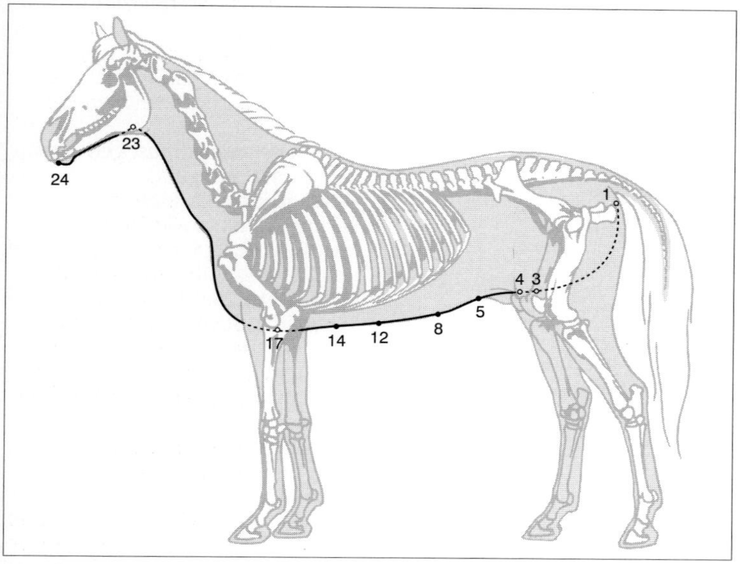

Abb. 21

Hauptwirkung: steuert den Zyklus der Stute, Befruchtung und Wachstum des Fötus. KG reguliert die Funktion aller Yin-Meridiane.

Verlauf: auf der Mitte des Bauches von den Genitalien bis zum Kinn.

Hinweise: wichtig ist der Übergang vom GG um KG beidseits des Maules. Oft ist im Bereich Unterhals und Kehlgang eine energetische Unterversorgung bzw. Leere vorhanden. Einem gestörten Energiefluss im Bereich des **KG** liegen fast immer Störungen im Bereich der Meridiane **MP, Le** und **Ni** zugrunde.
Zustimmungspunkt: KG 24, **Alarmpunkt** KG 17. Letzterer ist in der Akupunktur der psychosomatische Hauptpunkt.

Gouverneurgefäß (Lenkergefäß, Du-Mai) – Yang

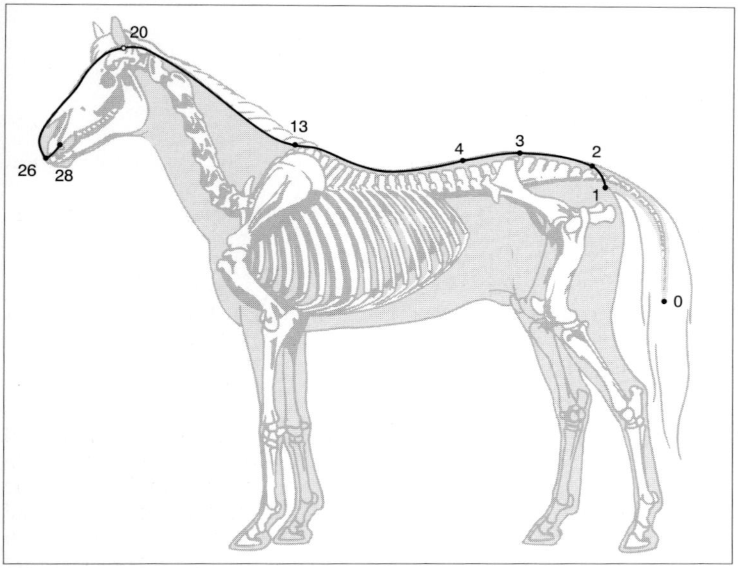

Abb. 22

Hauptwirkung: reguliert die Lebensenergie Qui und des Blutes der 12 Hauptmeridiane. Das GG hat einen starken Bezug zu den Genitalien, dem Immunsystem, dem Zentralnervensystem und dem Rückenmark. Ist das GG unausgewogen, führt dies zu einer steifen und schmerzenden Wirbelsäule.

Verlauf: beginnt zwischen Anus und Schwanzwurzel (**GG 1**), verläuft auf der dorsalen Mittellinie von der Kruppe bis zur Kopfspitze → zum Punkt am äußersten Rand der Schnauze zwischen den Nüstern (**GG 26**) → Abknicken ins Maul → endet als **GG 28** zwischen Oberlippe und Zahnfleisch.

Hinweise: GG 4 hat viel Bezug zu den Muskeln.
Zustimmungspunkt: Bl 16 (oberhalb des Dornfortsatzes des 11. Brustwirbels)

Gürtelgefäß

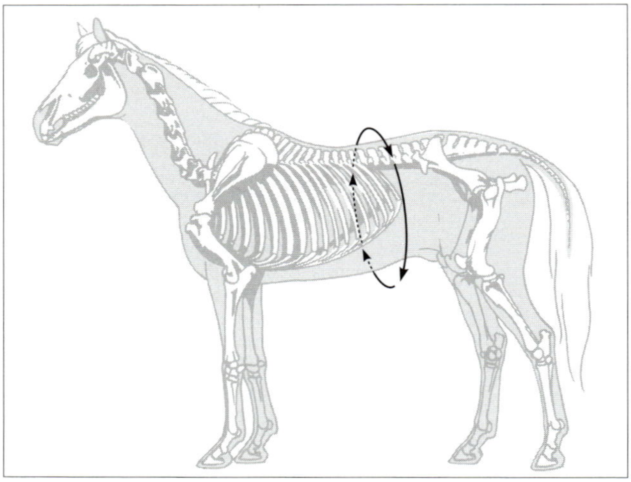

Abb. 23a

Hauptwirkung: energetische Aufladung des Gesamtpferdes

Verlauf: am Rippenbogen entlang über den Nabel zu GG 4 und auf der anderen Körperseite wieder zum Nabel
Farben des Meridians: gelb, wenn leer besser orange
Hinweise: Punkt unterhalb Sprunggelenk sowie Punkte an den Köten aller vier Beine korrespondieren mit dem Gürtelgefäß. GG 4 ist der Meisterpunkt der Sexualität (auch »Tor des Lebens« genannt). Das Gürtelgefäß führt zu einem Ausgleich der Mitte (Sexual-Nabel-Achse) und damit zu einem harmonischen »Nierenschluss«, d. h. einer guten Verbindung zwischen Mittel- und Hinterhand.

Meridiane am Vorderbein

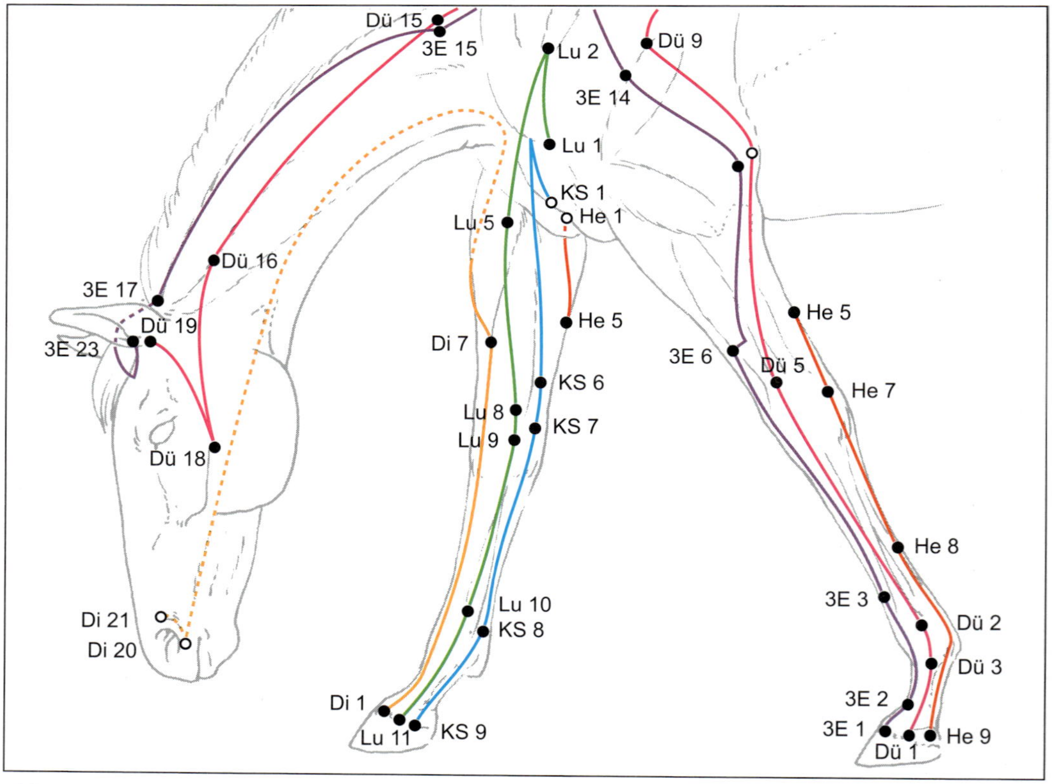

Abb. 23b

Meridiane am Hinterbein

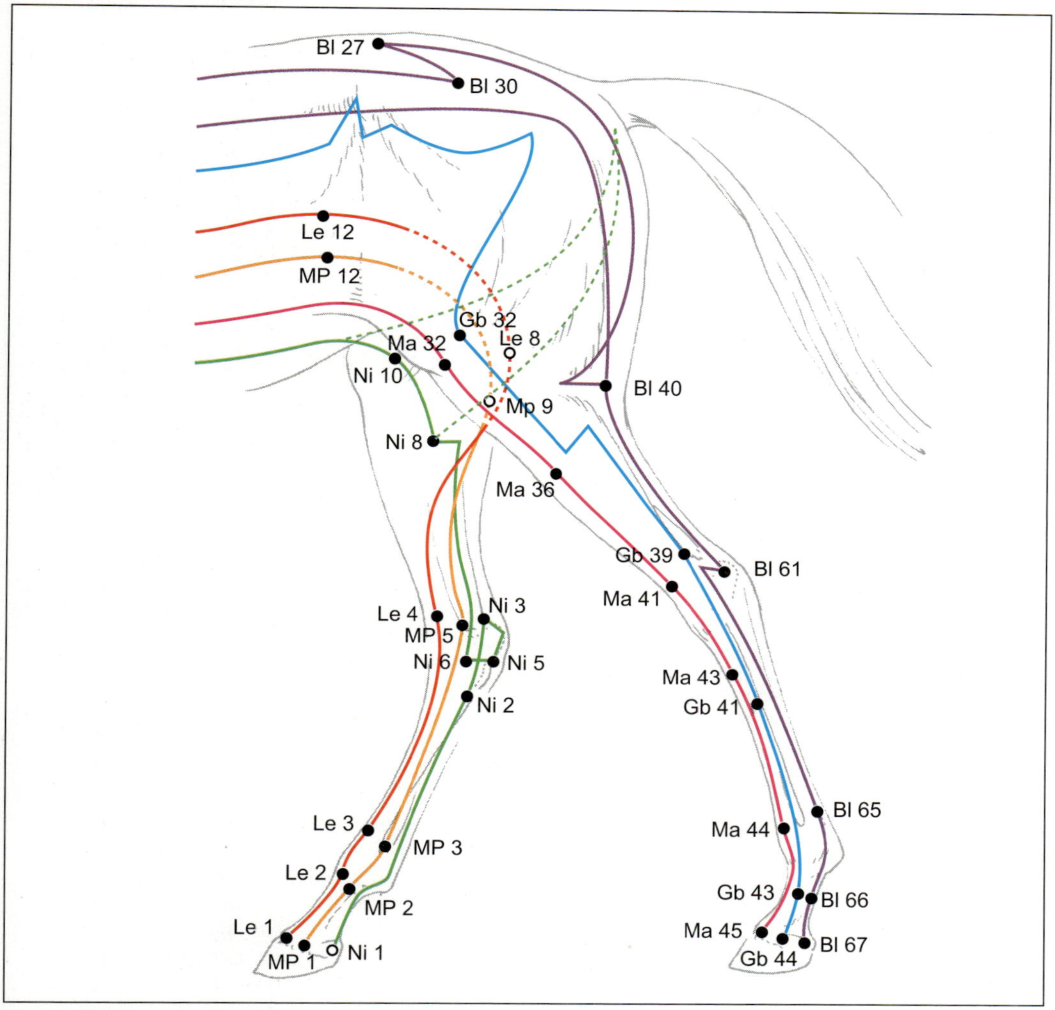

Abb. 23c

3.2.4 Fülle- und Leerezustände

Viele Erkrankungen sind einem gestörten Energiefluss anzulasten. Wir betrachten und behandeln z. B. daher alle krankhaften Zustände des *Rückens* (über den der Blasenmeridian hinwegzieht) als Energieflussstörung im *Blasen-Meridian.*

Hätten wir im Blasenmeridian eine generelle Fülle, müssten alle Gebiete erkranken, die vom Blasen-Meridian energetisch versorgt werden. Bestünde eine generelle Leere, müssten alle Organ- und Funktionssysteme im Leerezustand, im Yin-Zustand, im Zustand der Unterfunktion sein. Da die Energielehre alle krankhaften Zustände auf Fülle- oder Leerezustände zurückführt, folgern wir, dass Fülle und Leere gleichzeitig und nebeneinander im gleichen Meridian bestehen können. Jeder Meridian kann die Masse seiner Energie in einem Teilstück seines Verlaufes deponieren, z. B. bei Schlagverletzungen.

Die energetische Ausgangslage kennt drei Füllungsgrade: **(Zustand der Harmonie)**, die Energiefülle **(Yang-Zustand)**, die Energieleere **(Yin-Zustand)**.

Fülle und Leere sind statische Zustände als Folge einer Energieflussstörung. Erst bei einem gestörten Energiefluss zeigen sich Behinderungen, die als Fülle- oder Leerezustände auftreten. Fülle ist immer ein Yang-Zustand, Leere immer ein Yin-Zustand, unabhängig davon, ob sie in einem Yang- oder Yin-Meridian auftreten. Demzufolge kann sich z. B. ein Yang-Meridian im Zustand der Harmonie, im Yang-Zustand oder im Yin-Zustand befinden. Gleiches gilt für Yin-Meridiane.

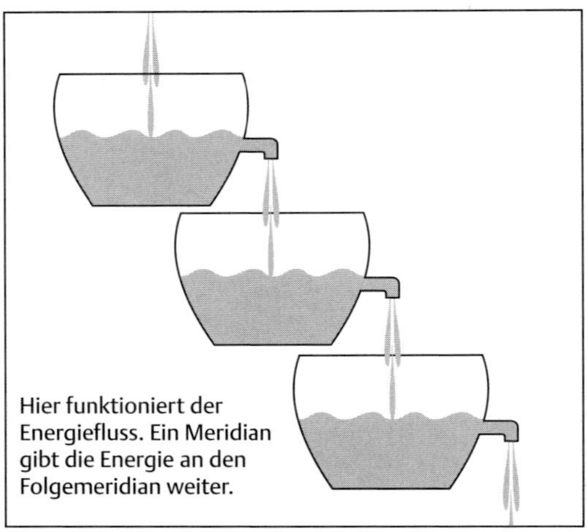
Hier funktioniert der Energiefluss. Ein Meridian gibt die Energie an den Folgemeridian weiter.

Abb. 24a

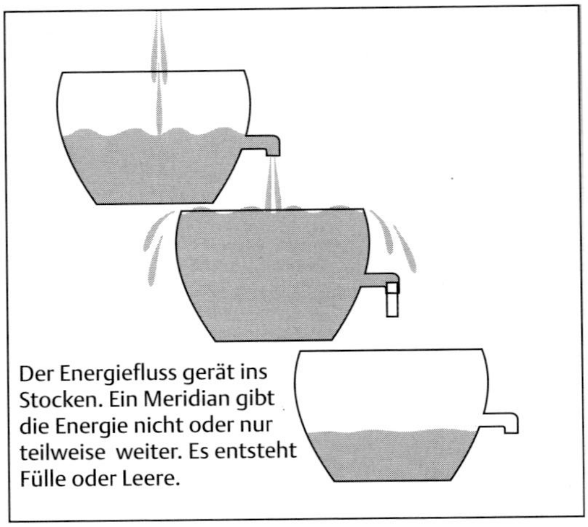
Der Energiefluss gerät ins Stocken. Ein Meridian gibt die Energie nicht oder nur teilweise weiter. Es entsteht Fülle oder Leere.

Abb. 24b

Wie äußern sich Yang-Zustände?
Sie zeigen Energiefülle, Energiestau, Ansammlung von Plusenergie, Wärme, Hitze, Schmerz und Schwellung.

Therapiehinweis:

> Yangzustände dürfen nicht mit Yang-Mitteln therapiert werden, also kein warmes Kniegelenk mit Wärme behandeln, keine Schwellung (Plusenergie) massieren (Massage = Plusenergie). Einen verspannten, energievollen Muskel (Ausdruck einer Krafteinwirkung) sollten wir nicht mit Massage lockern (Massage = Yang = Plusenergie) sondern zart streichen. Ein schmerzendes, energievolles, geschwollenes und warmes Gelenk (= Plusenergie) darf nicht beübt werden, da dadurch weitere Plusenergie hinzugefügt wird.

Wie äußern sich Leere-Zustände?
Leere = Mangel = Yin-Zustand = Schwäche, inaktives Verhalten, Trauer, Kälte, alles Negative, Unterfunktion.

Therapiehinweis:

> Yin-Zustände dürfen nicht mit Yin-Mitteln therapiert werden. z. B. also eine erschlaffte Muskulatur (= Leere) nicht ruhigstellen, denn Ruhe ist Minus-Energie.

Der Fülle-Typ (**Yang-Typ**) ist temperamentvoll, munter, heftig und aufgeweckt. Das Tier ist schwerfuttrig, setzt kaum Fleisch an (**Stoffumsatztyp**). Dagegen ist der Leere-Typ (**Yin-Typ**) leichtfuttrig (**Stoffansatztyp**), fett, träge, kälteempfindlich und unsicher. Das ganze klingt recht kompliziert. Daher ein paar Beispiele beim Pferd:

Wir können bereits viel aus der *Mimik* ableiten. Macht das Pferd den Kopf lang und hält es dabei die Augen geschlossen, ist das stets ein Hinweis auf einen **Leereschmerz.** Wird dieser beseitigt und fließt die Energie wieder, ist auch der Kopf wieder beweglich, das Pferd fängt oft an **sich freizukoppen.** Reibt das Pferd ständig die Schweifrübe, weist dies auf eine lokale Leere in diesem Bereich hin, es muss kein Zeichen starken **Wurmbefalls** sein. Starker Wurmbefall heißt ausgeprägte energetische Disharmonie. Siedeln sich an der Schweifrübe **Milben** oder **Pilze** an, bedeutet dies energetische Leere. **Bei einem Fülleschmerz lässt sich das Pferd zwar berühren, durch die Berührung wird der Zustand aber schlechter. Bei einer Leere hingegen lässt sich das Pferd an der betreffenden Stelle nicht berühren.** Denken wir hierbei nur an die vielen Pferde, die sich am Kopf nicht anfassen lassen wollen. Da wird uns erst klar, wieviele Pferde Leereprobleme im Kopf- und Nackenbereich haben. **Langandauernder Leereschmerz macht die Pferde cholerisch.** Springt ein Pferd immer kurz hoch (sog. *sekundärer Schmerz*) ist das stets ein Hinweis auf ein Leereproblem in den Gelenken. **Fast alle Wallache haben zu wenig Energie im Bauchbereich.**

Faustregel für die Bestimmung von Fülle- und Leere-Zuständen	
Fülle-Zustände	Leere-Zustände
• meist großflächig • akuter Zustand • plötzlich auftretend • Wärme, Druck verschlimmert • Kälte bessert • Fell trocken und warm	• meist punktförmig • chronischer Zustand • anhaltender Schmerz • Wärme, Druck verbessert • Kälte verschlimmert • Fell feucht und kalt

Beim Betrachten des ungeputzten Pferdes fallen uns immer wieder **Scheuerstellen** auf oder **Stellen, wo der Mist nach dem Schwitzen besonders gut hängen bleibt.** Scheuerstellen (besonders häufig an Mähne und Schweif) sind in aller Regel, besonders, wenn sie sich am Ohr befinden, Füllepunkte, die das Pferd durch Scheuern selbst behandelt. Wegen der Verschieblichkeit der Haut ist aber nicht jede Scheuerstelle mit einem darunter liegenden Akupunkturpunkt identisch.

Viele sog. »Gebäudefehler« (körperliche Schwachstellen) beruhen auf energetischer Disharmonie und lassen sich also durchaus verändern.

Eine gute Aussage über den energetischen Zustand eines Pferdes liefert uns das *Schwitzverhalten.* Schweiß ist generell die innere Energie, die den Muskeln hilft. Betrachten wir den Abtrocknungsvorgang eines verschwitzten Pferdes: Dort, wo es ganz schnell trocknet, haben wir Füllezustände. Diese Stellen müssen wir uns merken, denn hier liegt ein Problem, das beseitigt werden muss. Normalerweise sollte ein Pferd eine halbe Stunde nach dem Reiten insgesamt trocken sein. Die Stellen, die nach dieser halben Stunde immer noch nass sind, weisen auf Leerezustände hin. Interessant ist, dass diese Leere flächenhaft, punktförmig oder im Meridianverlauf liegen kann. Ungezielt können wir den **Trocknungsvorgang dadurch unterstützen, indem wir mit einer Bürste die noch nassen Stellen bürsten.** Dies bringt Energie in diesen Bereich. Energetisch behandelte Pferde schwitzen trotz ausgiebigem Training kaum.

Kitzlige Stellen deuten immer auf Muskelspannungen, also Energieungleichgewicht, hin. **Verzögerter Haarwechsel** ist ein generelles Leereproblem, sind es nur bestimmte Stellen, haben wir ein lokales Energieproblem.

Regel: Yang-Zustände müssen mit Yin-Mitteln, Yin-Zustände mit Yang-Mitteln behandelt werden. Fülle-Zustände bessern sich durch Abzug der Energie, Leerezustände verlangen eine Energie-Zufuhr.

▷ Fahren wir mit der Hand im Abstand von ca. 10–15 cm über die einzelnen Meridianverläufe, können wir Wärme- und Kälteabstrahlungen an der Handinnenfläche fühlen. **Wärmeabstrahlung** heißt Fülle in diesem Bereich, **Kälteabstrahlung** heißt Leerezustand.

3.2.5 Die Meridianuhr (Energie-Kreislauf-System)

Das Vorhandensein der aus Yin und Yang gebildeten Lebensenergie allein genügt nicht, die Energie muss fließen, zirkulieren und während des Kreislaufs durch das Meridiansystem die Fähigkeit behalten, sich ständig umzuwandeln. Die gleiche Lebensenergie erscheint, sobald sie einen Yang-Meridian durchfließt, als Yang-Energie, und zeigt – sich wandelnd – Yin-Charakter, sobald sie einen Yin-Meridian durchfließt.

▷ Die Energie fließt im Uhrzeigersinn durch alle 12 Meridiane, wobei der Energiedurchlauf pro Meridian genau zwei Stunden dauert. Die angegebene Uhrzeit (entspricht etwa der Ortszeit) entspricht der Maximalzeit, in der auf einen Meridian am stärksten eingewirkt werden kann.

Maximal- und Minimalzeiten der Meridiane (Mittag-Mitternacht-Regel)

Maximalzeiten, in denen der Meridian voll ist		Oppositionsmeridian, der um die gleiche Zeit leer ist
11^{00}–13^{00}	Herz	Gallenblase
13^{00}–15^{00}	Dünndarm	Leber
15^{00}–17^{00}	Blase	Lunge
17^{00}–19^{00}	Niere	Dickdarm
19^{00}–21^{00}	Kreislauf-Sexus	Magen
21^{00}–23^{00}	Dreifacher Erwärmer	Milz-Pankreas
23^{00}– 1^{00}	Gallenblase	Herz
1^{00}– 3^{00}	Leber	Dünndarm
3^{00}– 5^{00}	Lunge	Blase
5^{00}– 7^{00}	Dickdarm	Niere
7^{00}– 9^{00}	Magen	Kreislauf-Sexus
9^{00}–11^{00}	Milz-Pankreas	Dreifacher Erwärmer

Die Minimal- und Maximalzeit der Organuhr gelten uneingeschränkt auch beim Pferd.

3.3 Die Akupunkturpunkte

Es gibt eine Reihe von Haupt- und Spezialpunkten, deren Aufgabe es ist, die Energie richtig zu deponieren oder vorhandene Diskrepanzen auszugleichen (übergeordnete Steuerungspunkte):

	Anfangs-punkt	End-punkt	Tonisierungs-punkt	Sedierungs-punkt	Quell-punkt	Lo-Punkt	Kardinal-punkt
Dü	1	19	3	8	4	7	3 (für GG)
Bl	2	67	67	65	64	58	
3E	1	24	3	10	4	5	
Gabl	1	43	43	38	40	37	41 (für Gürtel-Gefäß)
Di	1	20	11	2	4	6	
KG	1	24					
GG	1	28					
Ni	1	27	7	1/2	3	4	
KS	1	9	7	7	7	6	
Le	1	14	8	2	3	5	
Lu	1	11	9	5	9	7	7 (für KG)
MP	1	15	2	5	3	4	
He	1	9	9	7	7	5	

Die wichtigsten Punktarten sind: Quell-, Tonisierungs-, Sedierungs- und Zustimmungspunkte.

Die Quellpunkte

verstärken die Arbeit der Hauptpunkte (Tonisierungs- und Sedierungspunkte). Die Wirkungsrichtung ist abhängig von den mitgegebenen Hauptpunkten. Über die Quellpunkte können wir tief auf die Energiereserven des jeweiligen Funktionskreises einwirken. Sind alle Funktionskreise betroffen, können wir auch über alle Quellpunkte behandeln.

Die Tonisierungspunkte

liegen immer auf dem zugehörigen Meridian und sorgen für Energiezufuhr, d. h. sie tonisieren den Meridian sowie die zugehörigen Organe und Strukturen sowie deren Funktionen. Gleichzeitig wird der Oppositionsmeridian sediert. Beim Pferd gibt es einen Generaltonisierungspunkt, der etwas schräg vor dem Jochbeinende liegt.

Die Sedierungspunkte

liegen immer auf dem zugehörigen Meridian und leiten überschüssige Energie im Meridian ab.

Die Zustimmungspunkte

(sie sind alle Yang) liegen seitlich der Wirbelsäule auf der linken und rechten Körperseite über zwei starken Nervensträngen, dem sensiblen und dem motorischen Nerv (Grenze zwischen dem zentralen und dem peripheren Nervensystem sog. *Grenzstrang*). Diese treten aus der Wirbelsäule aus und streben den Ganglien, die wie eine Verteilerdose in der Lichtleitung funktionieren, zu.

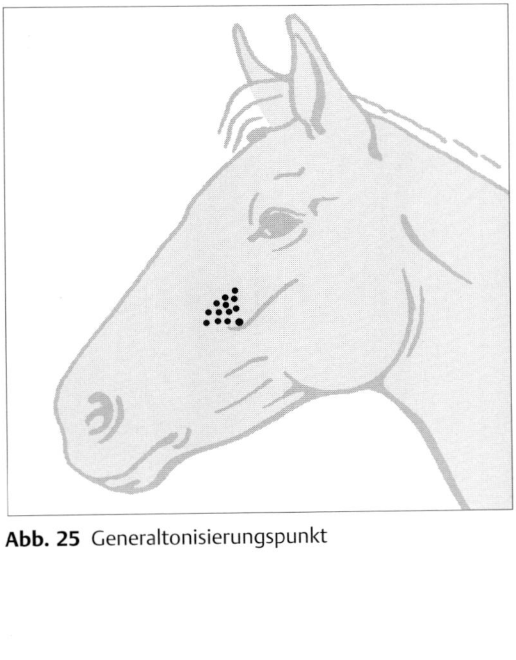

Abb. 25 Generaltonisierungspunkt

Hier unterteilt sich das Nervenpaar in viele Äste, die als Versorgungsleitungen die einzelnen Gewebearten versorgen. Über diese Ganglien verläuft der innere Ast des Blasenmeridians, auf dem die Zustimmungspunkte liegen. Sie sind sowohl diagnostisch als auch therapeutisch von großem Wert, sowohl bei akuten wie chronischen Erkrankungen. Zustimmungspunkte schieben die Energie an. Wir bleiben so lange auf dem Zustimmungspunkt, wie das Pferd an der Behandlung interessiert ist.

Zustimmungspunkte wirken wie die Farben *Rot* und *Grün*. Besser wirken sie aber in der Farbe des Meridians (s. Seite 89). Zustimmungspunkte bewirken einen Ausgleich und Geraderichten, sie wecken das Pferd auf, machen es temperamentvoller, aufmerksamer. Werden die Zustimmungspunkte mit den Händen gehalten, ist es besser auf der linken Körperseite des Tieres zu stehen, es funktioniert aber auch rechts. Beschreibung der einzelnen Punkte siehe Seite 80.

Der Einsatz der übrigen Punktarten (Alarmpunkte, Lo-Punkte, Reunionspunkte, Kardinalpunkte, Meisterpunkte, Elementepunkte) werden hier nur teilweise beschrieben. Sie erfordern tiefere Hintergrundkenntnisse.

Die Alarmpunkte

Über die **Alarmpunkte** kann ein Problem nach außen abgeleitet werden. Der Alarmpunkt kann, muss aber nicht, auf dem zugehörigen Meridian liegen. Er ist meist spontan empfindlich, oft sogar richtig schmerzhaft, besonders bei chronischen Störungen eines Meridians bzw. der zugehörigen Organe und Funktionen.

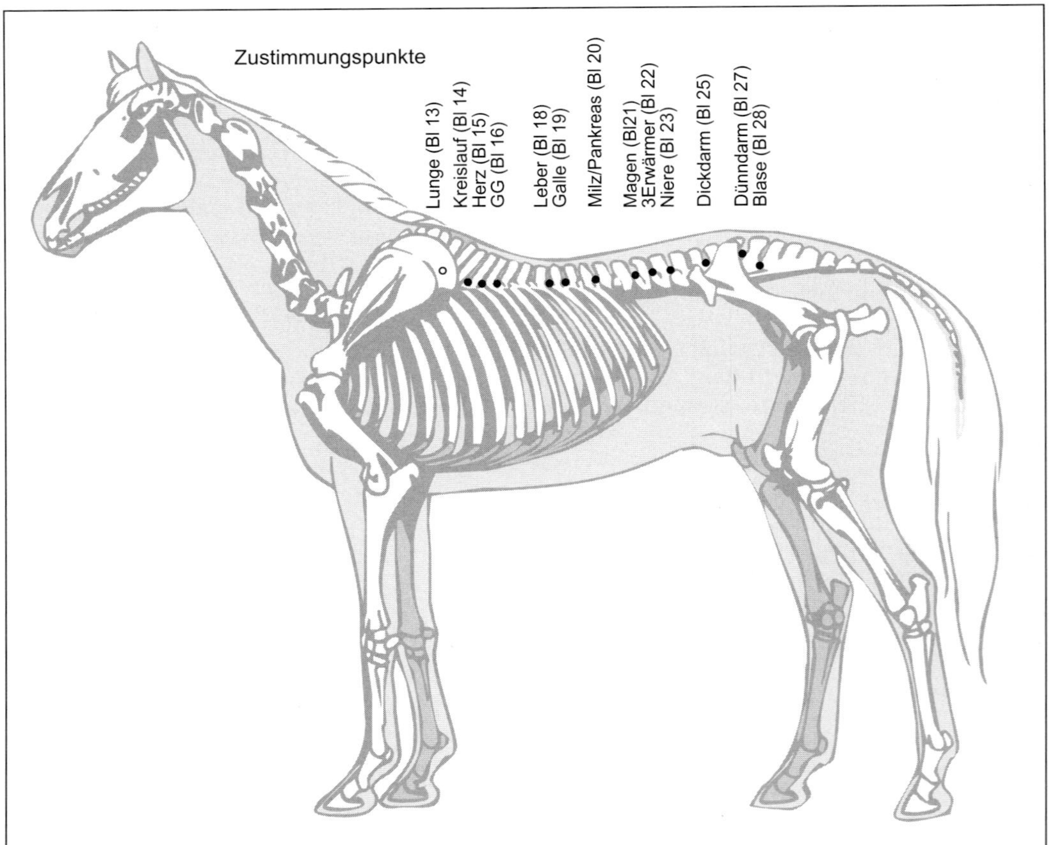

Abb. 26 Genaue Lagebeschreibung der Zustimmungspunkte siehe Seite 80 und 89

▶ Die Alarmpunkte sind wichtige Diagnose- und Therapiepunkte.

Beschreibung der einzelnen Punkte siehe Seite 80.

Gekoppelte Meridiane:

- Herz – Dünndarm
- Blase – Niere
- Kreislauf-Sexus – Dreifacher Erwärmer
- Galle – Leber
- Lunge – Dickdarm
- Magen – Milz-Pankreas

Die Lo-Punkte

(Durchgangspunkte) liegen immer auf dem zugehörigen Meridian. Ihre Wirkung erstreckt sich jedoch auf einen zweiten Meridian, den wir seinen »gekoppelten« nennen. Der Lo-Punkt gleicht gekoppelte Meridiane aus, sofern diese einen unterschiedlichen Energiezustand haben. Haben beide Meridiane keine Energie, bringt das Setzen des Lo-Punktes nichts. Der Lo-Punkt wirkt auch in Energieflussrichtung rückwärts. Wenn genügend Zeit zur Verfügung steht, wird möglichst an *entfernten Punkten* mit der Therapie begonnen. Ist die Zeit knapp, werden die Lo-Punkte (schalten Yin auf Yang) behandelt.

▶ Es sollte aber vorher immer geprüft werden, ob nicht das Yang auch schon betroffen ist.

Die Reunionspunkte

stellen Querverbindungen zwischen mehreren Meridianen und deren Funktionen zu einer Aktion her. Besondere Bedeutung haben hier der

- **LG 13** (auf C 7)
- und der **KG 15** (Xyphoidspitze).

Der **LG 13** verbindet folgende Punkte:
LG 16 → Bl 10 → Gabl 20 → 3E15 → Di 15 → Dü 9 → Bl 39.

- Auch die Reunionspunkte um die Augen sind sehr hilfreich.

Die Kardinalpunkte

sind Einschaltpunkte der so genannten *außergewöhnlichen Gefäße* mit einem Zugang zu den Energiedepots. Das angeborene Vitalpotenzial des Yang oder Yins wird gestärkt.

Die Meisterpunkte

sind diejenigen Punkte, die sich bei der Behandlung bestimmter Krankheiten oder Schmerzzustände besonders bewährt haben. Sie werden bei allen Krankheiten verwendet, bei denen das entsprechende Organ oder die Funktionen gestört sind, ohne Rücksicht auf das spezifische Krankheitsgeschehen.

Allgemein wirkende Meisterpunkte:

Yin-Funktionskreis	**Le 13**
Yang-Funktionskreis	**KG 12**
Yin-Energie (Blut)	**Bl 17**
Yang-Energie	**KG 17**
aller Meridiane	**Lu 9**
Öffnen aller Meridiane	**Gabl 33**

Meisterpunkte mit Spezialwirkung siehe unter Ziffer 2.9.24.

Die Elementepunkte

Auf die **Elementepunkte** wird im Rahmen der *Fünf-Elementen-Lehre* eingegangen. Siehe Seite 85.

3.4 Wirkung der Akupunktur, Akupressur, Touch for Health und APM

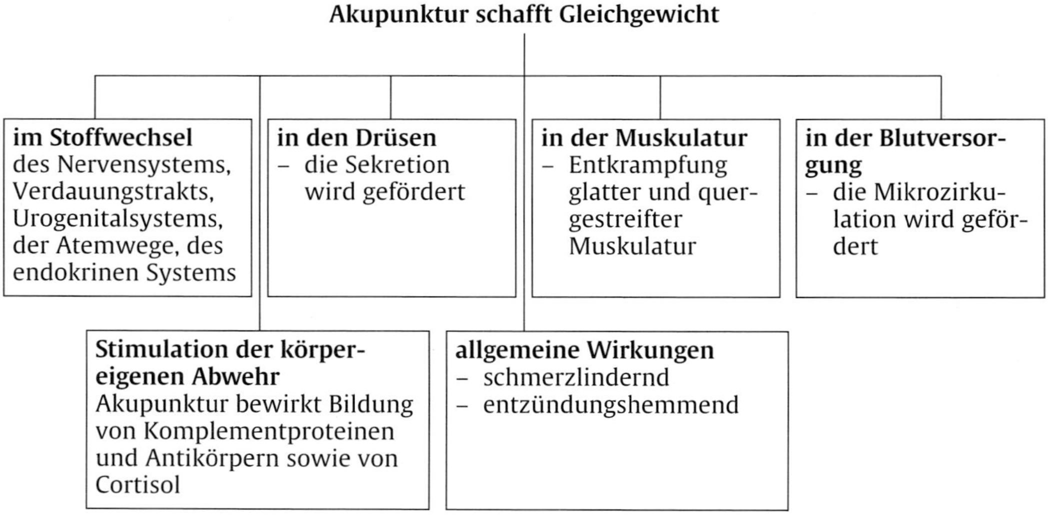

Wenn Sie sich mit der Nadelakupunktur etwas auskennen, diese vielleicht schon einmal am eigenen Körper erlebt haben, werden Sie sich fragen, weshalb jetzt diese abgewandelten Techniken? Diese Frage ist berechtigt. Bei der Nadelakupunktur werden Nadeln gesetzt, die u. U. zu sehr starken Reaktionen führen, besonders wenn die gewählten Punkte schmerzhaft sind. Überdies hat sich gezeigt, dass die Nadelakupunktur bei akuten Problemen sehr gut wirkt, leider aber erheblich mäßiger bei chronischen. Gerade bei letzteren wirken die hier dargestellten Methoden erfolgreicher.

II. Grundlagen der Praxis

Unsere Werkzeuge

Unsere Werkzeuge sind:

Diagnostische Akupunktur	• Arbeit mit Diagnose- und Hinweispunkten • Arbeit mit Alarmpunkten
Touch for Health	• Therapie-Lokalisation • Arbeit mit neurolymphatischen Punkten • Arbeit mit neurovaskulären Punkten • Arbeit mit Akupressurpunkten • Arbeit direkt am Muskel
Allgemeine energetische Techniken	• Allgemeine Energie-Harmonisierung • Arbeit mit Shu-Mu-Punkten
Akupunkturmassage	• Arbeit über Meridian-Gruppen • Arbeit mit Einzelmeridianen • Arbeit mit Einzelpunkten
Farbtherapie	

Innerhalb dieser Methoden verwenden wir als Werkzeuge

- unsere Finger
- Naturhaarpinsel
- das APM-Stäbchen
- Farblicht
- Laser

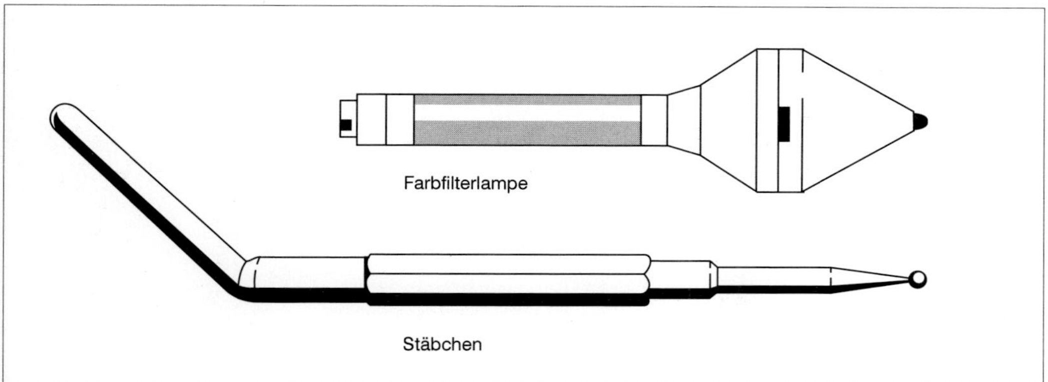

Abb. 27

1. Diagnostische Akupunktur

▷ Die Diagnosepunkte helfen Ursachen für Probleme schnell zu finden. Sie sind besonders geeignet, um Lahmheit und Schmerzen zu lokalisieren. Hierzu werden die Zustimmungspunkte, die Alarmpunkte und einige wenige andere Akupunkturpunkte verwendet. Die Punkte werden gedrückt, wobei auf die gesamte Fläche ein gleichmäßiger Druck ausgeübt werden muss.

Die Punktuntersuchung erfolgt auf zwei Ebenen:

Reaktion auf leichten Druck = akute oder oberflächliche Erkrankung.
Reaktion auf starken Druck = meist chronisches Leiden.

Als mögliche Reaktionen des Pferdes können leichtes Muskelzucken, Zurückschrecken von der Druckstelle, Einziehen des Rückens auftreten. Bei einem starken Schmerz will das Pferd den Therapeuten abschlagen oder beißen.

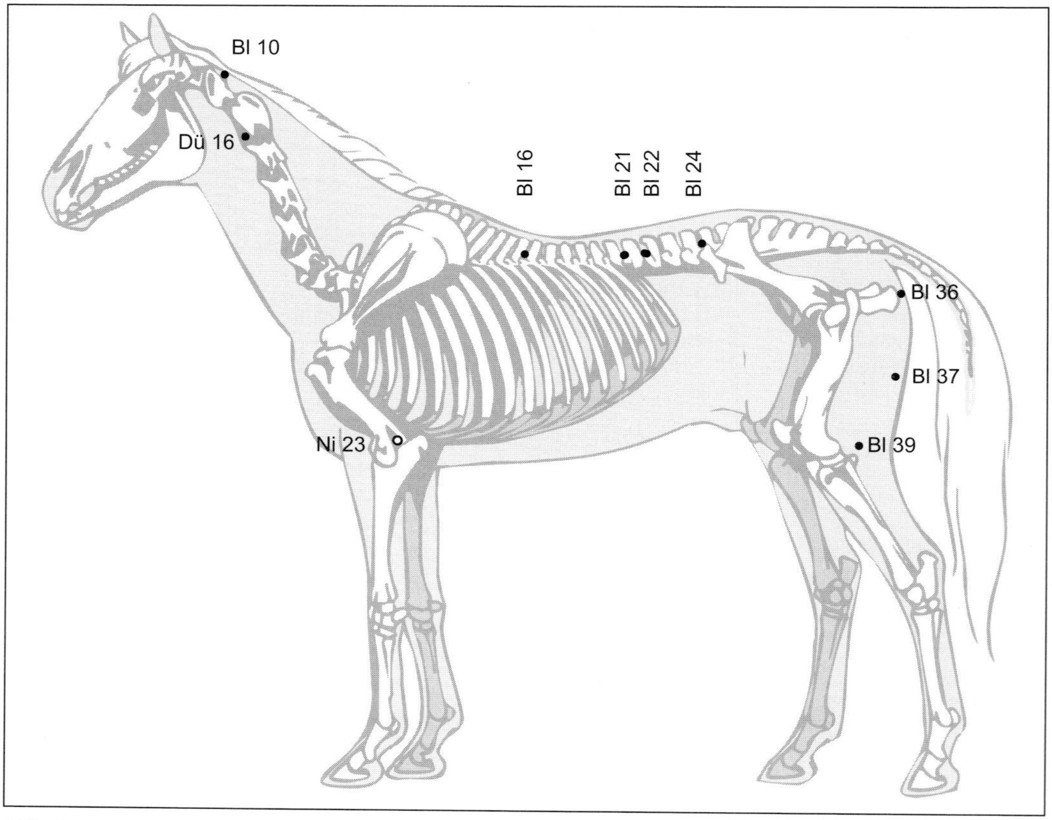

Abb. 28

Diagnosepunkte Wirbelsäule und Hinterbein

→ Lahmheit der Hinterbeine → Dü 16
→ Schmerzen im Kniebereich → Bl 21 + Bl 36 + Bl 37
→ Schmerz im Hinterbein der gegenüber liegenden Körperseite → Bl 10
→ steife oder schmerzende Wirbelsäule → Bl 16
→ schmerzhafter Brust- und Lendenwirbelbereich → Bl 22, 24 + Ni 23
→ Schmerzen im Sprunggelenksbereich → Bl 39

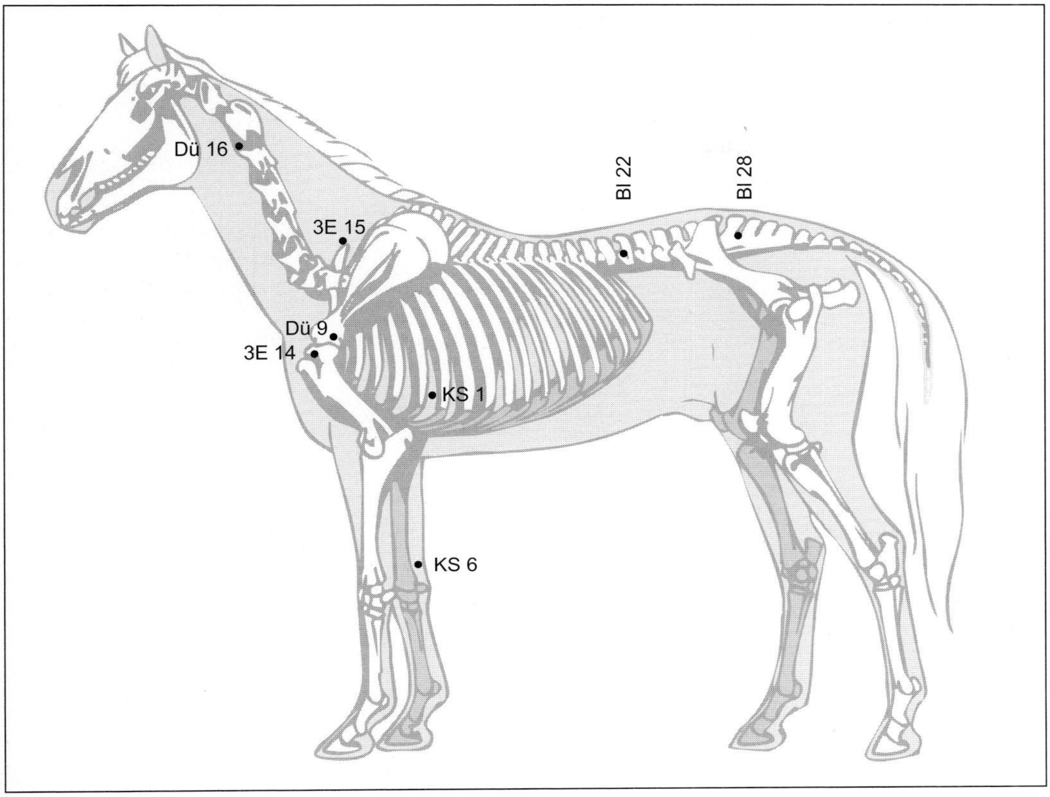

Abb. 29

Diagnosepunkte Halswirbelsäule und Probleme der Vorderbeine

→ schmerzhafter Halswirbel → Bl 22
→ verrenkter Halswirbel → Bl 28
→ Fußerkrankungen wie Hufrehe oder Hufrollenentzündung (Podotrochlose), Sohlenquetschung, Strahlbein, Hufknorpel, Vernagelung, Hufabszesse, Ossifikation der Hufe → KS 1
→ Subluxation des Atlas oder anderer Halswirbel → Dü 16
→ lahme Schulter → Dü 9 + 3E 14
→ Probleme an Fesselträger, äußerem Sesambein, Ringbein → Dü 16
→ schmerzhaftes Unterstützungsband → 3E 15
→ Ganglion stellatum → KS 6
→ Probleme der medialen Vordergliedmaße → KS 6

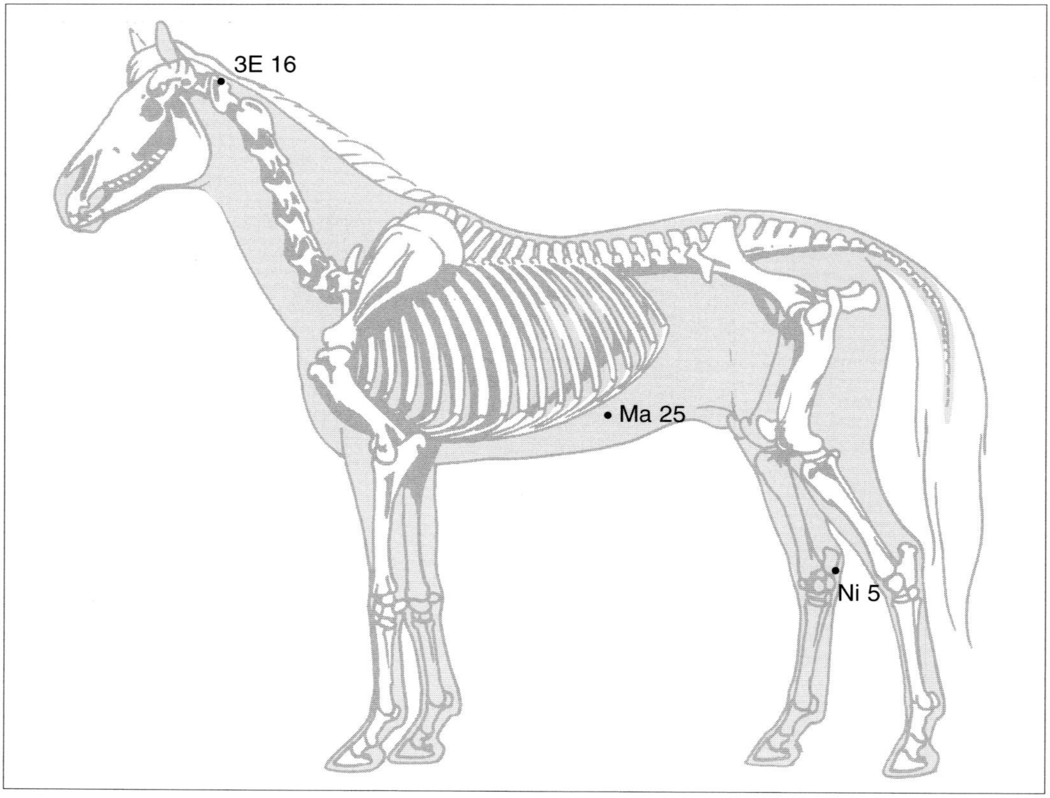

Abb. 30

Sonstige Diagnosepunkte

→ Zysten, Ovulationsprobleme, schmerzende Hoden → 3E 16
→ Zeugungsunfähigkeit, Unfruchtbarkeit, Schilddrüsenprobleme → Ni 5
→ Magengeschwüre → Ma 25

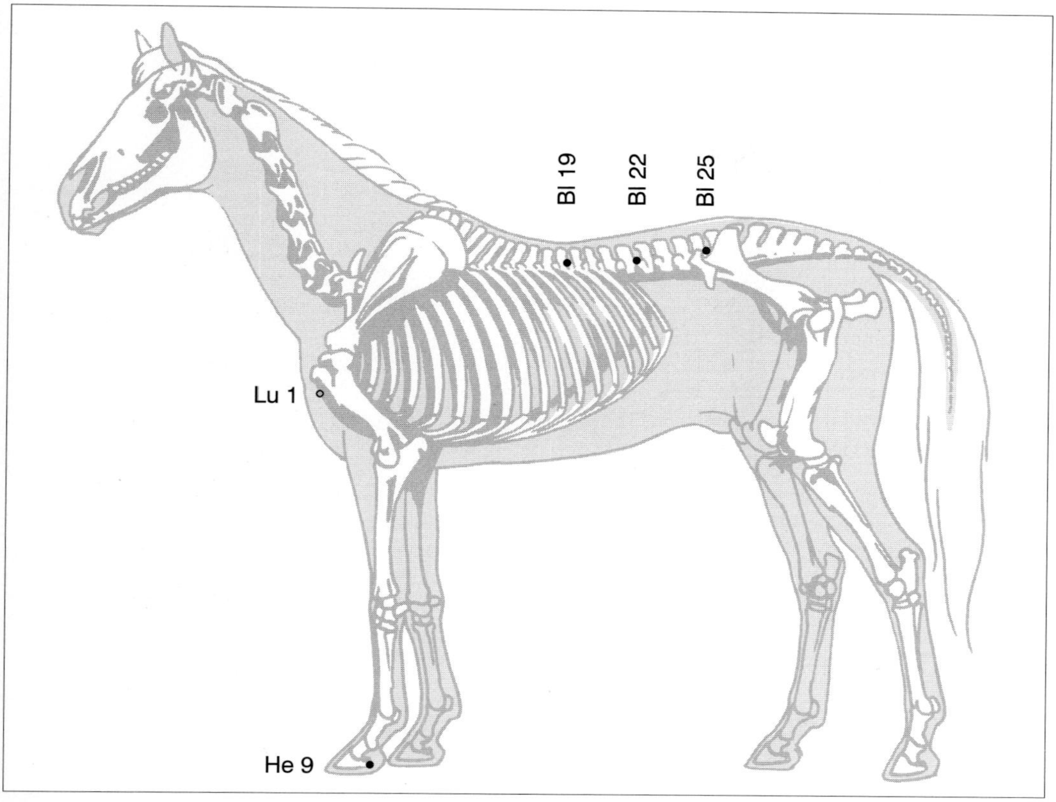

Abb. 31

Hinweispunkte Vorderfußbereich

→ Problem im Vorderfußbereich außen	→ Bl 22
→ Probleme im hinteren Vorderfußbereich z. B. an Sehnen, Sesambein (meist verbunden mit Ängstlichkeit, Nervosität, Kreislaufproblemen)	→ He 9
→ Probleme im hinteren Vorderfußbereich, z. B. Probleme der Sehnen, der U-förmig verlaufenden Fesselbein-, Strahlbein- und Hufbein-Bänder sowie der Sesambeine.	→ Bl 25
→ Druckschmerz innerhalb des Vorderbeinbereichs am Griffelbein, Karpalgelenk oder Sesambein (Gleichbein)	→ Lu 1
→ entzündete, wunde Bänder	→ Bl 19

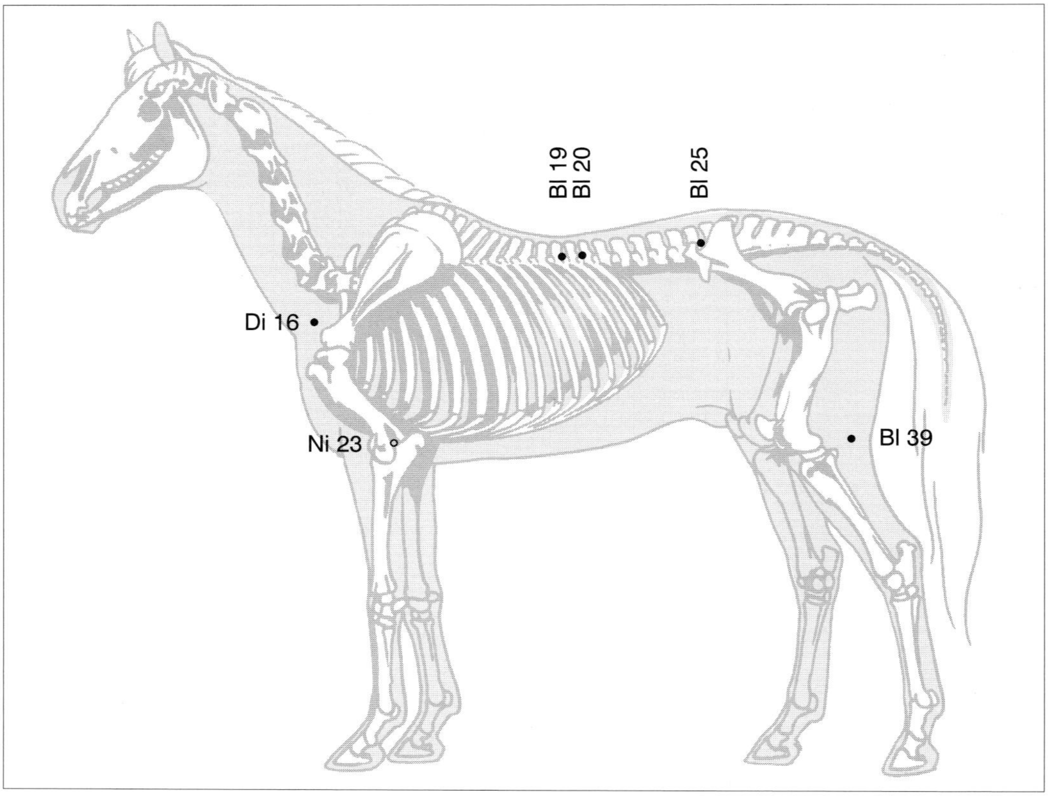

Abb. 32

Hinweispunkte Hinterbeinbereich

→ Probleme im Hinterfußbereich innen, bes. Schmerz im Sprunggelenksbereich → Ni 23 + Bl 39

→ Lahmen im Knie- und Sprunggelenksbereich, Spat → Bl 20

→ Lahmen im Hüftbereich der Hinterhand (Gewichtsverlagerung nach hinten, Problem liegt in der Vor- bzw. Mittelhand). → Bl 19

→ möglicher Hinweis auf Erkrankung der gegenüberliegenden Vorhand (Bänder, Kreuzwirbel, Darmbein, bzw. Lendenwirbel – Darmbein sind angegriffen). → Bl 25
Verdacht wird durch Druckdolenz bei Di 16 erhärtet.

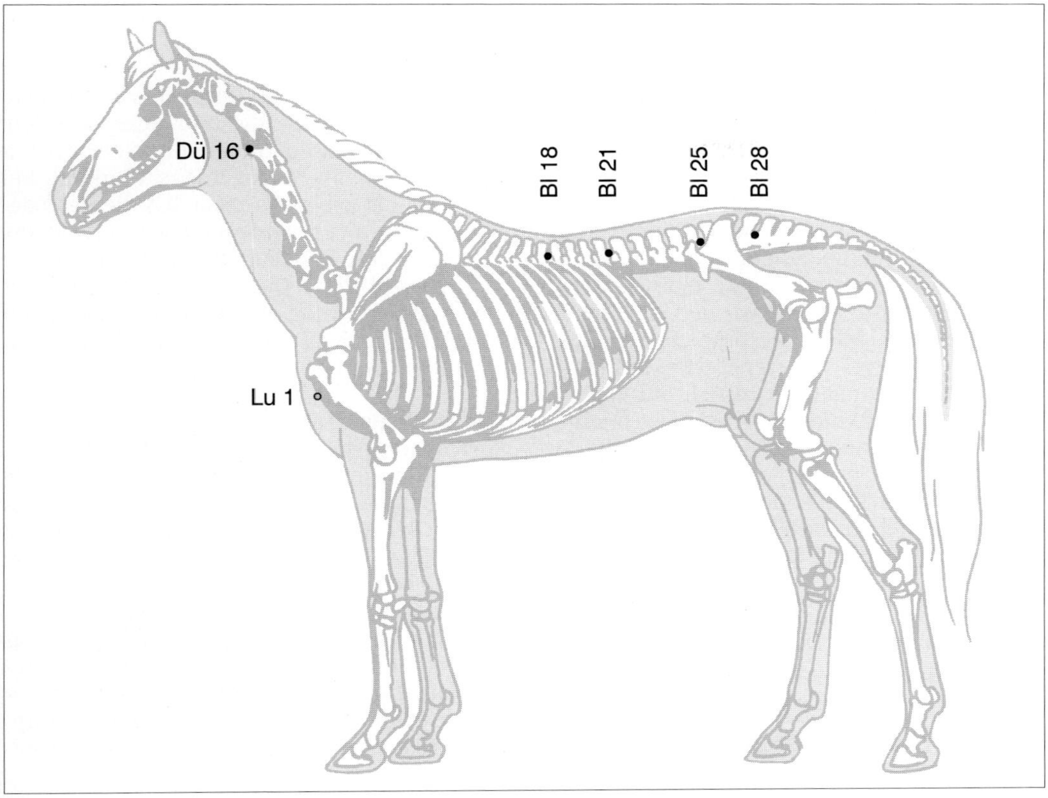

Abb. 33

Hinweispunkte Probleme im Muskelbereich

→ starke Muskelschmerzen	→ Dü 16
→ besonders schmerzhaft auf der der Erkrankung abgewandten Seite	→ Bl 18
→ Zerrung des M. Semimembranosus u. Semiteninosus	→ Bl 28
→ medialer Hinterbackenmuskel schmerzt (M. Glutaeus medius)	→ Bl 25

Sonstige Hinweispunkte

→ Krippensetzen	→ Bl 21
→ Koppen	→ Lu 1

2. Die angewandte Kinesiologie

Wesentliche Voraussetzung für eine ungestörte Funktion der Organe ist der ungehinderte Energiefluss in den Meridianen, denn es besteht ein direkter Zusammenhang zwischen Meridianen, Muskeln und Organen. Jedem Meridian sind ein oder mehrere Muskeln zugeordnet. Bei einer Schwäche oder bei Hypertonus (Überspannung) eines Muskels kann davon ausgegangen werden, dass im dazugehörenden Meridian eine Energieflussstörung vorliegt. Unterenergien beseitigen wir, wie oben angeführt, durch Stärken von Meridianen und Muskeln. Wird diese Energieflussstörung behoben, können die behinderten Strukturen wieder arbeiten. Die Unter- oder Überenergie können wir nur über kinesiologische Techniken oder über das Abtasten der Meridiane feststellen.

> **Energieflussstörungen**
> **Stau = Fülle = Überenergie oder**
> **Mangel = Leerezustand = Unterenergie**

Touch for Health, die Grundtechnik der angewandten Kinesiologie wurde von George Goodheart, einem Chiropraktiker aus den USA entwickelt. Goodheart fand heraus, dass sich die Muskelreaktion nicht nur bei Problemen im Bewegungsapparat ändert, sondern dass sich jeder negative Reiz auf den Muskeltonus auswirkt. Er entdeckte damit eine Möglichkeit, ohne Geräte die Reaktion des Körpers auf Stressfaktoren wie Disharmonien im Bewegungsapparat, aber auch Organ- und Meridianstörungen sowie Allergene festzustellen.

2.1 Der kinesiologische Muskeltest

Um Muskelblockaden, energetische oder emotionale Blockaden beim Pferd festzustellen, eignet sich hervorragend der Bio-Feedback-Mechanismus des kinesiologischen Muskeltests.
Wir verwenden beim Tier den so genannten **Surrogat-Test**, d. h. es wird über eine vermittelnde Person getestet.

- ▷ Mit dem Surrogat-Test ist es möglich, Säuglinge, Kleinkinder und Tiere zu testen. Wir brauchen dazu die Hilfe einer dritten Person, die als Surrogat (Ersatz) dient. Bei dieser Person muss zunächst die Testbarkeit des zu verwendenden Muskels sichergestellt sein, um eindeutige Testergebnisse zu bekommen. Die Surrogatperson stellt durch Berührung die Verbindung zwischen Tester und der Testperson oder dem zu testenden Tier her.

Der Muskeltest – Vorbereitung der Surrogat-Person
In der Kinesiologie werden je nach Methode verschiedene Muskeln getestet, die jeweils einen Bezug zu bestimmten Meridianen haben. Zum Testen eines Pferdes verwenden wir den seitlichen Deltamuskel der Surrogat-Person als Indikator (sog. *Indikatormuskel*).
Wie jede manuelle Methode kann auch das exakte Muskeltesten nicht theoretisch erlernt werden. Um den Muskeltest als aussagekräftiges Instrument verwenden zu können, empfiehlt sich eine kinesiologische Grundausbildung.

2.2 Feststellen der Testfähigkeit der Surrogat-Person

Der Arm wird in eine Position von 90° Abduktion und 90° Beugung im Ellbogen gebracht. Der Klient drückt gegen den Widerstand des Testers, so fest er kann, noch weiter in Richtung Abduktion. Der Tester lässt eine Hand breitflächig auf dem Ellbogen der Testperson und drückt mit gleicher Kraft dagegen. Die zweite Hand des Testers ruht auf der Schulter der Testperson.
Wenn die Testperson die Maximalkraft erreicht hat, erhöht der Tester den Gegendruck für 1–2 Sekunden um ca. 2–4%.

- ▶ Wenn die Testperson diesem Extradruck standhalten kann, gilt der Muskel als stark. Gibt der Muskel nach, wird er als schwach bezeichnet.

Um genaue Ergebnisse zu erhalten, wird der starke Muskel auf seine Entspannungsfähigkeit hin überprüft. Durch die Spindel-

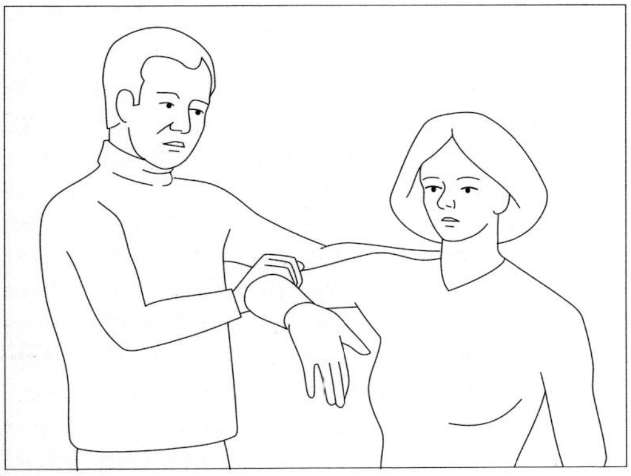

Abb. 34

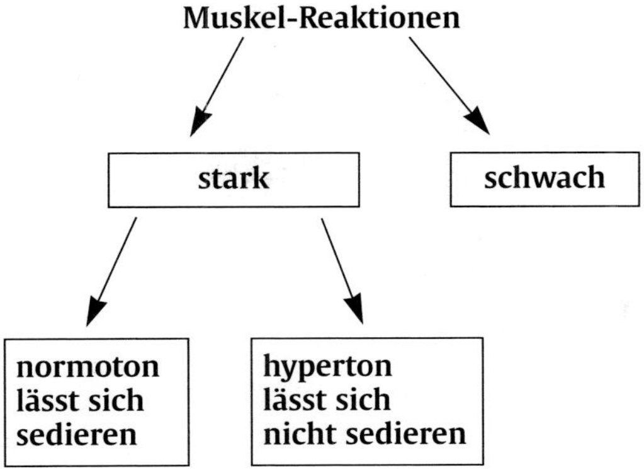

zell-Technik (Zwicken des Muskelbauches in Faserrichtung – siehe Seite 91) wird festgestellt, ob der Muskel in der Lage ist, sich zu entspannen, d. h. er reagiert mit einer vorübergehenden Schwäche. Erst wenn dies der Fall ist, spricht man in der angewandten Kinesiologie von einem starken oder normotonen Muskel.
Bei einer hypertonen Muskelreaktion können emotionaler Stress, übergeordnete Ursachen wie Allergien oder auch nur eine Energie-Blockade zugrunde liegen.
Im Falle einer schwachen oder hypertonen Muskelreaktion der Testperson kann durch die folgenden Maßnahmen evtl. eine Korrektur erreicht werden.

- Korrektur des hypertonen oder schwachen Muskels:
  Massage von Ni 27 auf beiden Seiten → Meridian-Massage

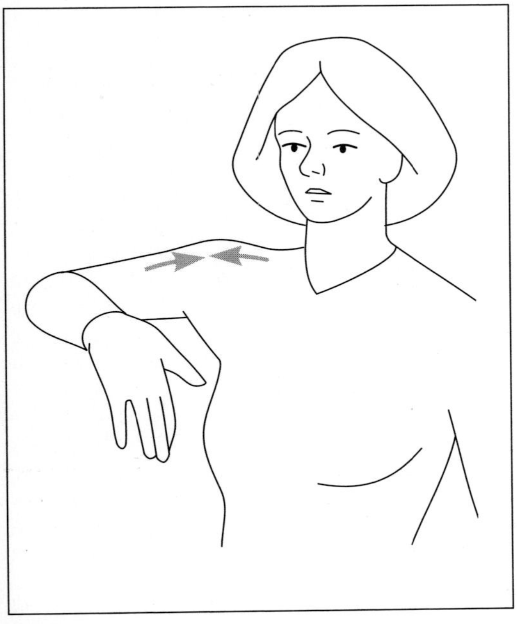

Abb. 35

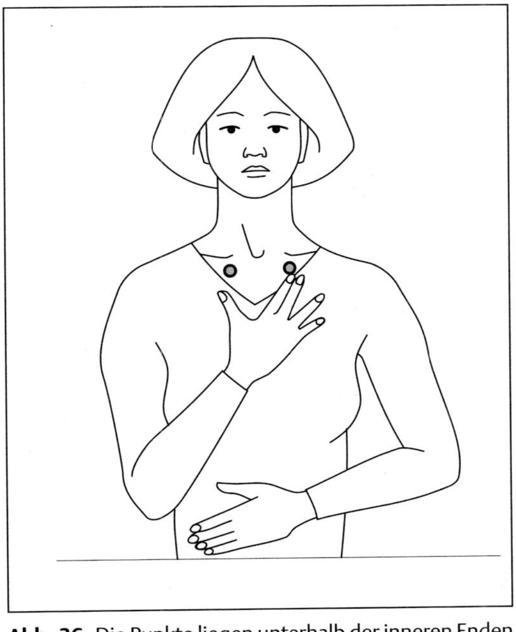

Abb. 36 Die Punkte liegen unterhalb der inneren Enden des Schlüsselbeins.

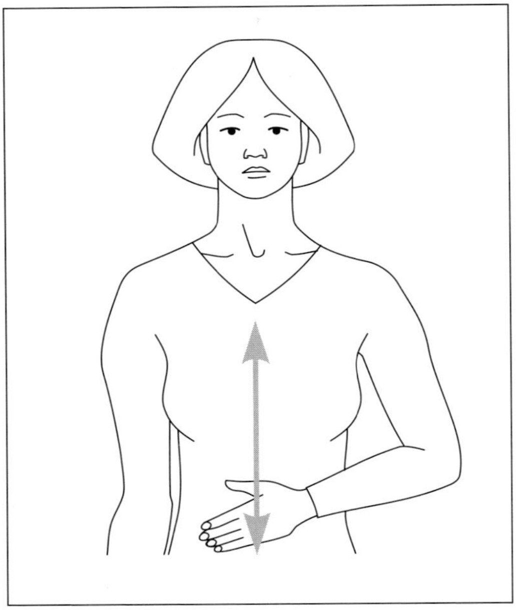

Abb. 37 Auf und Abstreichen des Zentral-Gefäßes mit den Händen (ca. 5–10 cm vom Körper entfernt).

Sollte nach diesen Korrekturen der Delta-Muskel noch immer hyperton (überspannt) oder schwach reagieren, wählen Sie eine andere Person als Surrogat. Es wären in diesem Falle umfangreichere Maßnahmen zur Energie-Harmonisierung nötig.

Nun berührt die Surrogat-Person, am besten der/die Besitzer/in das Pferd, während der Tester den Deltamuskel der Surrogat-Person testet. Durch die Berührung werden die Energiekreisläufe von Tester und Tier verbunden. Die nun auftretenden Reaktionen haben mit dem Pferd zu tun. Ohne das Sicherstellen der Testfähigkeit der Surrogatperson könnte nicht genau festgestellt werden, ob sich die Testergebnisse auf das Tier oder die Surrogat-Person beziehen. Deshalb sollte die Testvorbereitung wirklich sorgfältig durchgeführt werden.

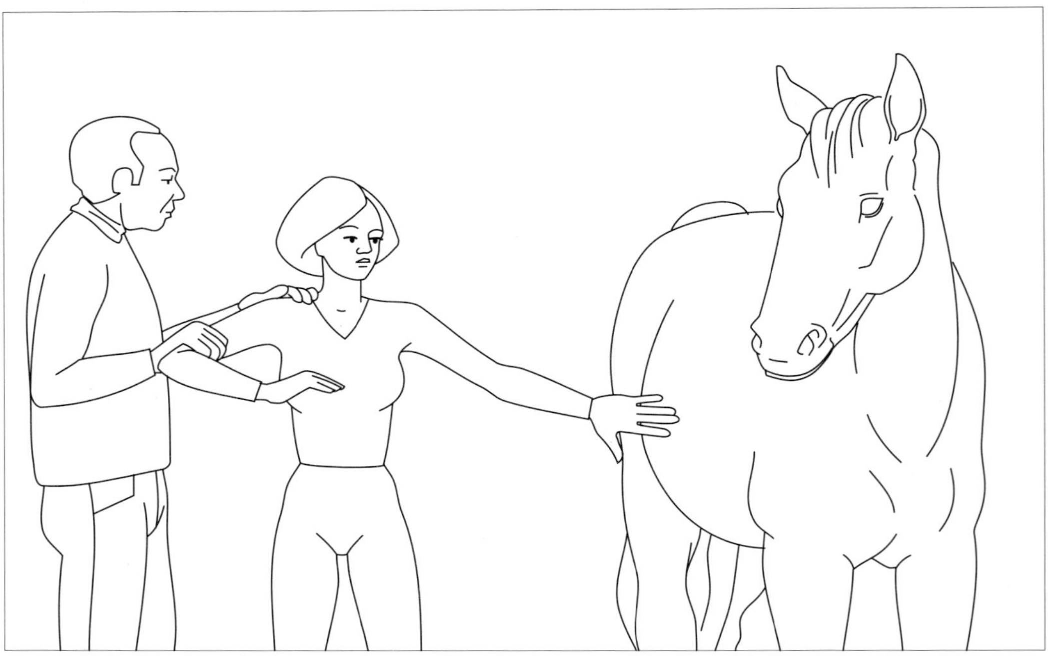

Abb. 38

Therapie-Lokalisation (TL)

Test zum Feststellen von Störfaktoren und Blockaden

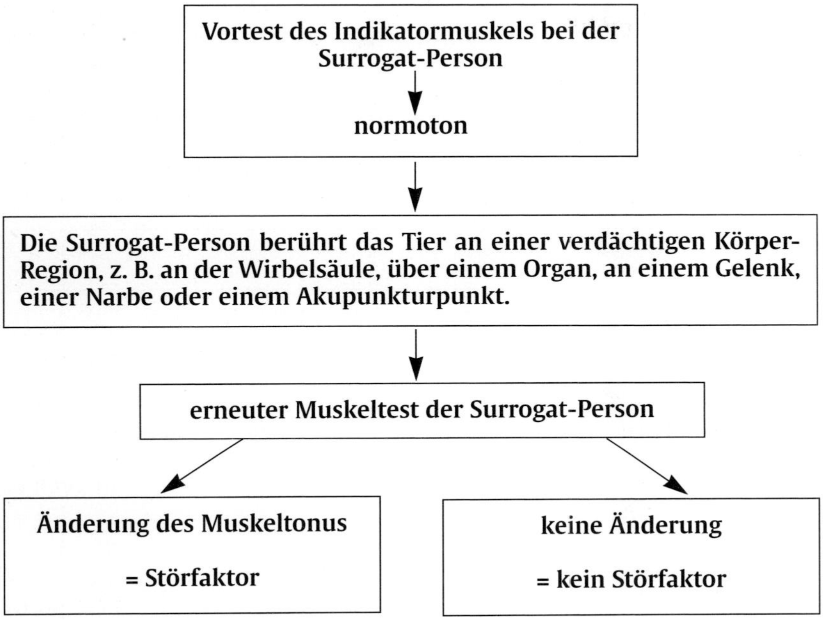

Mit der TL kann das ganze Pferd abgeskannt werden, um seine Schwachstellen oder Problembereiche zu finden. Es zeigen sich immer die Stellen, von denen die Ursache ausgeht. Dies ist wichtig, damit die Behandlung nicht nur symptomatisch durchgeführt wird.

Challenge

▷ Challenge bedeutet »Herausforderung durch einen Reiz«. Wir setzen den Körper einem solchen Reiz aus und beobachten die Reaktion.

Es gibt zwei Arten von Challenge: Zum einen kann die Reaktion des Körpers auf bestimmte Substanzen festgestellt werden. Der Kontakt mit Allergenen z. B. wird einen normotonen Muskel schwächen oder blockieren. Das Vorgehen ist dasselbe wie bei der Therapielokalisation. Ebenso wie die störenden Faktoren kann durch den Muskeltest herausgefunden werden, welche Methode die Störung beseitigt. Hier geht man von einem schwachen oder hypertonen Indikatormuskel aus und sucht die Methode oder Substanz, die den Muskel in einen normotonen Zustand versetzt.

Vorgehen beim Test von Mitteln und Behandlungsmethoden

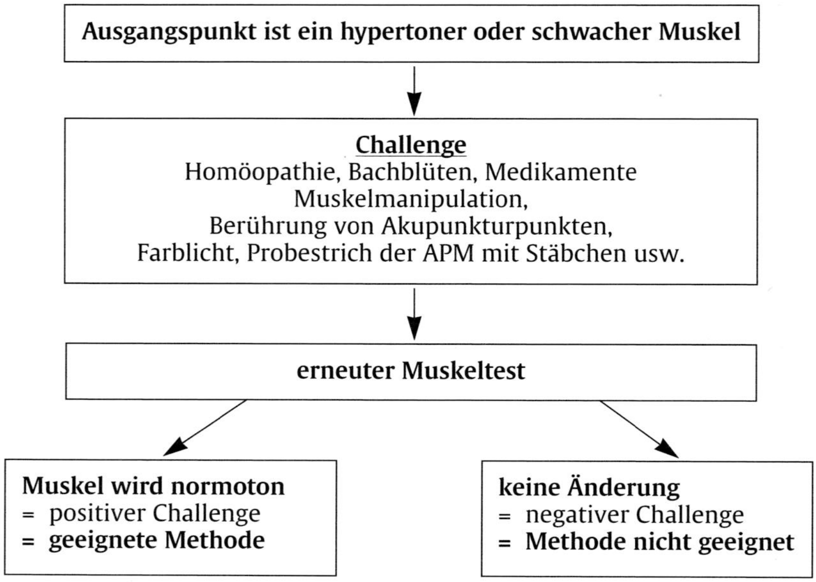

Wenn ein schwacher Muskel hyperton wird, ist die getestete Methode auf keinen Fall geeignet. Es sollte nach anderen Korrekturmöglichkeiten gesucht werden.

Beispiel:

❶ Therapie-Lokalisation.

Wir haben sichergestellt, dass der Deltamuskel der Surrogat-Person normoton ist. Nun berührt die Surrogat-Person einen Wirbel des Pferdes und wir testen dabei. Der bisher normotone Muskel der Surrogat-Person wird jetzt schwach oder blockiert. Jetzt wissen wir, dass hier eine Blockade vorliegt.

❷ Challenge

Zur Therapie können wir alle uns bekannten Möglichkeiten austesten.

Wenn z. B. durch Berührung eines Akupunkturpunktes der Muskel wieder normoton reagiert, dann ist dies die richtige Korrekturmethode, die wir verwenden. Bewirkt diese Berührung keine Veränderung, bringen wir z. B. die Farbe Rot oder ein homöopathisches Mittel an die krankhafte Stelle. Wir beobachten wieder, welche Muskelreaktion nun erfolgt.

▷ Challenge ist auch Diagnose. Wird ein hypertoner oder schwacher Muskel normoton, wenn das Pferd eine kleine Menge Entsäuerungssalz ins Maul bekommt, wissen wir, dass hier eine Übersäuerung vorliegt.

❸ Test homöopathischer Mittel und Bachblüten

Homöopathische Mittel und Blütenessenzen haben eine hohe Schwingung. Es genügt, das Fläschchen mit dem Körper in Kontakt zu bringen, am besten in die Nähe der Blockade. Hier ist sehr genaues Testen erforderlich. Das Mittel, das die Blockade aufhebt, ist das richtige.

❹ Test auf schädigende Substanzen, Allergene

Über Challenge können auch Unverträglichkeiten festgestellt werden. So kann man z. B. das Kraftfutter auf Verträglichkeit prüfen. Hier wird allerdings von einem normotonen Muskel ausgegangen. Das Tier nimmt eine Probe davon ins Maul. Der Test sollte noch während des Kauens durchgeführt werden. Das falsche Futter wird den Indikatormuskel der Surrogat-Person schwächen oder blockieren.

2.3 Test und Korrektur emotionaler Blockaden

Auch beim Tier können emotionale Ursachen zu Krankheiten, Beschwerden oder Schmerzen führen. Emotionaler Stress, sowohl gegenwärtiger als auch Erlebnisse und Erfahrungen, die schon länger zurückliegen, kann die Blut- und Energieversorgung zu bestimmten Körpersystemen wie z.B zum Kreislauf- oder Verdauungssystem blockieren. Eine Behandlung wird effektiver, wenn auch die Emotionen mit einbezogen werden.
Da das Tier über seine Probleme nicht sprechen kann, verwenden wir auch hier den Muskeltest. Das folgende Vorgehen ist Teil der *Psycho*-Kinesiologie, einem sehr wichtigen Bereich der angewandten Kinesiologie. Im hinteren Bereich der dominanten Hirnhälfte werden Erfahrungen und Empfindungen gespeichert und mit aktuellen Erlebnissen verknüpft. Dies führt zu sog. *Verhaltensmustern.* Im vorderen Teil des Gehirns, dem logischen Denkbereich, kann die nüchterne Verarbeitung stattfinden. Dies geschieht über Reflexzonen auf der Stirn, den sog. Stirnbeinhöcker. Diese Zonen sind in der Psychokinesiologie sowohl Diagnose- als auch Therapiepunkte.

Vorgehen:

❶ Die Testperson berührt die kranke oder blockadeverdächtige Region am Pferd. Der Indikatormuskel wird nun hyperton oder schwach reagieren, wenn die betreffende Stelle gefunden ist.

❷ Da es technisch nicht anders möglich ist, berührt der Tester die Stirn der Surrogat-Person, während er erneut testet. Wird der vorher schwache oder blockierte Muskel normoton, deutet dies auf eine emotionale Ursache hin (emotionaler Challenge).

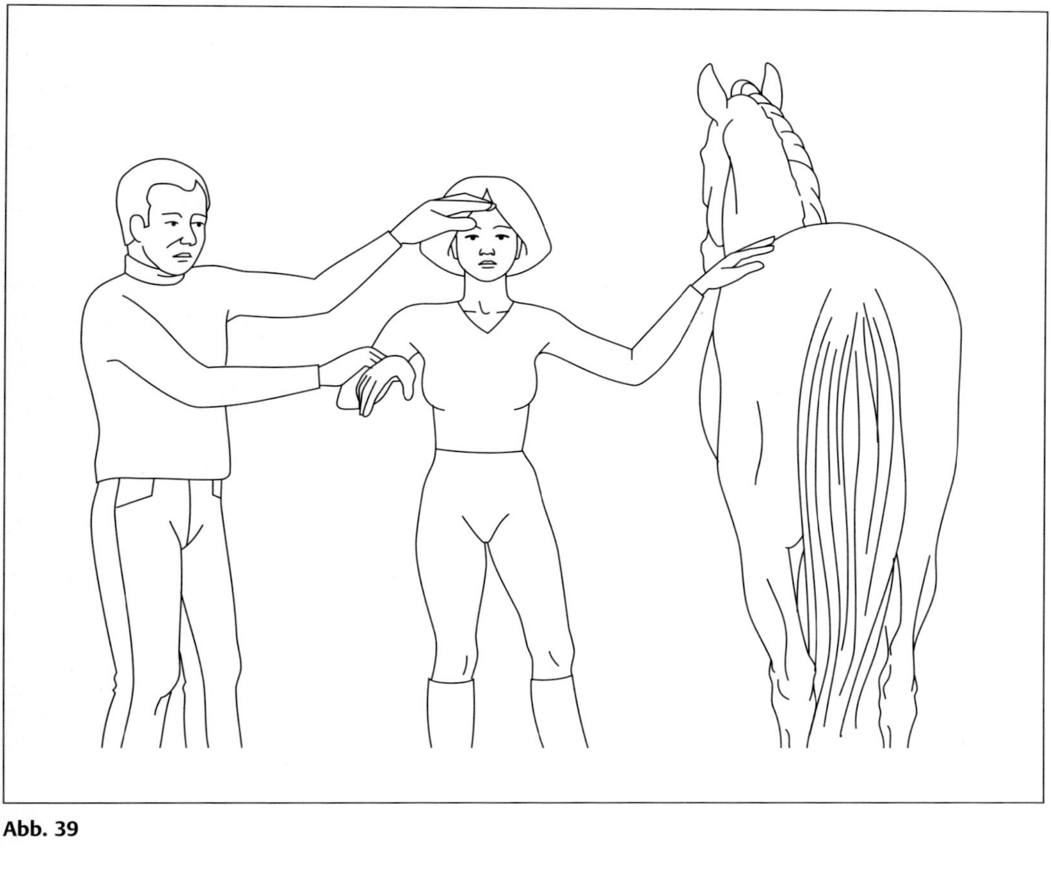

Abb. 39

❸ Die Stirnpunkte sind Reflexzonen für eine verbesserte Blutversorgung (neurovaskuläre Punkte, siehe Seite 62). Durch die Berührung wird Energie in den Stirnlappen des Gehirns geleitet, d. h. in den Bereich, in dem Probleme rational verarbeitet werden. Jetzt berührt die Surrogat-Person nacheinander die Alarmpunkte am Tier. Der Punkt, der zu einer Muskelveränderung führt, ist behandlungsbedürftig.

❹ Die Surrogat-Person berührt weiterhin den Alarmpunkt, während der Tester die emotionalen Stressabbau-Punkte am Pferd behandelt.

Die Punkte befinden sich in der Mitte der Augenbrauen, sowie 3 cm vor und hinter der Ohr-Verbindungs-Linie.

▶ Jeder Punkt wird **8 Sekunden** lang mit dem **Laser-Punkturgerät** oder einer **Farb-Lampe** bestrahlt. Wenn kein Laser oder Farbpunktur-Gerät zur Verfügung steht, können die Punkte sanft geklopft werden, sofern das Tier dies zulässt.

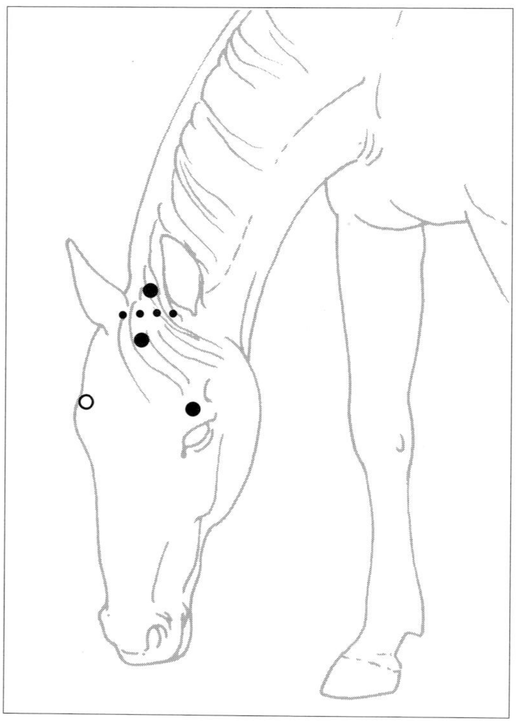

Abb. 40

2.4 Stressabbau beim Reiter

Emotionale Spannungen, Stress, Angst und Unsicherheit des Reiters werden immer auf das Pferd übertragen. Wir sollten deshalb auch unseren eigenen Stress abbauen.

▷ Wir verwenden dazu die Massage-Punkte **Niere 27** unterhalb der inneren Enden des Schlüsselbeins.

Oder wir halten die Punkte für emotionalen Stressabbau auf der Stirn und denken dabei an das, was uns gerade belastet. Wir versuchen dabei, uns als außenstehende Beobachter zu sehen und bemühen uns, positive Veränderungen in der Vorstellung zuzulassen.

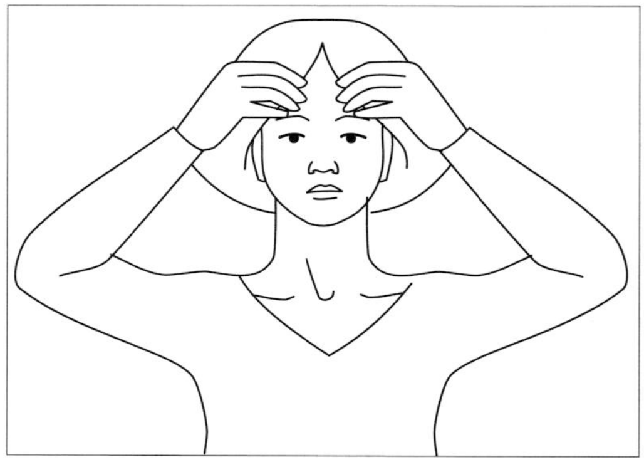

Abb. 41

Bereiten wir uns durch diese Technik auf das Reiten vor, sind wir und das Pferd eine Einheit. Wir fühlen uns in Harmonie. Wir werden viel entspannter und unser Pferd wird unseren Wünschen bereitwillig folgen. Vor allem **vor Wettkämpfen sind beide Techniken sehr hilfreich.**

3. Touch for Health-Techniken

3.1 Arbeit mit Alarmpunkten

Da beim Tier das Testen einzelner Muskeln nicht möglich ist, werden die Energieflussstörungen über Alarmpunkte ausgetestet. Alarmpunkte (siehe Seite 81) sind Spezialpunkte aus der Akupunktur. Sie sind meist spontan empfindlich oder sogar schmerzhaft. Sie liegen in enger Nachbarschaft zum entsprechenden Organ, aber nicht immer auf dem zugehörigen Meridian.

- Die Surrogat-Person berührt mit der Hand nacheinander die Alarmpunkte, während ihr Deltamuskel getestet wird. Um **Überenergien** festzustellen, wird derselbe Punkt mit festem Druck getestet. Bei der Behandlung mit Akupressurpunkten werden für Über- und Unterenergien unterschiedliche Punkte verwendet. Akute, entzündliche Geschehen deuten immer auf Überenergie hin.

Die Art der Korrektur wird über **Challenge** ausgetestet, d. h. die Methode, die den Muskel normoton macht, wird angewendet. Bei mehreren schwachen oder hypertonen Punkten wird nach dem Meridian-Rad oder der Meridian-Uhr gearbeitet (siehe Seite 22).

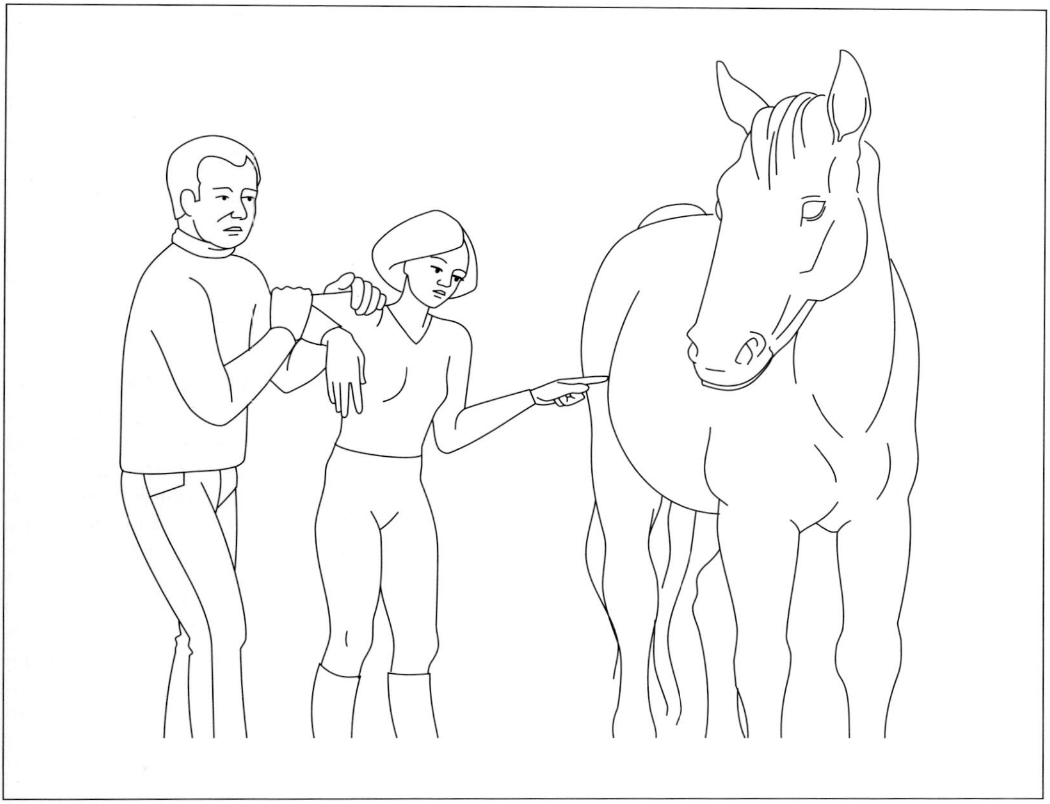

Abb. 42 Surrogat-Test der Alarmpunkte

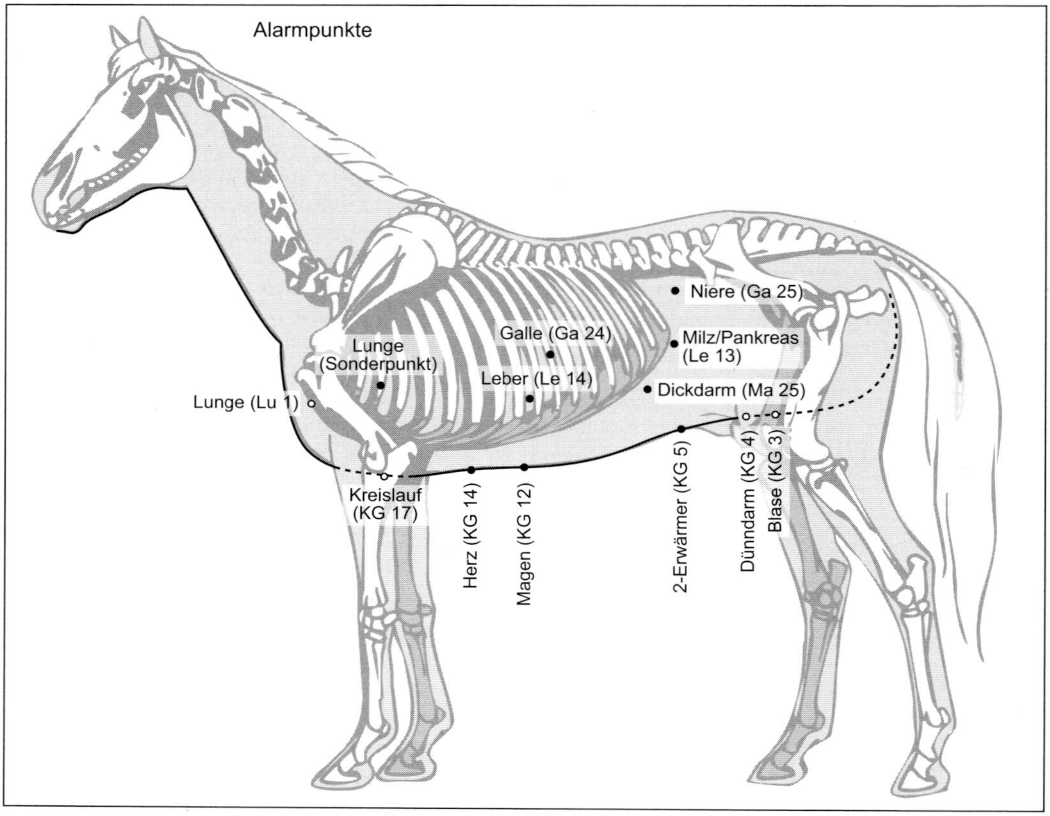

Abb. 43 Lage der Alarmpunkte (Beschreibung Seite 81)

3.2 Behandlung eines Meridians zum Ausgleich von Energieflussstörungen

Die einfachste Maßnahme zum Energieausgleich ist die Arbeit mit den Meridianen oder mit verschiedenen Akupunkturpunkten, da so jede Stelle, die schmerzempfindlich ist oder die Verhärtungen aufweist, beeinflusst werden kann. Bei schmerzhaften Stellen sollte der Druck eher sanft sein, er wird jedoch beibehalten, bis sich der Schmerz auflöst. Richten Sie sich nach der Reaktion Ihres Tieres. Als Punkte können die Anfangspunkte, Endpunkte, andere Punkte der klassischen Akupunktur oder Punkte-Kombinationen, die sich aus dem Ernährungs- und Kontrollkreislauf der chinesischen 5-Elemente-Lehre (siehe Seite 86) ergeben, verwendet werden.

3.3 Neurovaskuläre Punkte

Die meisten dieser Reflexpunkte liegen am Kopf und wirken auf das vaskuläre System (= Blutsystem). Ihre Hauptaufgabe ist die tiefe Durchblutung von Organen und Muskeln. Durch leichtes Berühren der Punkte und sanftes Dehnen der Haut wird nach einiger Zeit ein **leichtes Pulsieren** spürbar, das jedoch unabhängig vom Herzschlag ist. Wenn dieses Pulsieren auf der rechten und linken Seite (bei beidseitigen Punkten) als Gleichklang empfunden wird, sollten sie noch 20–30 Sekunden gehalten werden. Anfängern kann es schwer fallen, diesen Puls zu fühlen.

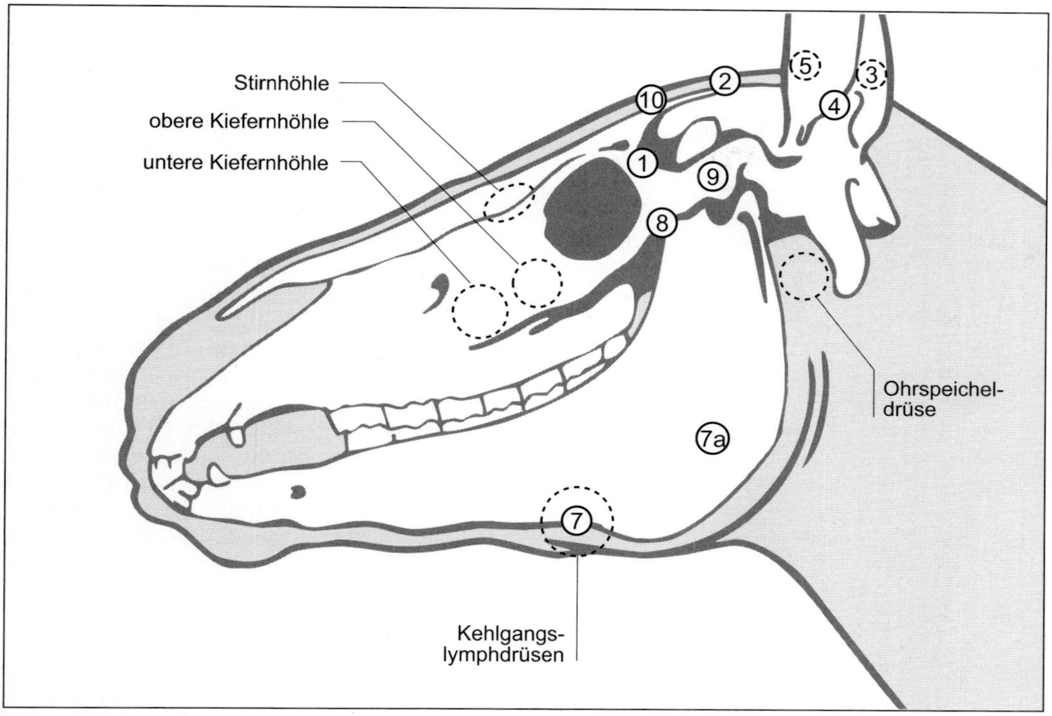

Abb. 44a Beziehung der neurovaskulären Punkte zu den Meridianen – Teil 1 –

Zone	Meridian und Muskel
1	Pectoralis descendens (Magen-Meridian)
1	Longissimus dorsi (Blasen-Meridian)
1 + 10	Supraspinatus (Konzeptionsgefäß)
2	Quadriceps femoris (Dünndarm-Meridian)
2	Abdominalmuskeln (Dünndarm-Meridian)
2	Tensor fasciae latae (Dickdarm-Meridian)
2	Iliacus (Nieren-Meridian)
2	Biceps femoris (Dickdarm-Meridian)
2 + 3	Adduktoren (Kreislauf-Sex.-Meridian)
3	Semimembranosus (Dickdarm-Meridian)
3	Semitendinosus (Dickdarm-Meridian)
4	Glutaeus medius und maximus (Kreislauf-Sex.-Meridian)
5	Gastrocnemius (Dreifacher Erwärmer)
5	Trapezius (mittl. und unterer) Milz-Pankreas-Meridian
6	Infraspinatus (Dreifacher Erwärmer-Meridian)
7 + 7a	Hals- und Nackenmuskeln (Magen-Meridian)
8	Trapezius, oberer (Nieren-Meridian)
9	Pectoralis profundus (Leber-Meridian)
10	Deltoideus (Lungen- und Gallenblasen-meridian)
10	Serratus (Lungen-Meridian)
10	Diaphragma (Lungen-Meridian)
10	Subscapularis (Herz-Meridian)
10	Rhomboideus (Leber-Meridian)
11	Triceps brachii (Milz-Pankreas-Meridian)
11	Latissimus dorsi (Milz-Pankreas-Meridian)

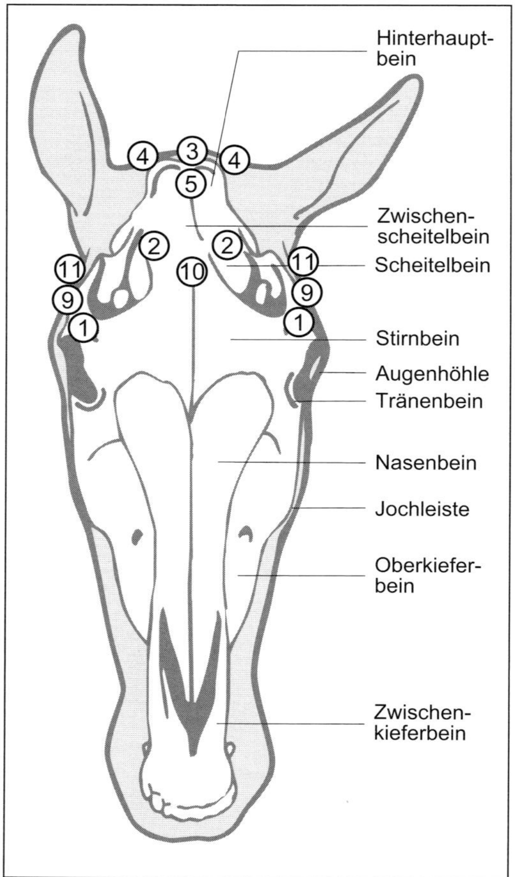

Abb. 44b Beziehung der neurovaskulären Punkte zu den Meridianen – Teil 2 –
Erläuterungen siehe Abb. 44a!

3.4 Neurolymphatische Punkte

Diese Punkte steuern die Energie bzw. den Fluss des Lymphsystems (Ableitungssystem) und korrespondieren immer mit einem bestimmten Organ. Das Lymphsystem wird im wesentlichen gebildet von den Rachen- und Gaumenmandeln, Milz, Thymusdrüse, Dünn- und Dickdarm sowie den unzähligen Lymphknoten. Lymphsystem und Immunsystem hängen eng zusammen. Ein Lymphstau löst endokrine Probleme aus. Wird die Lymphe in Gang gebracht, werden diese behoben. Lymphprobleme sind oft mit echtem Wassermangel verbunden. Die neurolymphatischen Punkte sind wie Schalter, die bei Überlastung des Systems abschalten. Sie liegen nicht auf den Lymphdrüsen, stehen aber in der Regel mit ihnen in Verbindung. Sie liegen hauptsächlich am *Rücken* und am *Brustkorb*, wobei die Punktgröße unterschiedlich ist. Manche dieser Punkte sind tastbar, andere nicht.

Die neurolymphatischen Punkte werden 10 bis 20 Sekunden lang bei mittlerem Druck rotierend massiert. Wenn die Punkte schmerzhaft sind, mit weniger Druck massieren! Die Empfindlichkeit nimmt im Laufe der Behandlungen ab. Ist die Energieblockierung des Lymphflusses beseitigt, testet der Muskel stärker.

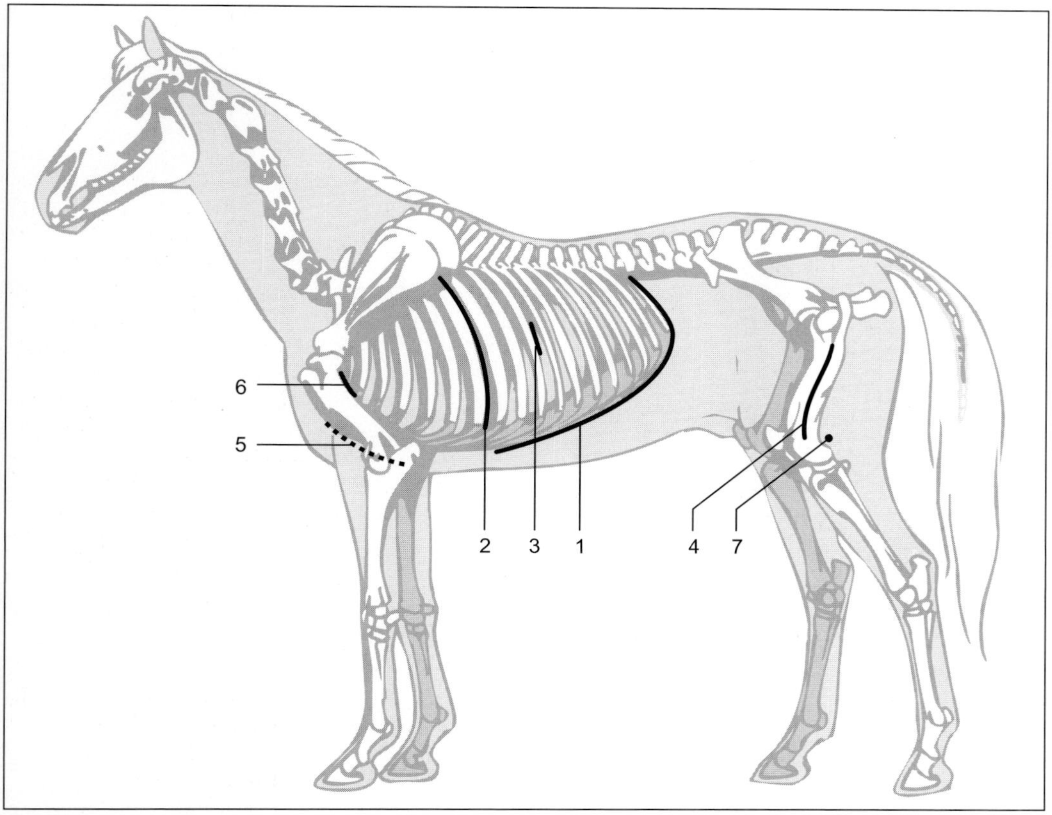

Abb. 45a
Seitliche neurolymphatische Zonen:
1) Dünndarm-Meridian
2) links: Magen-M. rechts: Leber-M.
3) Milz-Pankreas-Meridian
4) Dickdarm-Meridian
5) Zentralgefäß (Innenseite)
6) Gouverneursgefäß
7) Gallenblasen-Meridian

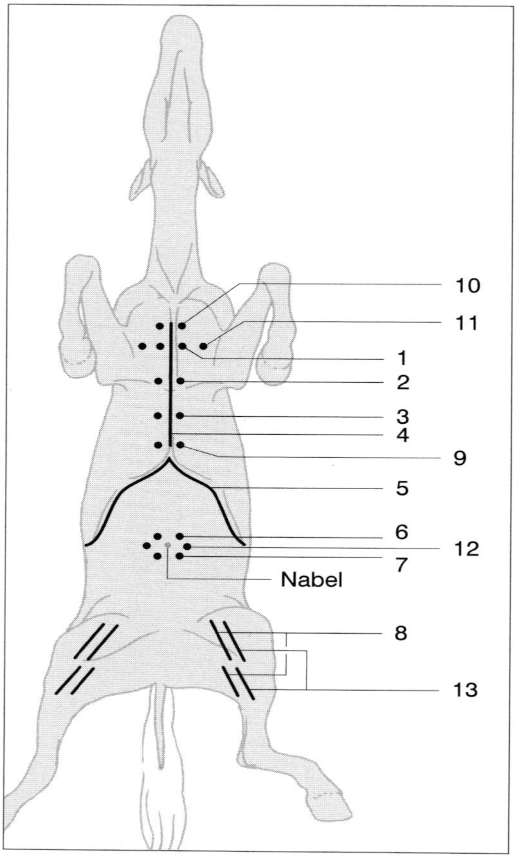

▲ **Abb. 45b** Neurolymphatische Zonen, Bauchseite

1) He-, 3 E-, Ni-Meridian
2) Lungen- + Gallenblasen-M.
3) Lu-, Gabl-. KS-Meridian
4) Lungen-Meridian
5) Dünndarm-Mer.
6) Nieren-Mer.
   Blasen-Mer.
8) Dickdarm-Mer.
9) Gabl- + Le-Mer.
   (nur rechts)
10) Ma-Mer.
11) Ma-Mer.
12) 3E-Mer.
13) Dü-Mer.

Abb. 45c Neurolymphastische Zonen, Rücken: ▶

1) Magen-M. + Zentralgef.
2) Magen- M. + Zentralgef.
3) He-, KS-Mer. v. Gouverneurgefäß
4) Gallenbl.- + Lungen-Mer.
5) Gallenbl. + Lungen-Mer.
6) links: Magen-M.; rechts: Gabl- + Le-Mer.
7) Dünnd.-M.
8) Dünndarm-Mer.
9) Dünndarm- + 3 E-Mer.
10) 3 E-Mer.
11) Nieren-Mer.
12) Blasen-Mer.
13) Kreislauf + Dickdarm-M.
14) Dünndarm + Blasen-M.-
15) Dickdarm-Meridian (gesamter gestrichelter Bereich)
16) Milz-Pankreas- + He-Mer.
17) 3E-Mer.
18) Ni-Mer.

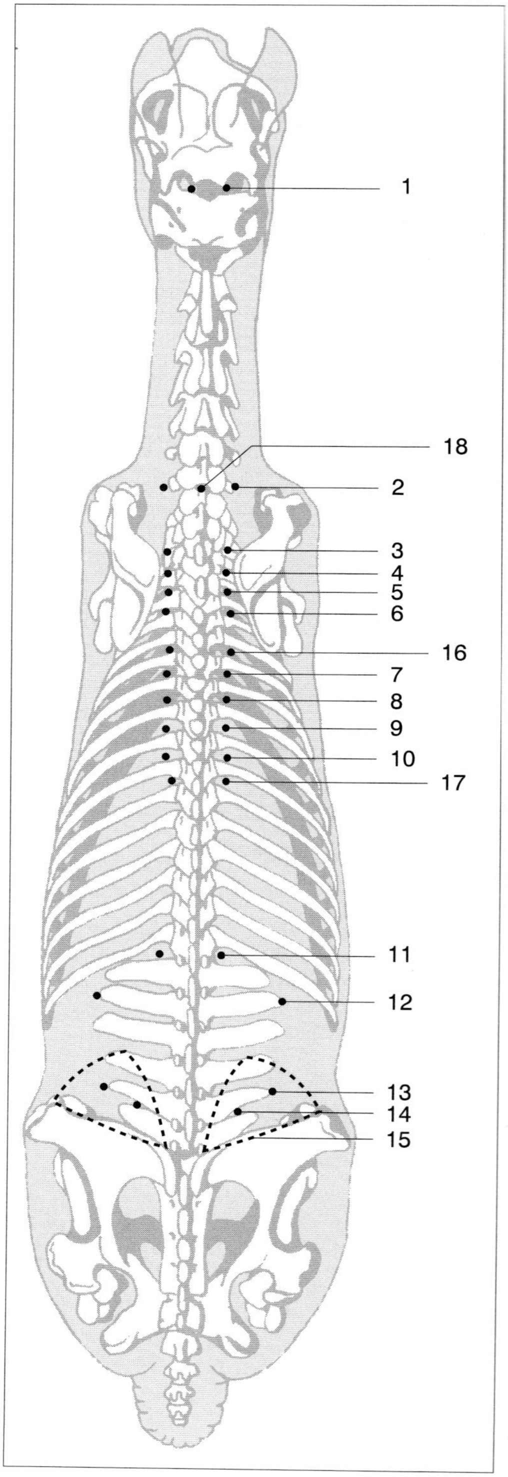

3.5 Arbeit mit Akupressurpunkten (Sedations-und Tonisierungspunkten)

Die Akupressurpunkte entsprechen den offiziellen Akupunkturpunkten. Da jedes Lebewesen eine individuelle Körpergeographie hat, kann die Lage der Punkte etwas variieren. Es gibt stärkende und beruhigende Punkte. Wann diese Punkte eingesetzt werden, hängt mit einer eventuell vorhandenen Unter- oder Überenergie zusammen.

Wenn wir einen Muskel stärken wollen, benutzen wir dazu die Akupressurpunkte auf der gleichen Körperseite. Es gibt jeweils zwei Punktkombinationen am Vorder- und Hinterbein. Um sicher zu gehen, dass wir den betreffenden Akupressurpunkt auch abdecken, nehmen wir so viele Finger, wie Platz vorhanden ist. Die Punkte werden bei leichtem Druck 10–20 Sekunden gehalten oder solange bis ein Puls (70–74 Schläge pro Minute) fühlbar wird. Sind die ersten Punkte ausgeglichen, wenden wir uns den zweiten Punkten zu. Die Vorgehensweise ist dieselbe. Auch wenn kein Puls gefühlt wird, sollte der Muskel nach 20–30 Sekunden stark sein. Der Anwendung der Akupressurpunkte liegt die Fünf-Elementen-Lehre zugrunde. Die ersten Stärkungs- und Beruhigungspunkte stehen über den Kontrollkreislauf (Mutter-Sohn-Regel), die zweiten über den Ernährungskreislauf (Großmutter-Enkel-Regel) miteinander in Verbindung.

▷ Bei Unterenergie werden die Stärkungspunkte, bei Überenergie die Sedierungspunkte behandelt. Dem Zentral- und Gouverneursgefäß sind bei TFH keine Akupressurpunkte zugeordnet.

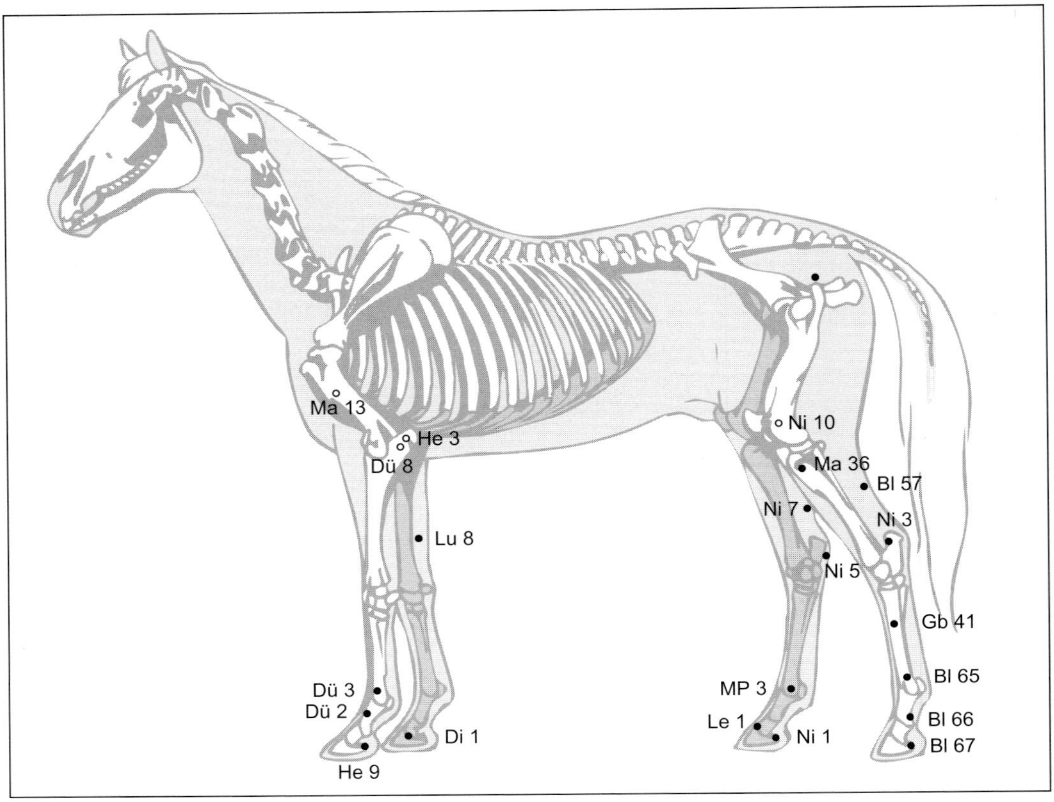

Abb. 46 Arbeit mit Stärkungs- und Sedationspunkten

Herz-Meridian	Stärkung	1. Le 1 + He 9 2. Ni 10 + He 3
	Sedierung	1. Gbl 41 + Dü 3 2. Bl 66 + Dü 2
Dünndarm-Meridian	Stärkung	1. Gbl 41 + Dü 3 2. Bl 66 + Dü 2
	Sedierung	1. Ma 36 + Dü 8 2. Bl 66 + Dü 2
Blasen-Meridian	Stärkung	1. Bl 67 + Di 1 2. Bl 54 + Ma 36
	Sedierung	1. Gbl.41 + Bl 65 2. Bl 54 + Ma 36
Nieren-Meridian	Stärkung	1. Ni 7 + Lu 8 2. MP 3 + Ni 3
	Sedierung	1. Le 1 + Ni 1 2. MP 3 + Ni 3

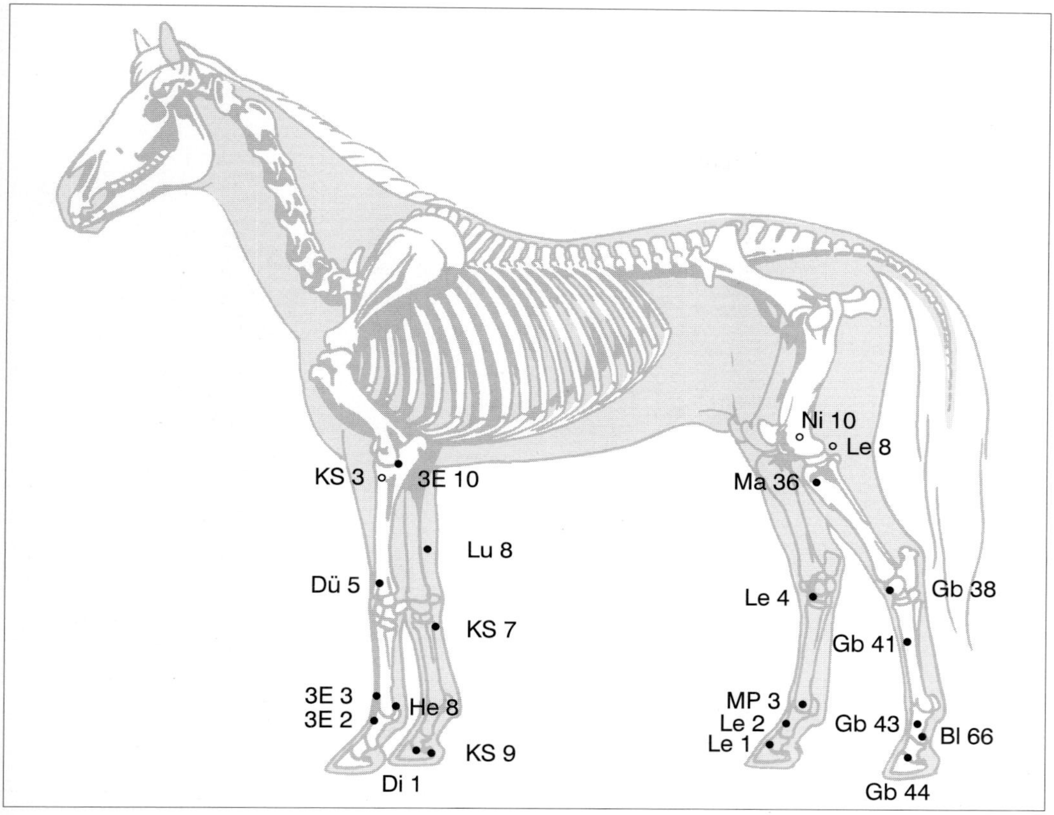

Abb. 47 Arbeit mit Stärkungs- und Sedationspunkten

Kreislauf-S.-Meridian	Stärkung	1. Le 1 + KS9
		2. Ni 10 + KS 3
	Sedierung	1. MP 3 + KS 7
		2. Ni 10 + KS 3
3 E-Meridian	Stärkung	1. Gbl 41 + 3E 3
		2. Bl 66 + 3 E 2
	Sedierung	1. Ma 36 + 3 E 10
		2. Bl 66 + 3 E 2
Gallenblasen-Meridian	Stärkung	1. Bl 66 + Gbl 43
		2. Gbl 44 + Di 1
	Sedierung	1. Gbl 38 + Dü 5
		2. Gbl. 44 + Di 1
Leber-Meridian	Stärkung	1. Le 8 + Ni 10
		2. Le 4 + Lu 8
	Sedierung	1. Le 2 + He 8
		2. Le 4 + Lu 8

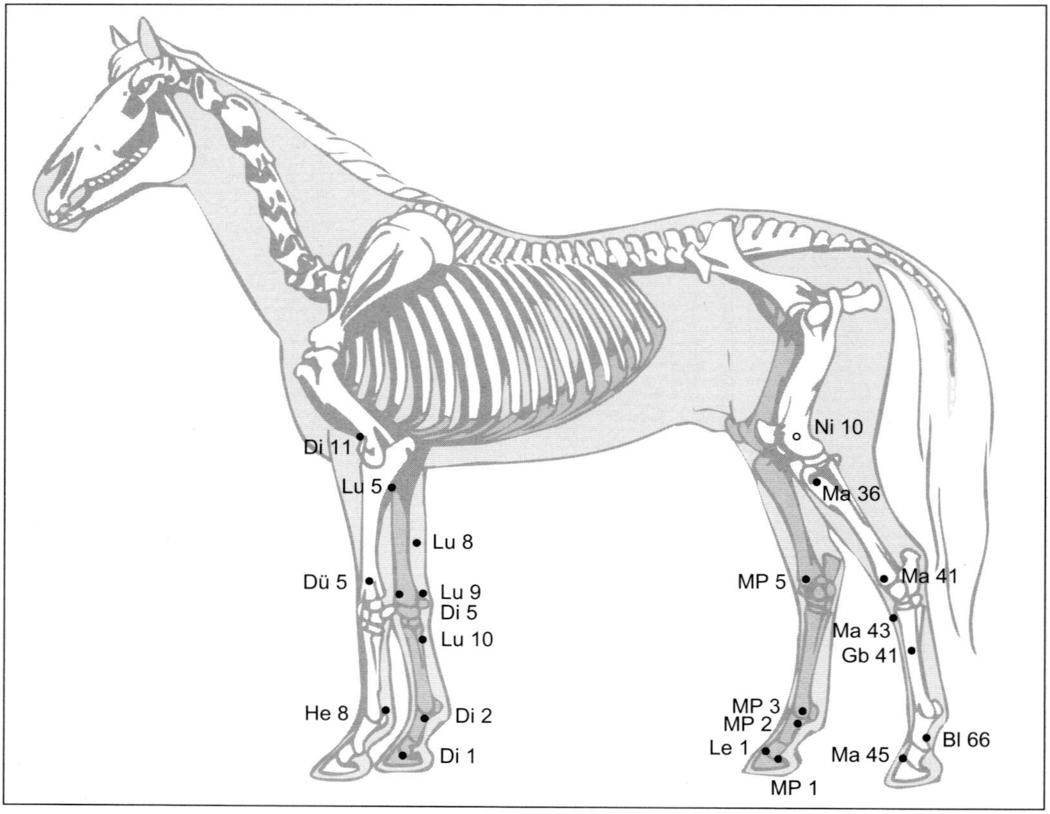

Abb. 48 Arbeit mit Stärkungs- und Sedationspunkten

Lungen-Meridian	Stärkung	1. MP 3 + Lu 9
		2. Lu 10 + He 8
	Sedierung	1. Ni 10 + Lu 5
		2. Lu 10 + He 8
Dickdarm-Meridian	Stärkung	1. Ma 36 + Di 11
		2. Dü 5 + Di 5
	Sedierung	1. Bl 66 + Di 2
		2. Dü 5 + Di 5
Magen-Meridian	Stärkung	1. Ma 41 + Dü 5
		2. Gbl 41 + Ma 43
	Sedierung	1. Ma 45 + Di 1
		2. Gbl. 41 + Ma 43
Milz-Pankreas-Meridian	Stärkung	1. MP2 + He 8
		2. MP 1 + Le 1
	Sedierung	1. MP 5 + Lu 8
		2. MP 1 + Le 1

3.6 Spezielle Korrekturmethoden der Kinesiologie

3.6.1 Korrektur über die Meridian-Uhr (Biberdamm-Regel)

Im Rad sind die Meridiane in der Reihenfolge der Energie-Kreisläufe angeordnet. Wird bei zwei aufeinander folgenden Meridianen Überenergie festgestellt, spricht man von einem Biberdamm, also einem Stau, durch den der Fluss in den nachfolgenden Meridian gestört ist.

Korrektur:

- ▶ Wir korrigieren die erste Unterenergie nach der Überenergie, in unserem Beispiel also den Nieren-Meridian.

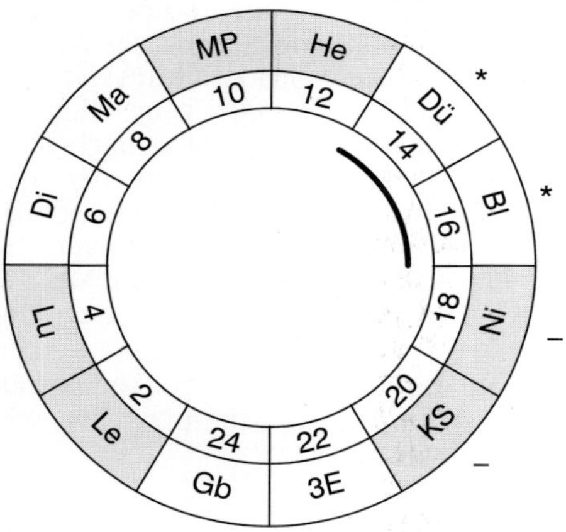

Abb. 49

* Überenergie
– Unterenergie

3.6.2 Korrektur über die Mittag-Mitternacht-Regel

In einem Meridian ist Unterenergie und in dem Meridian, der gegenüber liegt, Überenergie. Diese Anordnung zeigt sich oft bei aktuellen emotionalen Problemen.

- ▶ In diesem Fall wird mit der Korrektur des Meridians mit Unterenergie begonnen. In unserem Beispiel also mit dem Blasen-Meridian.

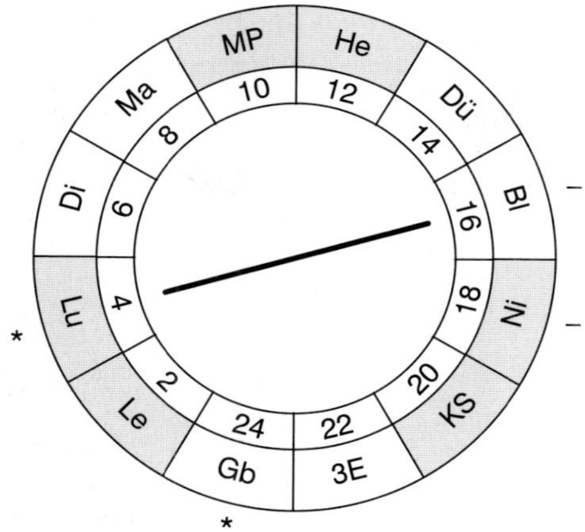

Abb. 50

3.6.3 Korrektur über die Dreieck-Methode

Wenn zwei Unterenergien und eine Überenergie oder eine Überenergie und zwei Unterenergien ein Dreieck ergeben, weist dies oft auf einen *emotionalen Stress* hin.

Korrektur:

- ▶ Begonnen wird mit der ersten Unterenergie nach der Überenergie im Dreieck. In unserem Beispiel also mit dem *Leber-Meridian.*

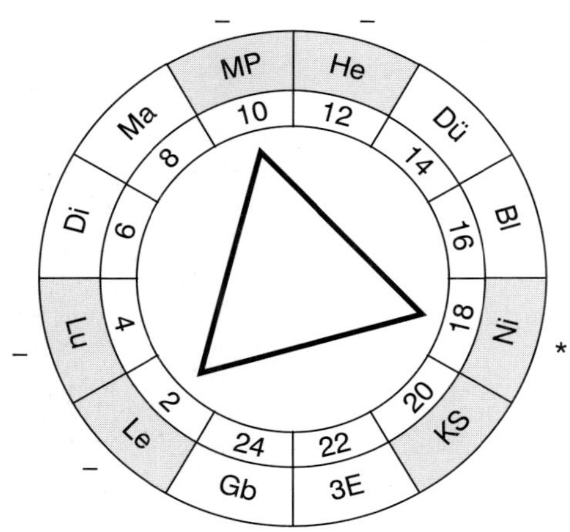

Abb. 51

3.6.4 Korrektur über die Viereck-Methode

Wenn zwei Unterenergien und zwei Überenergien (oder drei Unterenergien und eine Überenergie) ein Viereck ergeben, weist dies auf strukturelle Probleme hin z. B. blockierte Muskeln, Fremdkörper im Körper.

Korrektur:

- Begonnen wird mit der ersten Unterenergie nach einer Überenergie im Viereck, in unserem Beispiel also mit dem Leber-Meridian.

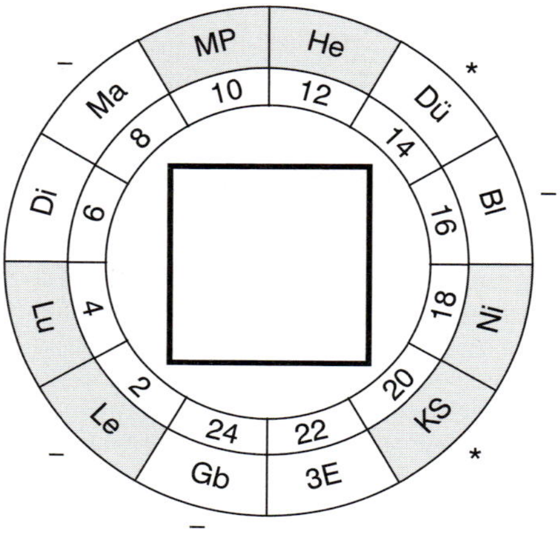

Abb. 52

Wir schauen auf dem Meridian-Rad nach, ob sich eines der obigen Bilder zeigt und korrigieren entweder mit den neurolymphatischen, neurovaskulären oder mit den Akupressurpunkten. Wir testen über die Surrogat-Person, welche Methode die Blockade aufhebt. Wenn sich kein typisches Bild zeigt, beginnen wir mit dem Meridian, der nach der aktuellen Uhrzeit seine Maximalzeit hat (vgl. Meridian-Uhr auf Seite 22).

> Die Arbeit mit dem Meridian-Rad erleichtert die Behandlung erheblich, da u. U. nur ein oder zwei Korrekturen für mehrere Meridiane erforderlich sind.

Beispiel:

Wir haben über den Surrogat-Test mehrere Alarmpunkte mit Unterenergie und einen mit Überenergie festgestellt. Im Meridian-Rad wird festgestellt, ob die Konstellation ein Muster, z. B. ein Dreieck ergibt. Der Meridian mit Überenergie, der einem Meridian mit Unterenergie in diesem Muster folgt, muss zuerst korrigiert werden.

Nachdem der erste Meridian korrigiert wurde, werden die Alarmpunkte der anderen nochmals nachgetestet. Die meisten werden durch die erste Korrektur bereits ausbalanciert sein.

Fallbeispiele

13-jährige Stute lahmt beim Traben. Sie entlastet im Stehen das linke Vorderbein. Röntgenologisch ist keine Ursache festzustellen. Auffallend ist die stark eingefallene Muskelpartie im Quadrizeps/Biceps-Bereich (Oberschenkel außen) sowie Narben am Semimembranosus und über dem 1. Lendenwirbel. Die linke Schulter und der linke Ellbogen sind auffallend schmutzig, was auf einen lokalen Leere-Zustand hinweist.

Der energetische Befund zeigt nur eine Störung nach der Mittag-Mitternacht-Regel. Nach Touch for Health müsste bei dieser Konstellation der Nieren-Meridian tonisiert werden. Außerdem haben wir ein Ungleichgewicht in den Elementen Wasser und Metall (in einem Element eine Unter- und eine Überenergie).

Die Leere im Dünndarm-Meridian bestätigt den Verdacht, den die Schmutzstellen schon angekündigt haben.

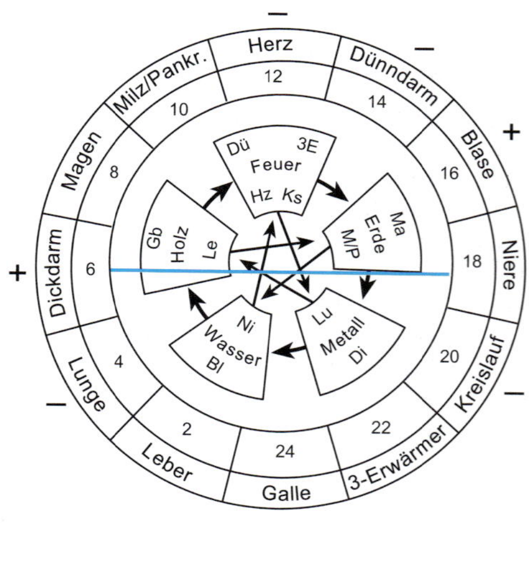

Behandlung:
Das linke Kreuz-Darmbein-Gelenk, drei Halswirbel und der erste Lendenwirbel waren blockiert und wurden mit Farblicht korrigiert. Die Narben wurden mit Magneten entstört.
Aufgrund der vielen Unter-Energien im ersten Umlauf (He-, Dü-, Ni-Meridian) wurde dieser gezogen, sowie die Lo-Punkte von Niere und Lunge behandelt. Der Besitzer wurde angehalten, den kleinen Kreislauf zu ziehen.
Nach 4 Wochen war das Lahmen bis auf eine leichte Taktunreinheit im Schritt verschwunden. Die Oberschenkelmuskeln begannen sich zu entwickeln. Dieses Mal war das rechte Kreuzdarmbeingelenk blockiert. Dies ist bei Blockaden durch längere Schonhaltung nicht selten der Fall.

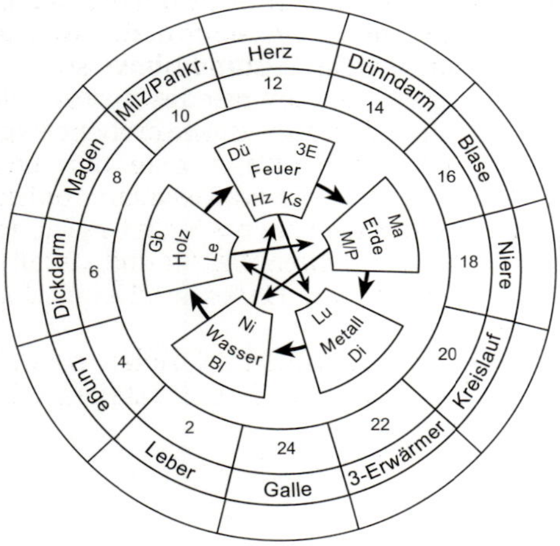

Der energetische Befund zeigte nur noch ein Ungleichgewicht im Element Wasser. Die anderen Meridiane waren ausgeglichen. Die Halswirbel waren ohne Befund.
Das KDG wurde mit Farblicht korrigiert. Der Nieren-Meridian wurde gezogen, weiter wurde auf dem Nieren-Meridian der Lo-Punkt gesetzt.
Beim dritten Besuch waren beide KDG frei. Das Vorderbein wurde nicht mehr entlastet. Die Bewegung war in allen Gangarten taktrein und fleißig.

14-jähriger Wallach
Nervöses, ängstliches Tier. Steife Bewegungen. Problem mit dem Fellwechsel, brüchiges, stumpfes Fell, Abriebstellen im Sattelbereich, Mottenfraßstellen am Hals beidseitig. Das rechte Auge tränt. Lässt sich nicht am Kopf berühren. Extrem häufiges Wasserlassen.
Das Fellproblem, das tränende Auge und der steife Gang sind Hinweise auf das Element Holz (Die Sehnen sind dem Element Holz zugeordnet). Das abnorme Urin absetzen deutet auf ein Problem im Element Wasser hin. Auch die Angst gehört zum Wasser. Beide Befunde werden durch den Muskeltest bestätigt. Das Wasserlassen kann auch durch subluxierte oder blockierte Lendenwirbel entstanden sein.
Auffallend sind beim energetischen Befund die vielen Unter-Energien. Diesen Befund finden wir oft bei Tieren mit einem schlechten Allgemein-Zustand.
Wir finden im Meridian-Rad eine Störung nach der Mittag-Mitternacht-Regel, ein Dreieck und ein Viereck. Außerdem je ein Ungleichgewicht in den Elementen Holz und Wasser.

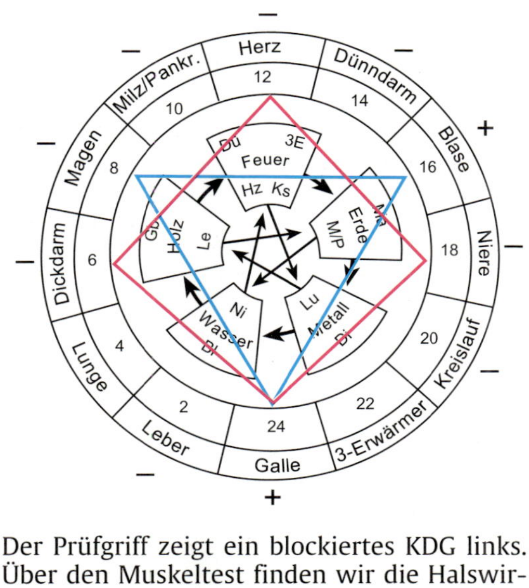

Der Prüfgriff zeigt ein blockiertes KDG links. Über den Muskeltest finden wir die Halswirbel 1, 3, 4, die Brustwirbel 1–6, 10, 18, den 5. Lendenwirbel und ein blockiertes Sacrum.
Es wurden die Wirbel und das KDG mit Farblicht korrigiert. Energetisch wurde aufgrund der vielen Unter-Energien der dritte Umlauf

gezogen. Möglich wäre auch, den Leber- und den Magen-Meridian zu ziehen (erste Unterenergie im Drei- bzw. Viereck). Zusätzlich wurden die Lo-Punkte Niere und Leber behandelt.

Aufgrund der offensichtlichen Leber-Schwäche wurde ein homöopathisches Mittel ausgetestet und verabreicht. Der Besitzer machte fleißig den kleinen Kreislauf.

Nach 6 Wochen war das Fell in einem sichtlich besseren Zustand. Das Auge tränte nicht mehr. Die Bewegung war besser. Das Problem mit dem Wasserlassen hatte sich noch nicht wesentlich verändert. Dieses Mal war das rechte KDG blockiert. Der 5. Lendenwirbel war wieder gekippt.

Energetisch hatte sich jetzt manches verändert. Die meisten Unter-Energien waren verschwunden. Herz und Dünndarm hatten jetzt sogar Über-Energie. Niere hat noch immer Unter-Energie.

Der Lendenwirbel und das KDG wurden mit Farblicht korrigiert. Zusätzlich wurde die Rückenmuskulatur mit der Spindelzell-Technik gestärkt, um die Wirbel zu stabilisieren.

Der Nieren-Meridian wurde tonisiert (erste

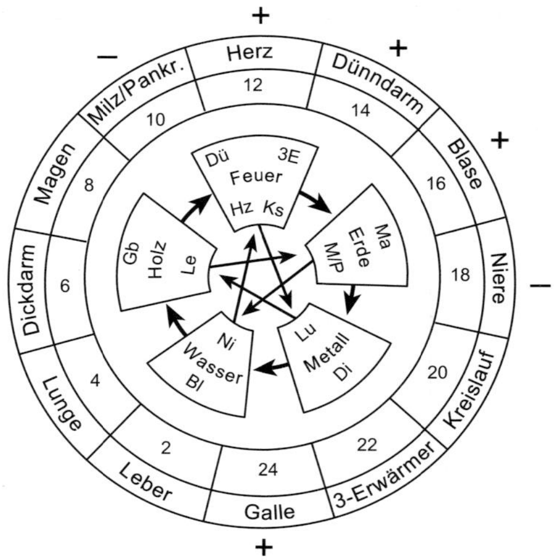

Unterenergie nach dem Biberdamm) und mit dem Lo-Punkt behandelt.

Nach dieser Behandlung funktionierten auch die Niere und die Blase wieder normal. Das Pferd wurde zusehends ausgeglichener und ruhiger.

Rumpfbeuger-Rumpfstrecker-Mechanismus

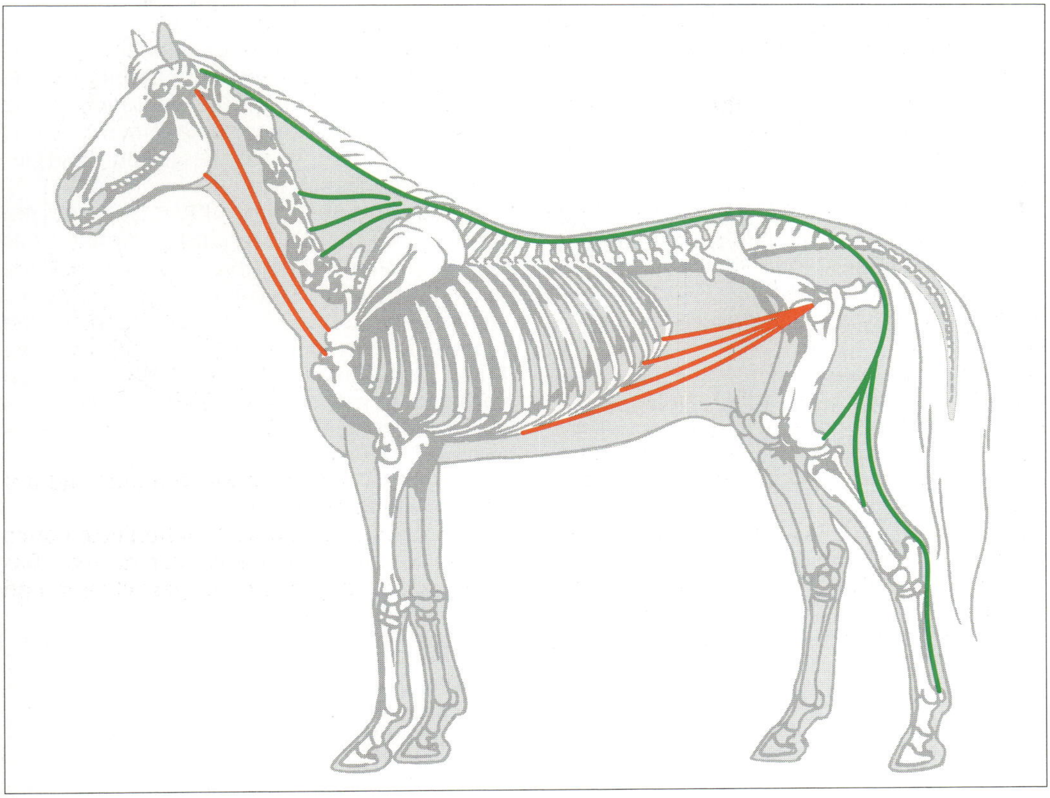

Abb. 53 Ein rittiges Pferd hat einen gut funktionierenden Beuger-Strecker-Mechanismus. Losgelassenheit setzt eine maximale Dehnungsfähigkeit voraus. Der Vortritt der Hinterhand ist wesentlich von einem elastischem Beugesystem abhängig, denn nur so ist Schwung und Versammlung möglich. Vgl. hierzu Kapitel »Skala der Ausbildung«. (Nach NUSSHAG, Lehrbuch der Anatomie und Physiologie der Haustiere).
rot = Rumpfbeuger
grün = Rumpfstrecker

4. Allgemeine Energie-Harmonisierung

4.1 Kleiner Kreislauf (KKL)

Er besteht aus dem *Konzeptions-* und *Gouverneursgefäß,* den wichtigsten Energiebahnen bei Menschen und Tier. Beide Gefäße werden beginnend am Schlauch/Euter oder beginnend ab Nase gezogen. Die Verbindung am Maul zwischen den beiden Gefäßen wird mit **APM-Creme** hergestellt.

Achtung!

Mit dem Kleinen Kreislauf werden häufig die Beine leergemacht!

Wird der Kleine Kreislauf entgegen der Flussrichtung gezogen, kommt Energie in die Muskeln. Der Kleine Kreislauf kann mit den Fingern oder mit violettem Farblicht (violett ist sedierend und aktivierend zugleich) bearbeitet werden.

Mit dem kleinen Kreislauf können wir kleinere Energieungleichgewichte beseitigen. Die Wirkung des KKL erstreckt sich auch in die Gebiete der Hauptmeridiane hinein, sodass eine Beeinflussung des gesamten Energiekreislaufes möglich ist.

Ich sage immer, der »KKL ist wie ein Schwungrad für alle Meridiane«. Arbeitet das Schwungrad nicht richtig, leiden alle Meridiane. Der Kleine Kreislauf ist besonders bei allgemeiner Schwäche sehr nützlich. Bei Klammern wird der Kleine Kreislauf über die Mitte der Genitalien gezogen, sonst seitlich vorbei. Ein **mentaler Kleiner Kreislauf des Reiters** ermöglicht einen eleganten Bewegungsablauf von Pferd und Reiter.

KK besondere Wirkung auf →	Becken →	Schmerz und Probleme im Gürtelbereich
	→	Blasenentzündungen
	Bauch →	Magen- und Darmprobleme der Körpermitte
	Brust →	Atemprobleme, Druckgefühl im Thorax
	→	Husten, funktionelle Herzbeschwerden
	Hals →	Kehlkopfentzündungen, Funktionsstörungen der Schilddrüse

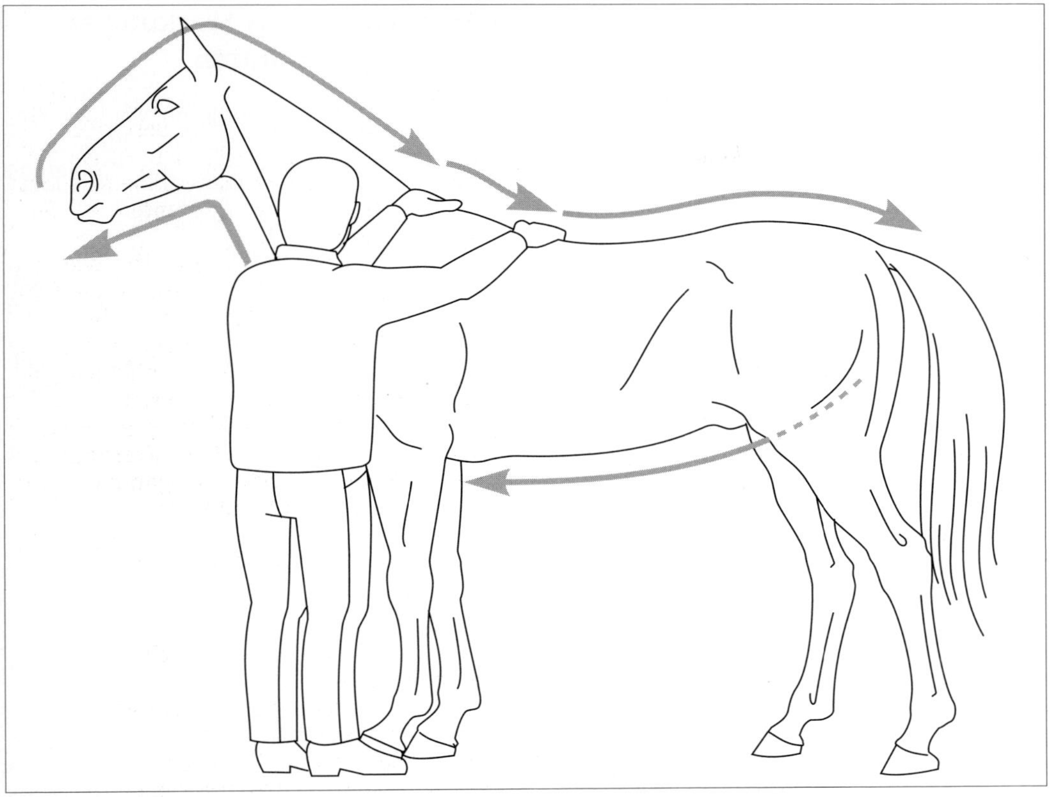

Abb. 54

Vorgehen:

Wir beginnen an der Nase. Die rechte Hand legen wir aufs Genick des Pferdes. Sie bleibt dort liegen. Mit der linken Hand streichen wir von der Mitte der Nüstern über die Mitte des Kopfes in Richtung der Hand, die im Genick liegt. Dann legen wir die rechte Hand an den Widerrist und streichen mit der jetzt wieder freien linken Hand vom Genick über den Mähnenkamm zum Widerrist abwärts. So gehen wir stückweise weiter vor bis zum Schweif.
Da Energie immer nur zwischen zwei Polen fließen kann, ist es wichtig, dass jeweils eine Hand auf die andere zubewegt wird (beide Hände berühren das Pferd). Dann setzen wir unsere Arbeit am Bauch des Pferdes (genau auf der Mittellinie) fort und arbeiten uns so vom Schlauch/Euter bis zur Unterlippe vor.

- Bei Pferden, die sich nicht an den Schlauch oder an das Euter greifen lassen, beginnen wir vor dem Nabel. Nach einigen Strichen vor dem Nabel lassen sie sich auch weiter hinten anfassen.
- Der Kleine Kreislauf kann auch im Ohr gezogen werden.

Im Ohr ist der gesamte Körper als Fötus abgebildet. Deshalb wird ein hier gezogener KKL alle Körperstrukturen beeinflussen.

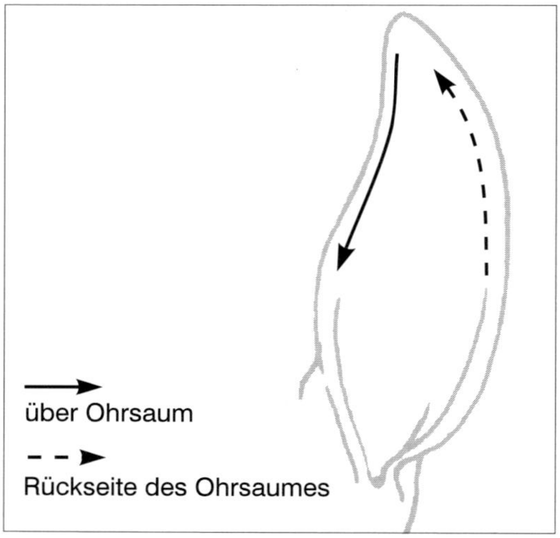

Abb. 55
——► Zugrichtung über Ohrsaum
----► Zugrichtung Rückseite Ohrsaum

4.2 Yin- und Yang-Stärkung an den Extremitäten

Mit dieser Massage aktivieren wir die Yin- und Yang-Energie. Sie ist sehr hilfreich bei allen Bewegungsproblemen und Problemen der Beingelenke.

Wichtiger Hinweis zu den Bildern:
Eine Hand dort hinlegen, wo der Pfeil hinzeigt, die andere Hand bewegt sich darauf zu. Am Pferd sind also immer 2 Hände!
Die Beinmassage ist besonders nach langen Ritten, Turnierbesuchen, Schlägen, Verstauchungen u. ä. sehr hilfreich.

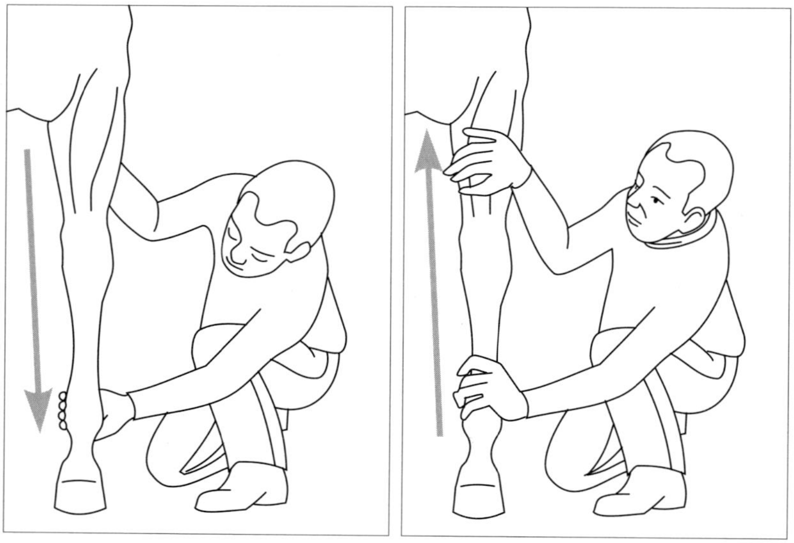

Abb. 56a

Vorderbein:
Wir streichen mit der Hand einige Male an der Bein-Rückseite abwärts bis zum Fußgelenk und an der Beinvorderseite aufwärts.

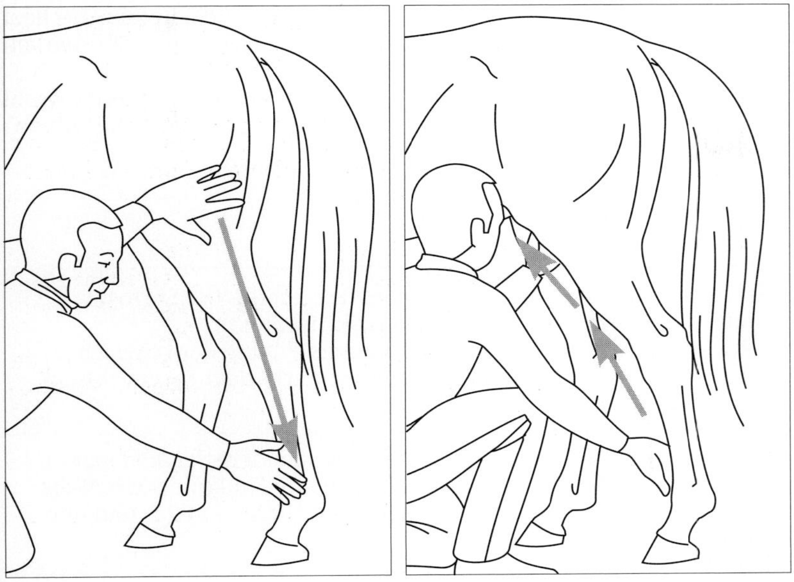

Abb. 56b

Hinterbein:
Wir massieren an der Bein-Innenseite aufwärts und an der Bein-Außenseite abwärts. Durch die Beinstellung gibt sich hier eine etwas andere Massagerichtung.

Auch wenn keine sichtbaren Bewegungs- und Verhaltensstörungen vorliegen, lohnt es sich, diese allgemeinen Maßnahmen zur Energieharmonisierung durchzuführen.

4.3 Die Shu-Mu-Technik

Begriff: Technik zur Energieharmonisierung über Alarm- und Zustimmungs-Punkte
Zustimmungspunkte sind Yang-Energie. Die Behandlung durch diese Punkte kann sowohl Energie-Staus als auch -defizite ausgleichen. Alarmpunkte sind Yin-Energie. Sie wirken mehr in die Tiefe.

- Bei der Shu-Mu-Technik werden sowohl die Zustimmungs- als auch die Alarm-Punkte stimuliert.

Vorgehen:

Über die Alarm-Punkte werden zunächst Energie-Blockaden festgestellt. Die Surrogat-Person berührt nacheinander alle Alarm-Punkte (Therapie-Lokalisation). Dann werden die Alarm-Punkte und zusätzlich die Zustimmungs-Punkte der schwach getesteten Meridiane »behandelt«. Dies kann durch Akupressur, Farb- oder Laser-Punktur geschehen.
Bei der Akupressur wird der Punkt mit Daumen oder zwei übereinandergelegten Fingern ca. 30 Sek. lang mit leichtem Druck gehalten. Bei einer Schwäche im Funktionskreis Niere z. B. verwenden wir zur Harmonisierung den Zustimmungspunkt Niere (= **Bl 23**) und den Alarmpunkt Niere (= **Gbl 25**).

Lage der Zustimmungspunkte		
Bl 13 (Zu Lungen-Meridian) Auf dem Schulterblatt-knorpel, 4 Querfinger seitlich der Mittellinie in Höhe des 5. Brustwirbels	**Bl 14 (Zu Kreislauf/ Sexualität-M.) Hinter dem Schulterblatt-knorpel, zwischen dem 6. und 7. Brustwirbel, Höhe 11. ICR von hinten**	**Bl 15 (Zu Herz-Meridian) 1 Handbreit seitlich der Mittellinie, Höhe Brustbein-ende 9. ICR von hinten**
Bl 18 (Zu Leber-Meridian) 1 Handbreit seitlich der Mittellinie, 5. ICR von hinten	**Bl 19 (Zu Gallenblasen-Meridian) 1 Handbreit seitlich der Mittellinie, 3. ICR von hinten, Mitte der Linie → Becken und Schulterblatt-gräte**	**Bl 20 (Zu Milz-Pankreas-Meridian) 1. ICR von hinten, 1 Hand-breit seitlich der Mittellinie**
Bl 21 (Zu Magen-Meridian) zw. dem 1. und 2. Lenden-wirbel, 1 Handbreit, + 1 QF seitlich der Mittellinie	**Bl 22 (Zu 3E-Meridian) zwischen dem 2. und 3. Lendenwirbel, 1 Hand-breit + 1 QF seitlich der Mittellinie**	**Bl 23 (Zu Nieren-Meridian) zwischen dem 3. und 4. Lendenwirbel, 1 Hand-breit + 1 QF seitlich der Mittellinie**
Bl 25 (Zu Dickdarm-Meridian) zwischen dem 4. und 5. Lendenwirbel, 1 Hand-breit + 1 QF seitlich der Mittellinie	**Bl 27 (Zu Dünndarm-Meridian) 4 Querfinger hinter dem vorderen Beckenkamm, 1 Handbreit seitlich der Mittellinie**	**Bl 28 (Zu-Blasen-Meridian) In der Mitte der Linie → äußerer Rand Hüftknochen und Sitzbeinhöcker, seitlich des Kreuzbeinsegmentes**

Lage der Alarm-Punkte		
Lu 1 (AP Lungen-M.) an der Brustbeinspitze ca. 1 Handbreit seitlich des Buggelenkes und 1 Handbreit von Mittellinie	KG 14 (AP Herz-Meridian) 1 Handbreit hinter der Brustbeinspitze	KG 12 (AP Magen-Meridian) 4 Handbreit vor dem Nabel
KG 17 (AP Kreislauf-Sex.-Meridian) 1 Handbreit + 3 QF über der Brustbeinspitze	KG 4 (AP Dünndarm-Meridian) Bei der Stute: 4 Handbreit seitlich der Vulva (4 QF hinter den Euterzitzen) Hengst: 3 Querfinger vor dem Hodensack	KG 3 (Alarmpunkt Blasen-M.) 2 Handbreit und 2 QF unterhalb der Vulva Hengst: 2–3 QF hinter dem Hodensack
KG 5 (AP 3-E-Meridian) Auf Bauchmittellinie am Beginn des Euters bzw. vor dem Schlauch	Le 13 (AP Milz-Pankreas-Meridian) Eine kleine Einbuchtung am hinteren seitlichen Rippenbogenrand, in Höhe der vorletzten Rippe	Gabl 24 (AP Gallenblasen-Meridian) 8. ICR von hinten gezählt, ca. 1,5 Handbreit über dem Rippenbogen
Le 14 (AP Leber-Meridian) 8. ICR von hinten gezählt Mitte der gedachten Linie zwischen Schultergelenk und Kniescheibe	Ma 25 (AP-Dickdarm-Meridian) In Höhe 4. ICR senkrecht nach unten bis 2 Handbreit + 1 QF über der Bauch-Mittellinie (Höhe Nabel)	Ga 25 (AP Nierenmeridian) 3 Querfinger hinter der letzten Rippe (5–5,5 Handbreit seitlich der Rücken-Mittellinie)

4.4 APM-Therapien (Akupunktmassage nach Penzel)

Hinweis: Modifiziert von Dieter Mahlstedt für das Pferd

4.4.1 Spannungsausgleichsmassage (SAM ventral, dorsal, caudal, cranial)

Die Bezeichnung Akupunktmassage (APM) ist ein Oberbegriff für verschiedene Techniken innerhalb dieser Methode.

Den energetischen Zustand des Pferdes können wir über das Abtasten oder durch Therapielokalisation herausfinden. Sind mehrere Meridiane aus dem Gleichgewicht, machen wir eine Spannungsausgleichsmassage (SAM). Das Training muss dann einige Stunden zurückgestellt werden. Ist nur ein Meridian betroffen, kann dieser sofort behandelt werden.

▷ SAM ist eine reine Meridianbehandlung, eine unspezifische Methode, die darauf abzielt, den Energiefluss innerhalb des Meridiansystems zu harmonisieren. Dagegen wird die Punktmassage erst angewendet, nachdem mit der SAM die Ordnung im Energiehaushalt des Körpers erreicht wurde.

Die SAM arbeitet über die Zweiteilung. Die SAM dorsal verlagert Yin ins Yang und wird bei Leerezuständen im Yang und Füllezustand im Yin angewendet. Die SAM ventral verlagert Yang ins Yin und wird bei Leerezuständen im Yin und Füllezuständen im Yang gemacht. Dadurch wird eine künstliche Energieflussstörung gesetzt. Als Wirkung entsteht ein Ebbe-Flut-Effekt, die Energieversorgung wird neu geordnet. Beim Menschen können starke Auswirkungen eintreten, die Blase läuft wie eine Wasserleitung, Herzflattern, flaues Gefühl, Schwindel, heißer Kopf und kalte Extremitäten. Die Flutwelle in dieser Stärke tritt nur ein einziges Mal auf, zurückbleibt nur das Hauptleiden. Beim Pferd ist der Ebbe-Flut-Effekt weniger stark ausgeprägt.

Die Farben Rot und Blau bewirken einen Ebbe-Flut-Effekt.

◀◀ Eine Behandlung der gesamten Rücken- und Bauchseite auf einmal hat sich als kontraindiziert erwiesen.

Praxistip:

▶ Normalerweise werden die Meridiane bei der APM mit dem Stäbchen gezogen. Ich bevorzuge jedoch beim Pferd die Arbeit mit den Fingern. Wie bei der allgemeinen Energieharmonisierung wird auch beim Ziehen des einzelnen Meridians darauf geachtet, dass immer mit zwei Händen gearbeitet wird. Das Stäbchen bzw. die Finger werden in Richtung der anderen, auf dem Meridian liegenden Hand gezogen.

<table>
<tr><th>Art der SAM</th><th>Wann wird sie angewandt?</th><th>Ergebnis</th></tr>
<tr><td>ventral</td><td>zuviel Energie im Yang (Rückenseite des Pferdes)</td><td rowspan="4">In allen vier Fällen erfolgt ein Energieausgleich zwischen Yin und Yang</td></tr>
<tr><td>dorsal</td><td>zuviel Energie im Yin (Bauchseite des Pferdes)</td></tr>
<tr><td>caudal</td><td>Leere in der hinteren Hälfte des Pferdes</td></tr>
<tr><td>cranial</td><td>Leere in der vorderen Hälfte des Pferdes</td></tr>
</table>

Bei der SAM sind einige Grundregeln zu beachten:

Regel 1:	Maßnahmen in Energieflussrichtung beschleunigen den Energiefluss, sie wirken verstärkend (tonisierend).
Regel 2:	Tonisierende Reize im Yang vermehren die Yang-Energie und schwächen die Yin-Energie. Tonisierende Reize im Yin vermehren die Yin-Energie und schwächen die Yang-Energie.
Regel 3:	Soll der Energiefluss harmonisiert werden, muss der Meridian in allen seinen Teilstrecken gleichmäßig gereizt werden.
Regel 4:	Grundsätzlich lässt sich jeder Meridian durch Striche in Energieflussrichtung tonisieren, als auch durch Striche gegen den Energiefluss sedieren. Die SAM tonisiert nur, weil das schneller geht. Will die SAM irgendeinen Zustand sedieren, so tonisiert sie an anderer Stelle und entzieht damit dem erregten Gebiet das Übermaß an Energie – dort wird somit eine sedierende Wirkung erreicht.
Regel 5:	Die energetischen Verhältnisse können sich während der Behandlung ändern.
Regel 6:	Die Akupunktur kann weder Energie erzeugen noch vernichten, sondern lediglich umverteilen.

Welche Wirkung erreichen wir mit der SAM dorsal oder ventral?

❶ Wir machen damit den Meridian frei für den Energiefluss
❷ Es erfolgt eine Energieverlagerung vom Yang ins Yin und umgekehrt
❸ Der Energiekreislauf wird aktiviert (Ebbe-Flut-Effekt)
❹ Wir wirken auf alle Meridiane ein.
❺ Die SAM ist die einfachste Maßnahme, einen Organismus von der Fremdsteuerung durch Medikamente weg und hin zur Eigenregulation zu bringen.

▶ **Zusätzlich zur SAM dürfen** nur Tonisierungs- und Quellpunkte gesetzt werden. Alles weitere stört die Wirkungen der SAM. Weitere Punktreize im Yang würden die Energieverlagerung Yang-Yin aufheben und das Yang stärken.

Beispiel

Rückenschmerz (Rückenmuskulatur verspannt), Schmerzgebiet wird vom Blasenmeridian versorgt, Füllezustand.

1. Befund: Energieflussstörung im Yang mit Zeichen der Fülle
2. Befund: Energieflussstörung im Blasenmeridian mit Zeichen der Fülle

▶ **Therapie: SAM ventral**

Rückenschmerz (Rückenmuskulatur ist weich), Schmerzgebiet wird vom Blasenmeridian versorgt, Leerezustand.

1. Befund: Energieflussstörung im Yang mit Zeichen der Leere
2. Befund: Energieflussstörung im Blasenmeridian mit Zeichen der Leere

▶ **Therapie: SAM dorsal**

Technik

Erfolg oder Misserfolg der SAM hängen von der zentimetergenauen Nachzeichnung der Meridianverläufe sowie von der richtigen Zugrichtung (muss auf die Körpermitte des Behandlers zulaufen) der Reizstriche ab. Strichwiederholungen sind üblich, mit dem Stäbchen bis dreimal, mit den Fingerbeeren bis zu sechsmal. Die gleichmäßige Dosierung der Reizstriche über allen Meridianen ist nicht gerade einfach, besonders dann, wenn einzelne Meridianstrecken schmerzen.

Besonderheit der APM beim Pferd: Bei einer SAM dorsal wird der Magenmeridian nicht mitgezogen. Der Blasenmeridian wird erst ab Bl 2 gezogen.

4.4.2 Therapie von Teilen des Energiekreislaufes – Umläufe

Der Energiekreislauf unterteilt sich in 3 Umläufe und in die sechs gekoppelten Meridiane. Der Unterschied zwischen der Arbeit über die 2-Teilung (SAM – siehe 4.4.1) und der über die 3-Teilung besteht darin, dass die 2-Teilung eine Energieverlagerung quer zur Körperachse erzeugt (Ebbe-Flut-Effekt), die 3-Teilung eine waagrechte Energieverlagerung in die Längsachse des Tierkörpers bewirkt. Bei der 3-Teilung wird das Energiekarussell beschleunigt. Die 3-Teilung ermöglicht es, einen Umlauf zu entleeren. Bei Fülle-Zuständen im 1. Umlauf werden die zwei anderen Umläufe tonisiert, bei Leere-Zuständen wird nur der energieleere Umlauf selbst tonisiert.

3-Teilung
In einem einzelnen Energie-Umlaufsystem fließt im 1. Meridian Yin-Energie von der Brust zu den Vorderfüßen, fließt im 2. Meridian als Yang-Energie zum Kopf, bleibt im 3. Meridian Yang-Energie und fließt weiter zu den Hinterfüßen und steigt im 4. Meridian als Yin-Energie auf zur Brust. An der Brust ist der Sammelpunkt des Yin.
Solche Umlaufsysteme mit je vier Meridianen sind auf jeder Körperhälfte dreimal vorhanden.

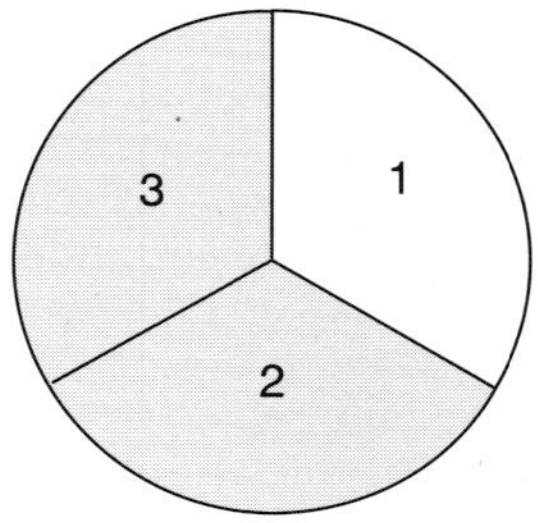

Abb. 57

1. Umlauf	Herz-Meridian	Dünndarm-Meridian	Blasen-Meridian	Nieren-Meridian
2. Umlauf	Kreislauf-Sexualität-Meridian	Dreifacherwärmer-Meridian	Gallenblasen-Meridian	Leber-Meridian
3. Umlauf	Lungen-Meridian	Dickdarm-Meridian	Magen-Meridian	Milz-Pankreas-Meridian

Die zur Behandlung kommenden Umläufe stellen jeweils eine energetische Einheit dar. Die Therapie besteht darin, dass ein oder zwei Umläufe gereizt werden.

> Die vier Meridiane des Umlaufs werden in Energieflussrichtung tonisiert, wobei die Meridiane miteinander durch einen Übergang (Verbindung zwischen Endpunkt des einen Meridians zum Anfangspunkt des anderen Meridians) verbunden werden.

Vorgehen bei der Behandlung:
An diesen Übergängen gibt es häufig Überleitungsschwierigkeiten und damit Energieflussstörungen. Ziel der Arbeit über die Dreiteilung ist dabei nicht die einzelnen Meridiane freizumachen, das haben wir über die SAM erreicht, sondern den Energiefluss in allen vier Meridianen gleichmäßig zu gestalten. Das geschieht nur, wenn die Übergänge zwischen den Meridianen durchlässig sind, die vier in einem Umlauf zusammengefassten Meridiane eine einzige große Energieleitung werden.

Sechsteilung
- ▷ Bei der Sechsteilung werden jeweils nur die gekoppelten Meridiane (siehe Seite 43) also z. B. He-Dü oder Bl-Ni (jeweils ein Yin- und ein Yang-Meridian) behandelt. Bei kleineren Störungen reicht es oft aus, nur einen Meridian zu ziehen. Bei der Behandlung nur eines Meridians müssen wir immer den Anfangspunkt zusätzlich gut tonisieren, weil sonst zu wenig Energie in Meridianrichtung fließt.

4.4.3 Energieverlagerungen von einer Körperseite auf die andere

▷ Diese Energieverlagerung wird nur dann angewandt, wenn auf der kranken Körperseite ein Füllezustand gegeben ist. Die einfachste Form der Energieverlagerung geschieht durch quer verlaufende Verbindungsstriche.

Beispiel

Eine Seite des Rückens ist leer, die andere voll. Wir ziehen mit der Hand Striche in dichter Folge vom Blasenmeridian (äußerer Ast) über den Blasenmeridian (innerer Ast), über das Gouverneurgefäß und den inneren Ast des Blasenmeridians (der anderen Körperseite) zum Blasenmeridian (äußerer Ast) der leeren Seite. Gleiches kann an den Extremitäten gemacht werden. Wichtig ist: wir müssen immer peinlich genau im Yang-Gebiet bleiben. Über **Gabl 25** und **Gabl 30** können wir im hinteren Körperteil die Energie von einer Seite auf die andere verlagern.

4.4.4 Nachwirkungen der APM

Der vorgenannte Ebbe-Flut-Effekt tritt beim Pferd nur in einem geringen Maße auf. Häufigere Nachwirkungen einer APM-Behandlung sind ein temporäres Stolpern, dies ist durch die eingeleiteten energetischen und strukturellen Veränderungen bedingt. Ebenso können – wenn auch sehr selten – durch eine APM-Behandlung beim Pferd Kolikanfälle und Schock ausgelöst werden. Wird unser Patient nach jedem Behandlungsschritt mutiger und bietet er von sich aus eine höhere Gangart an, so ist das positiv. Bei Wallachen können sich nach der APM vermehrt Schlauchgeräusche (Wallachgluckern) einstellen.

4.5 Die Fünf-Elemente-Lehre

Der Kreislauf der Elemente ist symbolisch, wobei die Jahreszeiten die Energie bewegen. Alle Phänomene der Natur basieren auf der 5-Elementen-Lehre bzw. können in diese eingeordnet werden. Diese Lehre kommt ebenfalls aus der chinesischen Akupunktur. Die fünf Elemente sind keine chemischen Elemente, sie sind eher als die fünf Aspekte der Welt anzusehen. Den Elementen sind viele weitere Kategorien zugeordnet wie Farben, Geschmäcker, Klimaeinflüsse, Grundtöne, Nahrungsmittel, Emotionen (sog. Ausdrucksformen) usw. Auch die tageszeitabhängigen Schwankungen des Krankheitsverlaufs stehen mit den Elementen in Verbindung.

früh	**Holz**
mittags	**Feuer**
nachmittags	**Erde**
abends	**Metall**
nachts	**Wasser**

Bedeutung der einzelnen Elemente:

Element	Phase	Erläuterung
Holz	Geburtsphase des Universums	Holz ist: alles was wächst
Feuer	Wachstumsphase	mit Feuer werden Gase und Luft assoziiert
Erde	Phase des Erwachsenwerdens	entsteht durch das Feuer, das uns am Leben hält
Metall	Zersetzungsphase	Jede organische Substanz, die durch das Zerlegen des Bodens entsteht. (Das Element Metall wird oft auch als Element Luft bezeichnet.)
Wasser	Phase des Todes	Aus dem Zusammenwirken der organischen Materie wird Wasser. Die Todesphase ist gleichzeitig die Zeit der Wiedergeburt, aus Wasser wird Holz.

Das Zusammenwirken der fünf Elemente bedeutet Harmonie, alles hat seine Ordnung. Am Ende eines Jahres hat die Sonne ihren Kreislauf abgeschlossen, und alles fängt wieder mit der ersten Jahreszeit, dem Frühling an. Dieser Kreislauf gleicht einem Ring, der weder Anfang noch Ende kennt, einem ewigen Kreislauf von Auf- und Abbau.
Innerhalb der Elemente-Abfolge verkörpert *Feuer* das totale Yang und *Wasser* das totale Yin.
Die einzelnen Elemente korrespondieren auf zwei Arten miteinander. Wir unterscheiden den *schaffenden Kreislauf* (auch Scheng- oder Ernährungskreislauf genannt) und den *Kreis, der die Elemente verbindet* (auch Ko-, Kontroll- oder Zerstörungskreislauf genannt).

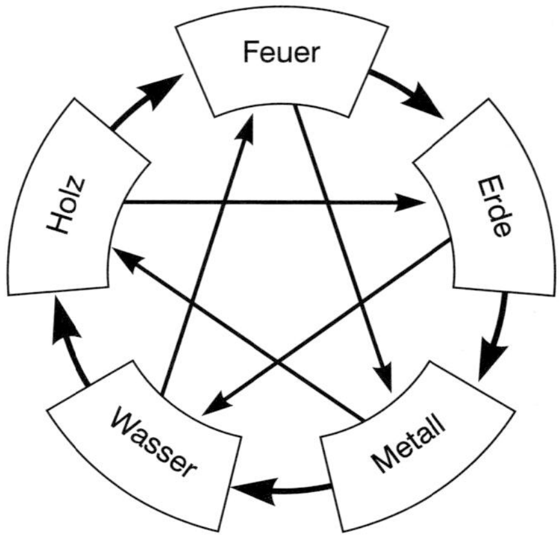

Abb. 58

4.5.1 Arbeit mit der Fünf-Elemente-Lehre

Viele veränderte Zustände beim Pferd lassen sich hervorragend mit dieser Methode beheben. Wie wird sie angewendet? Wir schauen, wo ist zu wenig Energie in einem Element? Wir tonisieren (durch Meridian-Ziehen) dann die Mutter des Elements und den Kontrolleur des Kontrolleurs, ggf. geben wir zur Verstärkung noch die Quellpunkte d. h. man macht am Element vorher und danach etwas. Es kann auch sein, dass innerhalb eines Elements nur die Yin- oder Yang-Schiene beeinträchtigt ist z. B. **Pferd legt sich mit einer Seite auf das Gebiss**. Wo soll Energie hin? Wir tonisieren im Feuerelement das Yin. Wo soll Energie abfließen? Wir sedieren im Feuerelement das Yang.
Die Skala der Ausbildung eines Pferdes läuft nach dieser 5-Elemente-Lehre ab, da diese die Wandlungen des Pferdes berücksichtigen (siehe Kapitel VI). Punkte-Pinseln funktioniert gut nach der Skala der Ausbildung.

4.5.2 Arbeit mit Elemente-Punkten

Dieses Punktesetzen bewirkt einen zusätzlichen Energieschub auf das dem Element zugeordnete Organ. Organe sind lebensnotwendig, erst wenn diese richtig versorgt werden, kommt Energie in die Peripherie. Wie gehen wir vor?
Wir fragen, woher kommt die Energie? Wir setzen dann den Elementepunkt auf diese Meridiane. Anschließend fragen wir, wohin soll die Energie? Beispiel: Bei Schwäche im Funktionskreis Leber (Element Holz) machen

Elemente-Punkte

Feuer	**Vorderbeine** **Hinterbeine**	**3E6, Dü 5, Di 5, H 8, KS 8, Lu 10** **Le 2, MP 2, Ni 2, Gbl 38, Bl 60, M 41**
Erde	**Vorderbeine** **Hinterbeine**	**3E 10, Dü 8, Di 11, H 7, KS 7, Lu 9** **Le 3, MP 3, Ni 3, M 36, Gbl 34, Bl 54**
Metall	**Vorderbeine** **Hinterbeine**	**3E 1, Dü 1, Di 1, H 4, KS 5, Lu 8** **Bl 67, M 45, Gbl 44, MP 5, Le 4, Ni 7**
Wasser	**Vorderbeine** **Hinterbeine**	**3E 2, Dü 2, Di 2, H 3, KS 3, Lu 5** **M 44, Gbl 43, Bl 66, MP 9, Ni 10, Le 9**
Holz	**Vorderbeine** **Hinterbeine**	**H 9, Lu 11, KS 9, 3E3, DÜ 3, Di 3** **Le 1, Ni 1, MP 1, Gbl 41, M 43, Bl 65**

wir die jeweiligen Wasserpunkte mittels Akupressur auf den Meridianen seiner »Mutter« (= Element Wasser, Funktionskreise Niere und Blase). Das sind im vorliegenden Beispielsfall Ni 10 und Bl 66.

- Müssen wir in einem schwachen Element arbeiten, geben wir Punkte im Element davor und einem Element danach, wobei die Punkte nur links gesetzt werden. Beim Pferd ist die schwache Seite fast immer die linke. Ist die schwache Seite rechts wird auch links therapiert. Bei Fülle werden die Punkte aber immer auf der rechten Seite gegeben.

4.6 Farbtherapie

Farben haben einen gewaltigen Einfluss auf alle Lebewesen. Licht bringt in biologische Systeme immer Ordnung, Dies ist seit Jahrtausenden bekannt, um z. B. gewisse Emotionen zu erzeugen oder zum Ausdruck zu bringen (Kriegsbemalung, Schminkpraktiken). Farben wurden auch zu allen Zeiten therapeutisch genutzt. Dass Farblicht lebensnotwendig ist, scheint weniger bekannt zu sein. Wir nehmen an, dass wir mit den Augen Licht wahrnehmen und Farben unterscheiden. Weniger bekannt ist, dass wir auch über die Haut Farben unterscheiden können. Durch die Auswirkungen der fortschreitenden Luftverschmutzung erhält die kosmische Strahlung einen Qualitäts- und Quantitätsverlust, d. h. das Leben auf der Erde ist gegenüber früher farbarm geworden.

Es gibt nur drei **Grundfarben** nämlich *Rot, Gelb* und *Blau*. Aus der Mischung zu gleichen Anteilen zweier Grundfarben bilden sich die **echten Farben** (*Orange, Grün* und *Violett*). Alle sechs Farben zusammen bilden *Weiß,* das selbst keine Farbe ist. Weißes Licht ist immer der Informationsträger. Farbe ist gespaltenes Licht (Spektralfarbe), sie bringt zusätzliche Informationen z. B. es wird hell zum Aufstehen. Die Farben haben unterschiedliche Abstrahlungen und eigene Schwingungen, die entweder anregend oder beruhigend wirken.

Element	Meridian/ Organ	stärkende Farbe	sedierende Farbe	Individuelle Farbe	Komplementärfarbe für Organe
Feuer		Rot			
	Herz	Rot	Grün	Blau und Orange	Grün
	Dünndarm	Rot	Grün		Grün
	Kreislauf-Sex.	Orange	Blau	Violett und Gelb	Gelb
	3E (Drüsen)	Gelb		Violett und Gelb	Gelb
Erde		Gelb			
	Magen	Gelb		Gelb und Violett	Violett
	Milz-Pankreas	Orange		Blau und Orange	Violett
Metall		Blau			
	Dickdarm	Orange		Blau	Orange
	Lunge	Rot	Grün	Blau	Orange
Holz		Grün			
	Gallenblase	Rot		Violett und Gelb	Rot
	Leber	Gelb		Violett und Gelb	Rot
Wasser		Orange			
	Blase	Rot		Grün	Grün
	Niere	Rot		Grün	Grün
	Gouverneurgefäß	Orange			
	Gürtelgefäß	Gelb		ist das Gürtelgefäß leer, dann Orange.	

Diese Eigenschaften können wir für Energieverschiebungen nutzen.

- Helles Licht aktiviert.
- Dunkle Farben beruhigen. Sie bringen auch Energie in Bewegung, aber wesentlich feiner und sensibler.
- Gelb, Orange und Rot sind aktive Farben, Yang-Farben.
- Grün, Blau und Violett sind Yin-Farben.

Farben können über Akupunkturpunkte oder in der betroffenen Region direkt eingesetzt werden. Für die Farbtherapie werden spezielle Farbpunktur-Lampen verwendet. Die Akupunkturpunkte werden ca. 1 Minute bestrahlt. Auch die Bestrahlung mit einer normalen Glühlampe, die mit einem Farbfilter versehen ist, ist möglich.

Am besten, die »richtige« Farbe austesten.

◄◄ Auf keinen Fall darf bei entzündlichen Prozessen Rot oder Orange verwendet werden. Aus diesem Grunde wird auch verständlich, dass die vielfach übliche Rotlichtbestrahlung nicht in jedem Fall anzuraten ist.

Rot	**Farbe der Stärke, Kraft und Mut, Farbe des Feuers** Rot aktiviert. Einzusetzen bei chronischen Prozessen, es wirkt durchblutungsfördernd, blutdrucksteigernd, gefäßerweiternd, kreislaufanregend, harmonisierend, wirkt tonisierend auf Meridiane und Akupunkturpunkte
Orange	**Farbe der Freude** Anregend, Heilfarbe, aufbauend und kräftigend, gesundheitsfördernd, angezeigt bei Depression, Angst, stärker als Rot, appetitfördernd, bei Gelosen im Verlauf des Dickdarmmeridians, lindert Arthrose, Magenprobleme
Gelb	**Farbe der Heiterkeit, Farbe für die Lernfähigkeit** heiß, nerven- und verdauungsstärkend, sekretfördernd, schleimaktivierend, regt das Drüsensystem an, stimuliert die Peristaltik, Ischias
Grün	**Farbe der Balance, des Ausgleichs** neutrale Farbe, beruhigt auch, aber passive Farbe; ausgleichende Wirkung auf das Nervensystem, heilt meist besser als Blau, kann jeden Meridian öffnen, Wirkung auf Hypophyse und endokrine Drüsen, harmonisiert die Atmung, wirkt kräftigend bei Augenkrankheiten, beseitigt den Blauschimmer der Augen, hufekräftigend (also nicht nur Lorbeeröl), unterbrochener Energiefluss am Nabel wird in Bewegung gebracht. Grün wirkt bei Erkältungskrankheiten, Herz- und Blutdruckanomalien, für den Knochenaufbau
Blau	**Farbe der Ruhe und Stille** wirkt allgemein beruhigend, schmerzstillend, verlangsamt die Pulsfrequenz, kühlend, entspannend, ableitend, fördert die Wundheilung, angezeigt bei entzündlichen Prozessen, nervösen Beschwerden, Ödemen, Satteldruck, eitrigen Wunden, Hufabszess, Warzen, mindert den Juckreiz
Violett	**Farbe der Inspiration** wirkt auf das Unterbewusstsein, wirkt bei Schlaflosigkeit, bei Übernervösen, kraftspendend, wirkt auf die Milz und das Lymphsystem, bei Haarausfall, fördert Funktion der Ohrspeicheldrüse, fördert den Umbau von Gelenksgallen,

Zustimmungspunkte ⟶ wirken wie die Farben Rot und Grün, aber besser mit der Farbe des Meridians.

Farbordnung zu den Zustimmungspunkten

	stärkend	sedierend
Zustimmungspunkt Lunge (Bl 13) ⟶	Rot ⟶	Grün
Zustimmungspunkt Kreislauf (Bl14) ⟶	Orange ⟶	Blau
Zustimmungspunkt Herz (Bl 15) ⟶	Orange ⟶	Blau
Zustimmungspunkt GG (Bl 16) ⟶	Gelb ⟶	Violett
Zustimmungspunkt Zwerchfell (Bl 17) ⟶	Rot ⟶	Grün
Zustimmungspunkt Leber (Bl 18) ⟶	Gelb ⟶	Violett
Zustimmungspunkt Galle (Bl 19) ⟶	Gelb ⟶	Violett
Zustimmungspunkt Milz-Pa (Bl 20) ⟶	Orange ⟶	Blau
Zustimmungspunkt Magen (Bl 21) ⟶	Gelb ⟶	Violett
Zustimmungspunkt 3 E (Bl 22) ⟶	Gelb ⟶	Violett
Zustimmungspunkt Niere (Bl 23) ⟶	Rot ⟶	Grün
Zustimmungspunkt Dickdarm (Bl 25) ⟶	Orange ⟶	Blau
Zustimmungspunkt Dünndarm (Bl 27) ⟶	Rot ⟶	Grün
Zustimmungspunkt Blase (Bl 28) ⟶	Rot ⟶	Grün
Zustimmungspunkt Bl 24 ⟶	Orange ⟶	Blau
Zustimmungspunkt Bl 26 ⟶	Gelb ⟶	Violett

- ▶ **Die Organfarbe beruhigt und baut überwiegend Yang-Zustände des Organs ab.**
- ▶ **Die Komplementärfarbe der Organfarbe baut übermäßiges Yin ab.**

Die Erfahrung zeigt, dass die farbenbezogene Organspezifität sehr hoch ist. Daneben gibt es noch die sog. *Individualfarbe,* das ist die Farbe, die der Patient am meisten, unabhängig von einer evtl. Organerkrankung, braucht. Die Individualfarbe kann im Verlauf einer Erkrankung oder in der Heilungsphase wechseln.

- ▷ Farbbehandlung hält bei Pferden nicht all zulange an. Sie kann punktförmig, flächenhaft oder meridianbezogen vorgenommen werden. Licht durchdringt das Fell und die Hufwand, den Sattel und das Lederzeug. Mit Farbe kann dem Pferd von weitem Energie gegeben oder genommen werden (immer mit Grün wegen der ausgleichenden Wirkung). Wir sollten jedoch hinterher prüfen, ob sich das Pferd anfassen lässt. Wenn ja, war die Wahl der eingesetzten Farbe richtig. Sitzt der Reiter auf dem Pferd, kann er die Bewegungen der Energie als eine Art Pulsation, genau fühlen.
- ▷ Haben wir keine Farblampe zur Hand, können wir uns behelfen, indem wir Markierungsfarbe zur Kennzeichnung von Tieren oder selbstklebende farbige Architekten-Folien verwenden. Gut klappt dies bei Grün, weniger gut aber bei anderen Farben. Die Farbe Grün kann draufbleiben, andere Farben müssen wir wieder entfernen. Doch sollte die Verweildauer von Grün mehrere Tage nicht überschreiten, denn Grün macht auf Dauer auch leer. Bei Farbbehandlung haben wir oft einen Wärmeaustausch, weil verbrauchte Energie austritt.

5. Behandlung von Muskeln und Sehnen

Unser Pferd ist durch züchterische Selektion zum Leistungssportler geworden. Häufig sind die Muskeln, Sehnen und Gelenke den schweren Belastungen der Sportdisziplinen nicht gewachsen.

5.1 Muskellehre

Die Aufgaben der Muskeln für den Bewegungsapparat sind die Bewegungen der Knochen und des Körpers als Ganzes, die Sicherung der aufrechten Körperhaltung sowie die Beanspruchung der Röhrenknochen durch entsprechende Zugverspannung herabzusetzen. Muskelverspannungen führen immer zu erheblichen Energieflussstörungen.
Der Muskel selbst besteht aus dem Muskelbauch und zwei Endsehnen. Die Muskeln sind in der Regel so an den Bewegungsabläufen beteiligt, dass man einen festen Punkt – den *Ursprung* – und einen beweglichen Punkt – den *Ansatz* – unterscheiden kann.

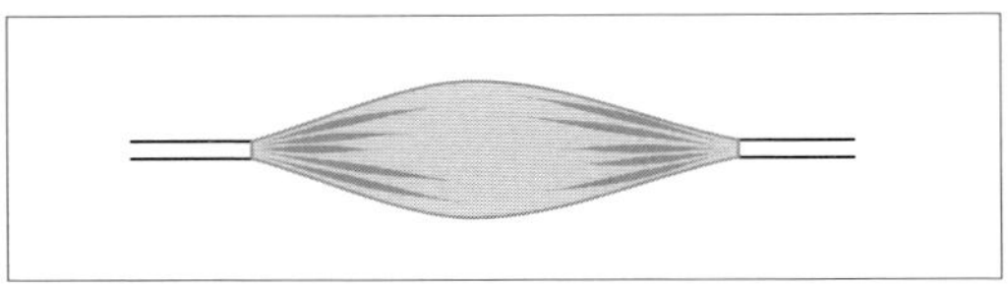

Abb. 59a

Muskeln arbeiten immer im Gegentakt zueinander. Damit sich ein Muskel zusammenziehen kann, muss sich eine Gruppe von gegenspielenden Muskeln entspannen, so wird Bewegung ermöglicht. Die Bewegung eines Muskels setzt also ein ständig wechselndes Fördern bzw. Hindern eines Muskels voraus. Funktionsstörungen können durch große Belastung, Unfälle usw. eintreten. Diese zeigen sich oft durch Zuckungen oder ständige Muskelschmerzen.

Erläuterung zu Abb. 59b:
Zwei Muskeln, die auf dasselbe Gelenk in entgegengesetzter Weise wirken (Antagonisten). Die Pfeile geben die Bewegung der Knochen bei Kontraktion (Zusammenziehen) der entsprechenden Muskeln an.

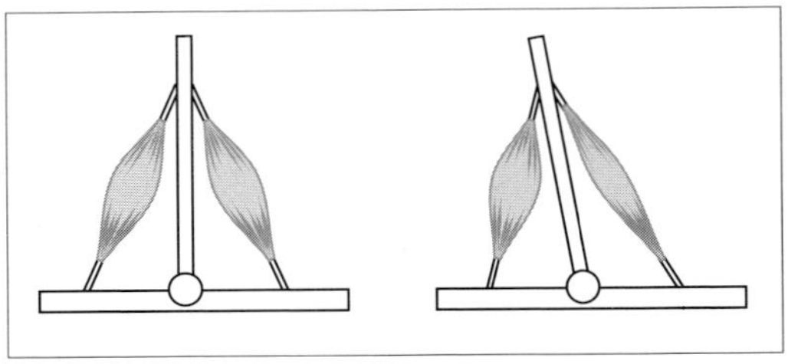

Abb. 59b

5.2 Arbeit an Muskeln und Sehnen zum Ausgleich von Störungen

Es gibt drei *direkte Methoden*, Muskeln zu stärken oder zu entspannen. Alle anderen bisher kennengelernten Methoden wirken *indirekt.*
Bei den direkten Methoden beeinflussen wir die Muskeln über Nervenrezeptoren. Über diese Nervenrezeptoren kann entweder eine Tonisierung oder Sedierung erreicht werden. Spindelzellen sind Rezeptoren im Muskelbauch, die die Länge und Längenveränderungen überwachen und die Überwachungsergebnisse an das Gehirn weiterleiten. Golgisehnen befinden sich an den Muskelenden und sind für die Spannung eines Muskels zuständig. Vor allem bei strukturellen Problemen kann es nötig sein, direkt am Muskel zu arbeiten.

Durch Challenge wird festgestellt, welche Methode beim jeweiligen Problem angezeigt ist. Dazu wird z. B. der Ansatz des Muskels kurz massiert. Wird durch diese Technik der Indikator der Testperson normoton, ist dies die geeignete Technik. Ggf. müssen andere Techniken ausgetestet werden. Die Methode, die den Muskel normoton werden lässt, ist die richtige.

5.2.1 Massage von Ansatz und Ursprung

Als Ursprung wird die relativ unbewegliche Anheftungsstelle des Muskels bezeichnet. Es ist der Teil, der näher an der Körpermitte liegt. Der Ansatz ist der beweglichere Teil, es ist der distale Teil.

▷ Die Massage von Ansatz und Ursprung ähnelt der Golgisehnen-Technik. Sie ist meist bei *lokalen Muskelschmerzen* angezeigt.

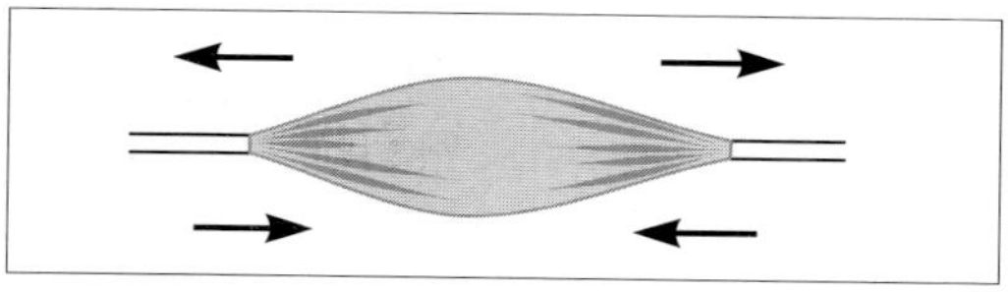

Abb. 60a

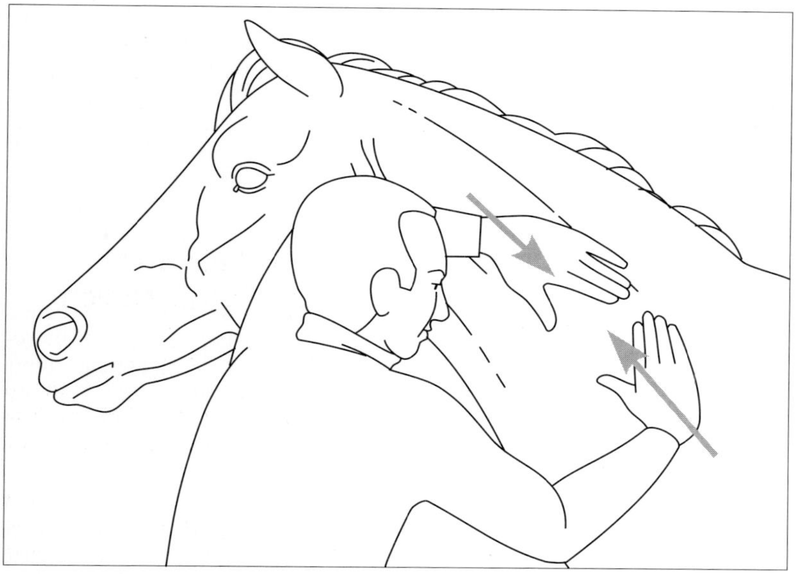

Abb. 60b

▶ Ansatz und Ursprung des Muskels werden mit kräftigem Druck 20–30 Sek. massiert.

5.2.2 Spindelzell-Technik

Stärken eines Muskels

Um einen zu weichen Muskel zu stärken, wird der Muskelbauch sanft in Richtung Ansatz und Ursprung auseinander gezogen.
Der Muskel erhält über die Spindelzellen das Signal, sich zu verkürzen.

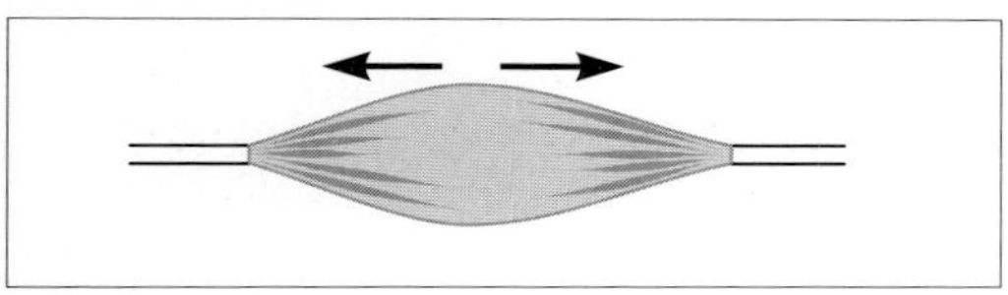

Abb. 60c

Sedieren eines Muskels

Ein hypertoner Muskel kann sediert werden, indem der Muskelbauch zusammengedrückt wird. Diese Technik kennen wir bereits als Überprüfung des starken Muskels. Sediert wird bei *Muskelkrämpfen*.

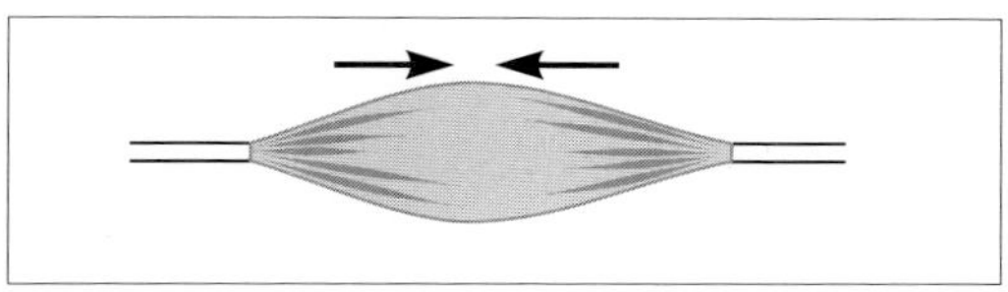

Abb. 60d

5.2.3 Golgisehnen-Technik

Die Golgisehnen-Technik kommt relativ selten vor.
Wenn durch Challenge mit der Spindelzell-Technik oder Massage von Ansatz und Ursprung keine Stärkung erzielt wird, sollte die Golgisehnen-Technik getestet werden.

Stärken eines Muskels

Ein Muskel wird über die Spindelzellen sediert, indem man die Muskelenden sanft in Richtung Muskelbauch zusammendrückt.
Diese Maßnahme ist hilfreich bei *Zerrungen* und *Dehnungen*.

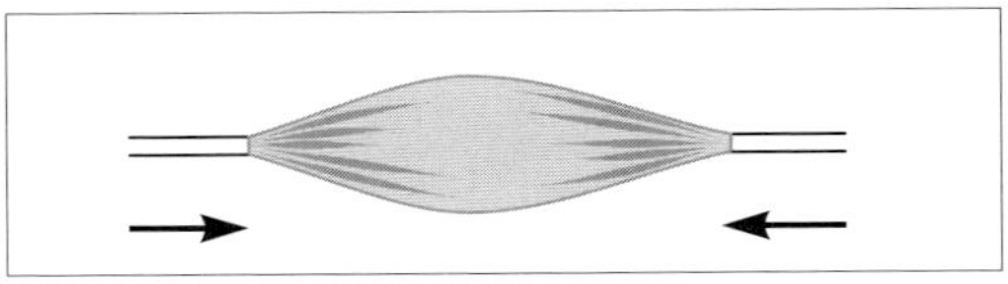

Abb. 60e

Sedieren eines Muskels

Auch mit der Golgisehnen-Technik kann ein *hypertoner Muskel* sediert werden. Dazu werden die Muskelenden sanft auseinander gezogen.

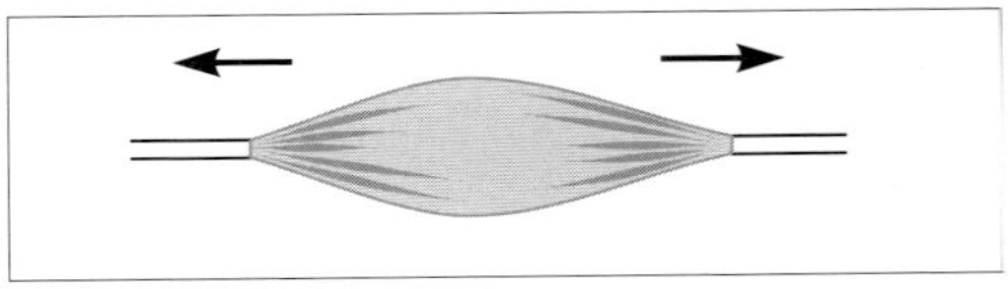

Abb. 60f

Reaktive Muskeln
An jeder Bewegung sind immer mehrere Muskeln bzw. Muskelgruppen beteiligt. Verschiedene Muskeln sind so um die Gelenke gruppiert, dass sie entweder gleichsinnig d. h. als *Synergisten* oder gegensinnig, d. h. als *Antagonisten* wirken können. Damit sich ein Muskel zusammenziehen kann, muss sich ein anderer oder eine Gruppe von gegenspielenden Muskeln entspannen, um die Bewegung zu ermöglichen. Dieses Wechselspiel kann durch eine falsche Haltung infolge von Verletzungen oder durch Überbeanspruchung bestimmter Muskelgruppen gestört werden. Wir sprechen dann von reaktiven Muskeln. Zeichen für reaktive Muskeln können Muskelzuckungen, Krämpfe, anhaltende Schmerzen, Gelenkschwächen sein. Reaktive Muskeln können durch die Spindelzelltechnik sediert werden. Dazu müssen wir aber alle beteiligten Muskeln in schneller Folge testen. Diese Methode ist jedoch zu kompliziert, um im Rahmen dieses Buches dargestellt zu werden.

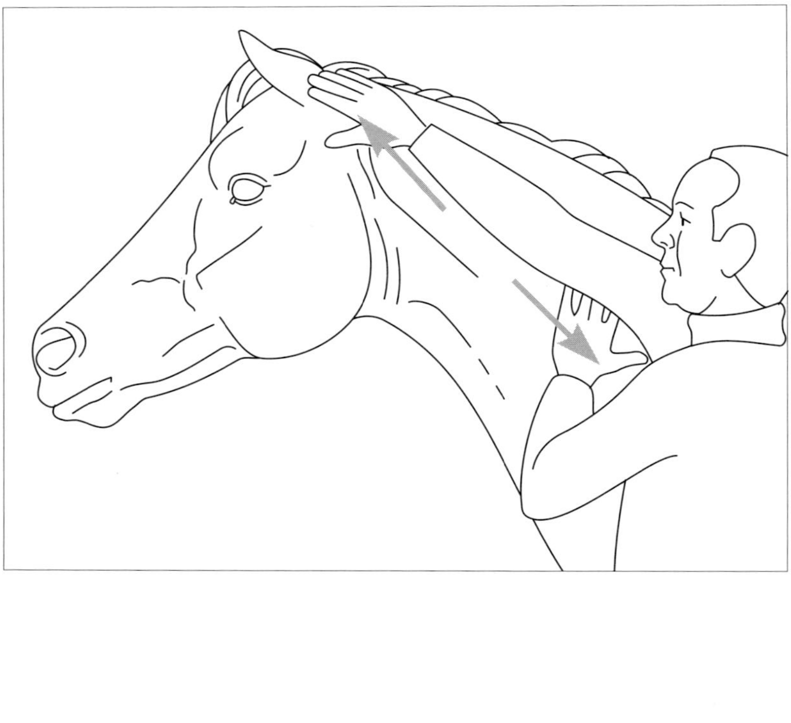

Abb. 60g

5.3 Bezug zwischen Meridianen und Muskeln (Übersicht)

Meridian	zugehörige Muskeln	
Konzeptionsgefäß	M. supraspinatus	
Gouverneurgefäß	M. teres major	
Herz	M. subscapularis	
Dünndarm	M. quadriceps femoris	M. obliquus externus abdominalis M. extensor digitorum communis
Blase	M. peroneus M. tibialis anterior	M. flexor digitorum superfacialis (hinten) M. flexor digitalis profundus (hinten)
Kreislauf-Sexus	M. gluteus medius M. gluteus accessorius	Adduktoren M. biceps brachii M. interosseus
Niere	M. biceps femoris M. semitendinosus	M. trapezius (cranialer Anteil) M. iliacus
3 E	M. infraspinatus	M. flexor digitorum superfacialis (vorne) M. flexor digitalis profundus (vorne) M. gastrocnemius
Gallenblase	M. deltoideus	M. popliteus M. extensor digitorum lateralis
Leber	M. rhomboideus (hinterer Anteil)	M. semimembranosus M. pectoralis profundus (ascendens)
Lunge	M. serratus ventralis thoracis und cervis	M. rectus abdominalis Diaphragma
Dickdarm	M. tensor faciae latae M. semimembranosus	M. quadratus lumborum M. semitendinosus
Magen	M. pectoralis descendens	M. rectus capitis lateralis Nackenband M. brachiocephalicus M. multifidus cervicus
Milz-Pankreas	M. latissimus dorsi	mittlerer Trapezius M. longissimus costarum M. triceps (oberes und unteres Ende)

- ▶ Es ist sinnvoll, zusätzlich zur Muskeltechnik die jeweils zugehörigen neurolymphatischen Zonen zu massieren.

5.4 Besonderheiten der Muskulatur des Pferdes

Rund 40% des Gesamtgewichtes sind beim Pferd Muskeln, von denen die *quergestreifte Muskulatur* (Skelettmuskulatur) die wichtigste ist. Sie ist maßgebend für Kraft, Ausdauer, Schnelligkeit und die äußere Erscheinung. Sie sorgt außerdem für Stabilität, Polsterung und unterstützt die Lymph- und Blutgefäße. Die Muskeln sind hochelastisch, um sich den jeweiligen Körperstellungen und -haltungen anzupassen. Gleichzeitig sind sie stabil, da sie Kräfte übertragen. Die Muskeln haben eine hohe Stoffwechselrate und eine gute Durchblutung.

Die Grenze der Trainierbarkeit der Muskeln liegt in der Blutversorgung. Muskeln ermüden, die passiven Sehnen nicht. Das Pferd besitzt unter den Haustieren die sehnigste Muskulatur, d. h. frühzeitiges Übergehen der einzelnen Muskeln in Sehnenplatten oder Sehnenstränge. Dadurch wird die Muskulatur, selbst bei Dauerdehnung, wenig ermüdbar. Das Sehnengewebe übernimmt anstelle der Muskeln das Tragen und Halten. Die Wirkung der Muskeln beruht auf der Verkürzung ihrer elastischen Fasern. Die Kontraktion ist immer eine kraftbeanspruchende, aktive Arbeit. Muskeln und Knochen sind durch ein langsames ansteigendes Training aufzubauen.

▷ **Überanstrengung und Überlastung können einen Muskel veranlassen, sich in dauernder Kontraktion zu halten, zu verspannen und zu verhärten.**

Dauert der Zustand lange, kommt es zu Krämpfen, Muskelfaserrissen, Zerrungen. An den Stellen stärkster Belastung tritt Gewebsflüssigkeit aus (Ödeme), die die Muskelfasern verkleben und Verspannungen hervorrufen, die unbehandelt zu Knoten in den Muskeln führen.

▷ **Verhärtete Muskeln und unflexible Sehnen geben den Gelenken nicht den notwendigen Bewegungsspielraum.**

Muskelstresspunkte liegen in den Bereichen stärkster Belastung, d. h. an Ansatzpunkten der Muskeln am feststehenden Skelett. Solche Stellen kann man an Rücken, Flanken und im Gurtbe-reich leicht beim Putzen feststellen, denn es treten Unmutsäußerungen wie Hautzucken, Schweifschlagen, Mit-dem-Bein-stampfen usw. auf.

> Bewegungsunwilligkeit ist beim Pferd immer ein Alarmzeichen, also keine Widersetzlichkeit oder Faulheit.

Die Muskelsubstanz baut sich ab dem dritten Tage bei geringen Anforderungen ab. **Muskeln können nur durch Arbeit erhalten und aufgebaut werden.** Da die Sehnen langsamer wachsen, ist es wichtig darauf zu achten, dass die Bänder und Sehnen durch die schneller gestiegene Muskelkraft nicht überfordert werden. Reine Muskelerkrankungen sind beim Pferd selten. Langrückige Pferde sind anfälliger für **Bänderrisse** und **Muskelverletzungen.**

Energiegewinnung des Pferdemuskels

Energie wird durch die Verbrennung von Glukose (Traubenzucker) in den Muskelzellen frei. Zur Verbrennung wird Sauerstoff benötigt. Der Pferdemuskel verbraucht bei der Arbeit ca. 3–4 Mal soviel Sauerstoff wie ein menschlicher Muskel gleichen Gewichts. Träger des transportierten Sauerstoffs ist der rote Blutfarbstoff (Hämoglobin), der abhängig vom Traniningszustand des Tieres ist. Reicht der Sauerstoff aus, befinden wir uns im sog. aeroben Bereich, bei Sauerstoffmangel gerät die Verbrennung in den anaeroben Bereich, d. h. durch ungenügende Verbrennung entsteht Lactat (Milchsäure), wodurch die **Übersäuerung des Muskels** entsteht. Muskeln schmerzen dann, ermüden. Der Muskel arbeitet dann nicht mehr koordiniert. Im Extremfall sterben Muskelzellen ab (analog Lumbago – Kreuzverschlag). Ziel ist, **genügend Sauerstoff für die Verbrennung** bereitzustellen. Mit der organischen Stärkung wird der aerobe Bereich größer, gleichzeitig kann auch das entstehende Lactat schneller abgebaut werden.

▶ **Der aerobe Bereich kann trainiert werden, der anaerobe nicht.**

Über die Puls- und Atemfrequenz kann festgestellt werden, ob die aerobe Schwelle überschritten wird (im Ruhezustand 36–40/Min., im Training 80–120/Min. Puls). Die anaerobe Schwelle liegt bei 150/160 Min. Puls.

> Training heißt deshalb immer: Richtige Menge an Arbeit und passende Arbeitsintensität.

> **Für die Muskelarbeit wichtige Energien: Die Niere ist für die Einatmung und die Lunge für die Ausatmung zuständig!**

5.5 Veränderung des Skelettsystems durch schwache Muskulatur

Muskulatur zu schwach

↓

Durch Reitergewicht ständige Bänderzerrung und Wegdrücken der Wirbel nach unten → Verstärkung, wenn Kopf und Hals nicht angehoben werden (das elastische Nackenband entspannt sich nicht)

↓

Die Dornfortsätze nähern sich oben einander, besonders im Bereich der Sattellage

Nahwirkung
→ bis 4. Lendenwirbel
Die Beweglichkeit der kleinen Gelenke der Brustwirbelsäule wird eingeschränkt. Einfluss auf die gelenkige Verbindung der Wirbel mit den Rippen

↓

entzündliche Reaktionen an den Stellen,

↓

wo die Bänder an den Knochen angewachsen sind

↓

Knochenveränderungen vom 10. bis 18. Brustwirbel mit Schwerpunkt zwischen dem 13. und 15. Brustwirbel.

Fernwirkung
Verwachsungstendenzen der Dornfortsätze, Querfortsätze, Gelenkfortsätze und Wirbelkörper

↓

Fixierung der Lendenwirbelsäule
- damit keine Seitwärtsbewegung mehr möglich

↓

die zwischen den Dornfortsätzen liegenden Bänder werden gestaucht

die Dornfortsätze berühren sich

↓

Zur Wiedererlangung der Stabilität **verwachsen die Wirbel**

↓

verursachen bereits im unbelasteten Zustand Berührungen der Wirbelkörper und -fortsätze

↓

Schmerzen
(nur solange die Verwachsung nicht abgeschlossen ist)

↓

steifer Gang
Verspannungen
Widersetzlichkeiten

5.6 Tabelle der wichtigsten Muskeln und deren Funktionen

Massage fördert die Durchblutung, wodurch der Muskel stärker mit Sauerstoff versorgt und auch entsorgt/entschlackt wird. Muskeln sorgen zusammen mit den Gliedmaßen für eine geregelte Bewegung. Beim trainierten Pferd sind die Muskeln gut gespannt und auf beiden Seiten symmetrisch aus. Die Schultermuskulatur sollte fest, nicht verhärtet oder nachgiebig sein.

- **Ein schmerzhafter und steifer Rücken weist auf verhärtete Rückenmuskeln hin.**

Oft ist ein deutliches Muskelprofil Symptom eines verspannten Muskels. Verspannungen beeinträchtigten die Beweglichkeit und schränken die Leistungsfähigkeit ein.

- **Kennzeichen eines gut trainierten Pferdes sind markante Einsenkungen und Trennlinien zwischen den einzelnen Muskelgruppen.**

Bevor ich die wichtigsten Muskeln vorstelle, noch einige wichtige Hinweise:
An der Hinterhand wirken eine Vielzahl von oberflächlichen und tiefen Muskeln am Bewegungsablauf mit. Der Ursprung der Kruppenmuskeln liegt am Becken und Kreuzbein, der Ansatz am Oberschenkelbein. Der Kruppenmuskel, Hauptstrecker des Hüftgelenkes, ist mit der Faszie des langen Rückenmuskels verbunden, wodurch er bei Dehnung am Rückenmuskel zieht und die Vorhand zum Anheben veranlasst. Dieser Muskelverbund ermöglicht den »**erhabenen Gang**« sowie die »**Aufrichtung**« sowie **das freie und entspannte Vorgreifen der Hinterbeine**, sofern der Rücken entspannt ist. Störungen des muskulären Gleichgewichts machen sich in einer Verkürzung der Muskulatur bemerkbar. Die inneren Lendenmuskeln wirken als Beuger des Hüftgelenkes und führen das Hinterbein zusammen mit den oberflächlichen Gesäßmuskeln vor. Die inneren Lendenmuskeln können den Rücken nach unten durchbiegen. Die langen Sitzbeinmuskeln ziehen beim auffußenden Bein nach hinten und strecken das Kniegelenk und das gesamte Bein, was den Abschub der Last bewirkt. Bei der Vorwärtsbewegung wirken die langen Sitzbeinmuskeln und die Kruppenmuskeln zusammen. Die langen Sitzbeinmuskeln begrenzen die Beuger des Knie- und Sprunggelenks, sie federn und tragen die Last. Die Kniegelenksstrecker wirken beim Abschub mit. Das Gelenkspiel wird durch muskuläre Fehlfunktionen beeinträchtigt.

Ein entspannter langer Rückenmuskel ist die Grundlage für den losgelassenen, raumgreifenden und taktsicheren Gang sowie Grundlage der freien Atmung.

Der lange Rückenmuskel (M. longissimus dorsi), längster Muskel des Pferdekörpers, erstreckt sich von der Hüfte (hier am kräftigsten ausgeprägt) bis zum Widerrist und ist mit dem Wirbelband und Nackenband verbunden. Der lange Rückenmuskel hebt die Vorhand, besonders im Galopp, zusammen mit dem Kruppenmuskel. Ein zusammengezogener und verkrampfter langer Rückenmuskel versteift den Rücken und behindert die Atmung. Im Schritt und Trab arbeiten die langen Rückenmuskeln abwechselnd und zwar synchron mit dem gleichseitigen Hinterbein. Der breite Rückenmuskel (M. latissimus dorsi) ermöglicht das Vortreten des Vorderbeines. Der breite Rückenmuskel ist oft abhängig vom langen Rückenmuskel verspannt, d. h. die Schulterfreiheit ist eingeengt.
Wenn der gerade Bauchmuskel den unteren Rand des Beckens vorzieht, biegt er den Rücken nach oben und ermöglicht der Hinterhand ein weites Vorschwingen. Der schräge Bauchmuskel, der sich auf Schenkeldruck des Reiters hin zusammenzieht, wirkt unterstützend bei der Bewegung des Hinterbeines mit. Die nachfolgenden Tabellen zeigen die Lage der wichtigsten Muskeln, deren Bezug zu den einzelnen Organen und Meridianen sowie die Stresspunkte in den Muskeln.

Adduktoren

Funktion: primär Adduktor und sekundär ein Hilfsstrecker des Hüftgelenks.

Zuordnung: **Kreislauf-Sexualität-Meridian**
Vitamine: E

Musculus biceps brachii

Eines der wichtigsten Elemente zur Bewegung der Vordergliedmaße und für das Rückwärtsrichten.

Funktion: Beuger des Ellbogengelenkes mit geringer Hubhöhe, aber großer Hubkraft. Gleichzeitig Strecker des Schultergelenks.

Zuordnung: **KS-Meridian**
Vitamine: C

Musculus biceps femoris (zwei-köpfiger Oberschenkelmuskel – Teil des Kniescheibenhalters/ Kniegelenksstreckers)

Vorwärtsbewegung eingeschränkt, Nachziehen des Hinterbeines

Funktion: Sprunggelenks-Strecker, Mithilfe bei Beugung des Kniegelenks, führt Seitenbewegungen aus.

Zuordnung: **Nieren-Meridian**
Vitamine: A, C, auf Wasserhaushalt achten!!

Musculus Brachiocephalicus

Schwierigkeiten in Wendungen, später Probleme bei allen Biegungen, aber auch auf der Geraden.

Funktion: beidseitige Muskelkontraktionen beugt den fixierten Hals bauchwärts, einseitige Kontraktion zieht den Hals zur Seite. Bei fixiertem Hals, aber frei beweglicher Vordergliedmaße, wird diese bei der Kontraktion nach vorne geführt. Bei beidseitiger Wirkung und fixiertem Vorderbein erfolgt ein Zurück- und Niederziehen von Hals und Kopf.

Zuordnung: **Magenmeridian**
Vitamine: A, B-Komplex, F, Calcium

Musculus cutaneus trunci (Kniefaltenhautmuskel)

Mitwirkung beim Adduzieren bzw. Abspreizen des Hinterbeines.

Zuordnung: **Nieren-Meridian**

Musculus deltoideus

Funktion: Beuger des Schultergelenks, wirkt aber sekundär auch als Abduktor des Vorderbeines.

Zuordnung: **Gallenblasen-Meridian**
Vitamine: A, C, auf Wasserhaushalt achten!!

Diaphragma (Zwerchfell)

Wichtiger Atemmuskel, Primärmuskel, der bei Störungen das ganze Meridiansystem durcheinander bringt.

Zuordnung: **Lungen-Meridian**
Vitamine: C

Musculus extensor digitorum communis (gemeinsame Zehenstrecksehne)

Funktion: Karpal- und Zehenstrecker

Zuordnung: **Dünndarm-Meridian**
Vitamine: A, B 12

Musculus extensor digitorum lateralis

Funktion: Karpal- und Zehenstrecker, Beuger des Sprunggelenkes.

Zuordnung: **Gallenblasenmeridian**
Vitamine: A, B 12

Musculus flexor digitalis profundus (dreiköpfig)

Funktion: größter Muskel der Karpal- und Zehenbeuger, hinten Strecker des Sprunggelenks und Beuger der Zehengelenke

Zuordnung: **vorne 3E-Meridian, hinten Blasenmeridian**
Vitamine: E

Musculus flexor digitorum superfacialis (Zusammenarbeit mit M. flexor digitalis profundus)

Funktion: Wichtigster Karpal- und Zehenbeuger des Vorderbeines. Gehört zur passiven Stehvorrichtung. Hinten wirkt er als Strecker des Sprunggelenkes und als Zehengelenksbeuger.

Zuordnung: **vorne 3E-Meridian, hinten Blasenmeridian**
Vitamine: E

Funiculus nuchae und Lamina nuchae (Nackenband)

Funktion: unterstützt das Heben des Kopfes, ohne die Fähigkeit, den Kopf zum Grasen abzubeugen einzuschränken. Ist der Hals zu kurz, spreizen die Pferde die Beine. Teilt die dorsalen Halsmuskeln in eine linke und in eine rechte Gruppe.

Zuordnung: **Magen-Meridian**
Vitamine: B 6, B 3, Niacinamide

Musculus Gastrocnemius (Wadenmuskel)

Bewegungseinschränkung im Knie- und Sprunggelenk, kann Knie nicht richtig strecken, unruhiges Stehen.

Funktion: Strecker des Sprunggelenks und Beuger des Kniegelenkes.

Zuordnung: **3-E-Meridian**
Vitamine: C

Musculus Gluteus accessorius (unterstützender Kruppenmuskel – Teil der Kruppen-und Gesäßmuskulatur)

Rückenbeschwerden, Schritt verkürzt, Seitengänge nur beschränkt möglich.

Funktion: Mithilfe beim Strecken des Hüftgelenks, dreht Oberschenkels auswärts.

Zuordnung: **Kreislauf-Meridian**
Vitamine: E, Zink

Musculus gluteus medius (Teil der Kruppen- und Gesäßmuskulatur)

Funktion: in erster Linie Strecker des Hüftgelenks, sekundär Abduktor des Oberschenkels.

Zuordnung: **Kreis-Sexualität-Meridian**
Vitamine: E, Zink, Calcium, Magnesium

Musculus Iliacus (Darmbeinmuskel)

Hinterbein-Bewegung gestört, Einknicken in engen Wendungen.

Funktion: Hüftgelenksbeuger, dreht den Oberschenkel auswärts.

Zuordnung: **Nierenmeridian**
Vitamine: A und E

Musculus infraspinatus (Untergrätenmuskel)

zeigt Symptome einer Schulterlahmheit

Funktion: fixiert das Schultergelenk. Übernimmt die Funktion des fehlenden lateralen Seitenbandes. Sekundär hat er Abduktorfunktionen. Ermöglicht Kreisbewegungen.

Zuordnung: **3E-Meridian**
Vitamine: A, C, E, Calcium

Musculus Interosseus

Funktion: Muskel trägt mit der oberflächlichen Beugesehne die Last der Vorderhand am Ende der Stützbeinphase.

Zuordnung: **Kreis-Sexualität-Meridian**
Vitamine: E

Musculus latissimus dorsi (breiter Rückenmuskel)

Vortreten des Vorderbeines eingeschränkt, eingeschränkte Schulterfreiheit.

Zuordnung: **Milz-Pankreas-Meridian**
Vitamine: A, F, Zink, Selen

Musculus longissimus costarum (funktional ein Teil des langen Rückenmuskels)

Verkrampfte Rückenmuskulatur, Pferd lässt sich schlecht biegen.

Funktion: biegt den Rumpf seitlich

Zuordnung: **Milz-Pankreas-Meridian**
Vitamine: A, F, Zink, Selen

M. longissimus dorsi (langer Rückenmuskel)

Verkrampfte Rückenmuskulatur, festgehaltener Rücken, unkoordinierte Bewegung.

Funktion: Strecken und Biegen der Wirbelsäule und der Lenden, seitliche Biegung.
Hinweis: Muskel liefert zusammen mit dem Gluteus die Hauptkraft für die Bewegung, Springen und Aufrichtung. Muskel ist häufig bei Springpferden lädiert. Probleme in diesem Muskel sind Hauptursache für alle muskelbedingten Rückenprobleme.

Zuordnung: **Milz-Pankreas-Meridian**
Vitamine: A, F, Zink, Selen

Musculus multifidus cervis (vielästiger Muskel)

Das Pferd will den Hals nicht in die gegenüberliegende Richtung biegen.

Funktion: Abwenden des Halses in Richtung Hilfe.

Zuordnung: **Magenmeridian**
Vitamine: A, B-Komplex, F, Calcium

M. obliquus externus abdominalis (äußerer schräger Bauchmuskel)

Seitengänge und Hüftbewegung eingeschränkt

Funktion: großer Muskel in der Flanke, Seitenbiegung des Rumpfes.

Zuordnung: **Dünndarm-Meridian**
Vitamine: A, C, E

M. omotransversarius (Teil des Arm-Kopf-Muskels)

Genickprobleme

Zuordnung: **Dünndarm-Meridian**
Vitamine: A, C, E

Musculus pectoralis descendens (absteigender Brustmuskel)

Funktion: wirkt vorwiegend als Adduktor (cranialer Anteil). Der caudale Anteil ist ein reiner Adduktor. Die abduzierte Gliedmaße wird an den Rumpf herangezogen.

Zuordnung: **Magen-Meridian**
Vitamine: B-Komplex, Calcium, Zink

Musculus pectoralis profundus (ascendens) – Teil des absteigenden großen Brustmuskels

Funktion: unterstützt den M. serratus ventralis den Rumpf zu tragen. Aber mehr zuständig für die Adduktion und das Rückführen der Gliedmaße. Bei vorgesetzter und fixierter Gliedmaße wird der Rumpf nach vorn gezogen.

Zuordnung: **Leber-Meridian**
Vitamine: A

Musculus pectoralis posterior (großer Brustmuskel – hinterer Anteil)

Ständig falsches Angaloppieren, Umspringen im Galopp, gespannter Gang bei angezogenem Sattelgurt. Verminderter Raumgriff.

Funktion: zieht Vorderbein nach hinten.

Zuordnung: **Leber-Meridian**
Vitamine: B-Komplex, Calcium, Zink

Musculus popliteus (Kniekehlenmuskel)

Funktion: beschränkte Wirkung auf Kniegelenk, beugt Knie, dreht das Bein.

Zuordnung: **Gallenblasen-Meridian**
Vitamine: A und F

Musculus quadriceps femoris (vierköpfiger großer Oberschenkelmuskel)

Funktion: ein Teil des Muskels ist ein wichtiger Beuger des Hüftgelenkes. Hauptaufgabe der 4 Muskelköpfe insgesamt ist die Streckung des Kniegelenkes.
Bei Quadricepslähmung ist das Pferd unfähig, das Kniegelenk sowie das Sprunggelenk zu stabilisieren. Über den passiven Stehapparat sog. *Spannsägenkonstruktion* – sind Knie- und Sprunggelenk miteinander verbunden.

Zuordnung: **Dünndarm-Meridian**
Vitamine: B-Kompl., Calcium

Musculus rectus abdominis

Funktion: trägt zum Teil das Gewicht der Baucheingeweide. Unterstützt die Ausatmung. Eine wichtige Funktion, weil bei alten Pferden die Elastizität der Lunge häufig reduziert ist (Dampf). Die Bauchmuskulatur bemüht sich dann, das Zwerchfell in eine die Einatmung fördernde Stellung zu bringen. Diese Atmungsprobleme sind als sog. *Dampfrinne* in der Flanke sichtbar (am Übergang des fleischigen in den pneumatischen Teil des M. obliquus externus abdominis).

Zuordnung: **Lungen-Meridian**
Vitamine: A, E, C

Musculus rectus capitis lateralis (gerader seitlicher Kopfmuskel)

in Ruhestellung wird der Kopf tief und seitlich gehalten. Das Pferd streckt den Kopf häufig. Bei Seitenbewegungen Ausweichen in die andere Richtung.

Funktion: Biegen und Seitwärtsbewegung des Kopfes

Zuordnung: **Magenmeridian**
Vitamine: B 6, B 3, Niacinamide (Jod, wenn Nasennebenhöhlenprobleme bestehen).

Musculus rhomboideus major (Rautenmuskel)

Verspannungen und Bewegungseinschränkung der Schulterblätter. Bewegungsablauf mangelhaft koordiniert.

Funktion: Dieser Muskel liegt unter dem Trapezius. Er wird nur bei Kontraktion sichtbar. Wirkt als Schulterheber, seine thoracalen Fasern können das Schulterblatt so drehen, dass sein bauchseitiger Anteil kopfwärts gedreht wird. Zieht Schulterblatt nach oben, vorne bzw. hinten.

Zuordnung: **Lebermeridian**
Vitamine: B-Komplex, Calcium, Zink

Musculus semimembranosus (halbhäutiger Muskel – Teil der sog. Sitzbeinmuskeln

Schritt verkürzt, widerwilliges Strecken des Kniegelenkes, Widerwillig bei Seitwärtsgängen, in der Bewegung wird Bein nach innen geführt. Ursache für Zerrungen und Zerreißungen am inneren Oberschenkel.

Funktion: Strecken des Hüftgelenkes, dreht Bein nach innen.

Zuordnung: **Dickdarm-Meridian**
Vitamine: E, Zink, Magnesium

Musculus semitendinosus (Halbsehnenmuskel – Teil der sog. Sitzbeinmuskeln)

Verkürzter Schritt, streckt Knie nur ungern. Probleme in diesem Muskel schlagen sich später in der Fersenbeinsehne nieder (Zerreißung oder Riss dieser Sehne).

Funktion: Hauptsächlich Strecker des Sprunggelenks, aber auch Mithilfe bei Beugung des Kniegelenks, dreht das Hinterbein einwärts.

Zuordnung: **Dickdarm-Meridian**
Vitamine: E, Zink, Magnesium

Musculus serratus ventralis, thoracalis und cervicis (Sägezahnmuskel)

Steife Bewegung der Vorderbeine nach Anziehen des Sattelgurtes, Bewegungsabläufe ungleichmäßig.
Der Sattel rutscht nach einer Seite.

Funktion: der paarig angelegte Muskel trägt mit seinem Bauchanteil den Rumpf, mit dem Hals-und Kopfanteil dreht er das Schulterblatt und zieht das Vorderbein zurück.

Zuordnung: **Lungenmeridian**
Vitamine: C

Musculus sterno-cephalicus (Unterhalsmuskel)

Zuordnung: **Konzeptionsgefäß**

Musculus subscapularis

Funktion: stabilisiert das Schultergelenk, dient auch als Adduktor des Armes.

Zuordnung: **Herz-Meridian**
Vitamine: B-Komplex, C, E
Sonstiges: Herz muss gestärkt werden.

Musculus supraspinatus (Obergrätenmuskel)

Heben des Vorderbeines erschwert (ähnlich Schulterlahmheit). Schritt verkürzt.

Funktion: stabilisiert und streckt das Schultergelenk.

Zuordnung: **Konzeptionsgefäß**

Musculus tensor fasciae latae (Spanner der Oberschenkelfascie)

In der Vorwärtsbewegung wird das Bein nach außen geführt, eingeschränkte Seitwärtsbewegung

Funktion: Beuger des Hüftgelenkes, beteiligt an der Vorwärtsbewegung der Hintergliedmaße in der Hangbeinphase.

Zuordnung: **Dickdarmmeridian**
Vitamine: B12, D, Folsäure, Eisen

Musculus teres major

Funktion: hauptsächlich Beuger des Schultergelenkes aber auch Adduktor des Vorderbeines.

Zuordnung: **Gouverneur-Gefäß**
Vitamine: Jod
Sonstiges: auf Säure-Basen-Gleichgewicht achten!!

Musculus tibialis

Funktion: Beuger des Sprunggelenkes, Hauptaufgabe ist aber, einer Einwärtsbewegung beim Abbeugen entgegenzuwirken.

Zuordnung: **Blasen-Meridian**
Vitamine: A, E, Kalium
Sonstiges: viel Wasser notwendig

Musculus trapezius (Kruppenmuskel)

Funktion: bei gemeinsamer Kontraktion des zervikalen und des thoracalen Anteils heben sie die Schulterblätter zum Rumpf. Kontrahiert der zervikale Anteil allein, schwingt das Schulterblatt vorwärts, und die Gliedmaße wird nach vorne bewegt. Kontrahiert der thoracale Anteil allein, wird die Vordergliedmaße zurückbewegt.

Zuordnung: **Nieren-Meridian**
Vitamine: C, F, Calcium

Musculus triceps (Oberarmmuskel) oberes Ende

Schrittlänge verkürzt, flaches Springen, Hängenlassen eines Beines über dem Hindernis, im verstärkten Trab manchmal Lahmen.

Funktion: Bewegung des Schultergelenkes.

Zuordnung: **Milz-Pankreas-Meridian**
Vitamine: A, F

Musculus triceps (Oberarmmuskel) unteres Ende

Verkürzter Schritt, Probleme beim Beginn des Galopps, vermeidet eine Galoppart. Bewegungsfreiheit des Ellbogengelenks eingeschränkt.

Funktion: Bewegung des Schultergelenks.

Zuordnung: **Milz-Pankreas-Meridian**
Vitamine: A, F

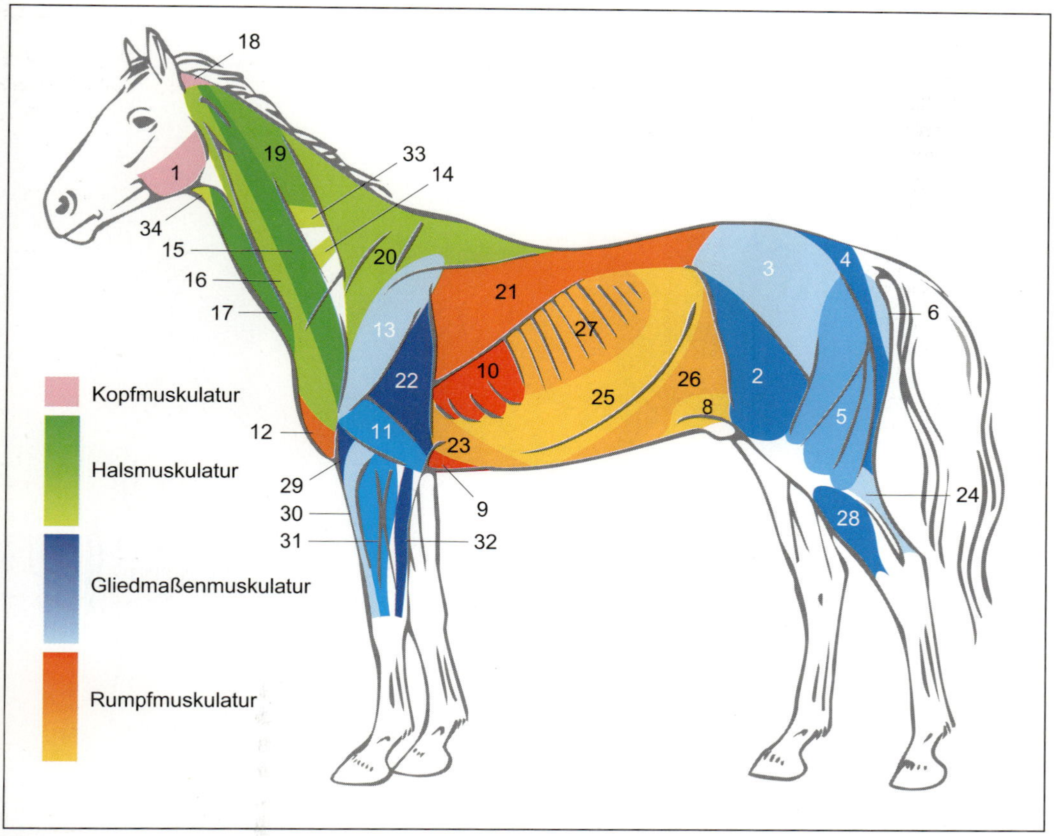

Abb. 61

1. Kaumuskel
2. M. Tensor fasciae latae (Spanner der Oberschenkelbinde)
3. M. Gluteus medius, im unteren Teil übergehend in M. Gluteus Superfacialis (mittlerer und unterer Kruppenmuskel)
4. M. Semitendinosus (Halbsehnenmuskel)
5. Biceps femoris (zweiköpfiger Oberschenkelmuskel)
6. M. Semimembranosus (halbhäutiger Muskel)
7. Oberschenkelbinde (siehe Ziffer 7 bei Bild 62)
8. Stumpf des M. Cutaneus trunci, der die Kniefalte bildet (großer Hautmuskel der Kniefalte)
9. M. Pectoralis profundus (Teil des großen Brustmuskels)
10. M. Serratus ventralis thoracalis (Sägemuskel)
11. M. Biceps brachii
12. M. Pectoralis descendens (Teil des großen Brustmuskels)
13. M. Deltoideus
14. M. subclavius (formt Übergang Hals in Brust, früher als Teil des M. Pectoralis betrachtet)
15. M. Omotransversarius (Teil des Arm-Kopf-Muskels)
16. M. Brachio-cephalicus (Teil d. Arm-Kopf-Muskels)
17. M. Sterno-cephalicus (Unterhalsmuskel)
18. M. Rhomboideus (Rautenmuskel), größtenteils verdeckt durch Trapezius
19. M. Splenius
20. M. Trapezius (Kappenmuskel)
21. M. latissimus dorsi (breiter Rückenmuskel) im caudalen Bereich überdeckt von der Fascia spino-costa-transversalis
22. M. Triceps (Oberarmmuskel), teilweise vom M. Biceps brachii überdeckt
23. M. Pectroralis posterior (aufsteigender Brust-M.)
24. M. Gastrocnemius (Wadenmuskel)
25. M. Obliquus externus abdominalis (äußerer schräger Bauchmuskel -Muskelanteil)
26. M. Obliquus externus abdominalis (-Sehnenplatte)
27. Zwischenrippenmuskeln
28. lange Zehenstrecker
29. Armbeuger
30. Strecker des Vorderwurzelgelenks
31. M. Extensor digit. Communis (gemeinsamer Zehenstrecker)
32. Strecker des Vorderfußwurzelgelenks
33. M. Serratus ventralis cervicis (Sägemuskel)

● M. Omohyoideus

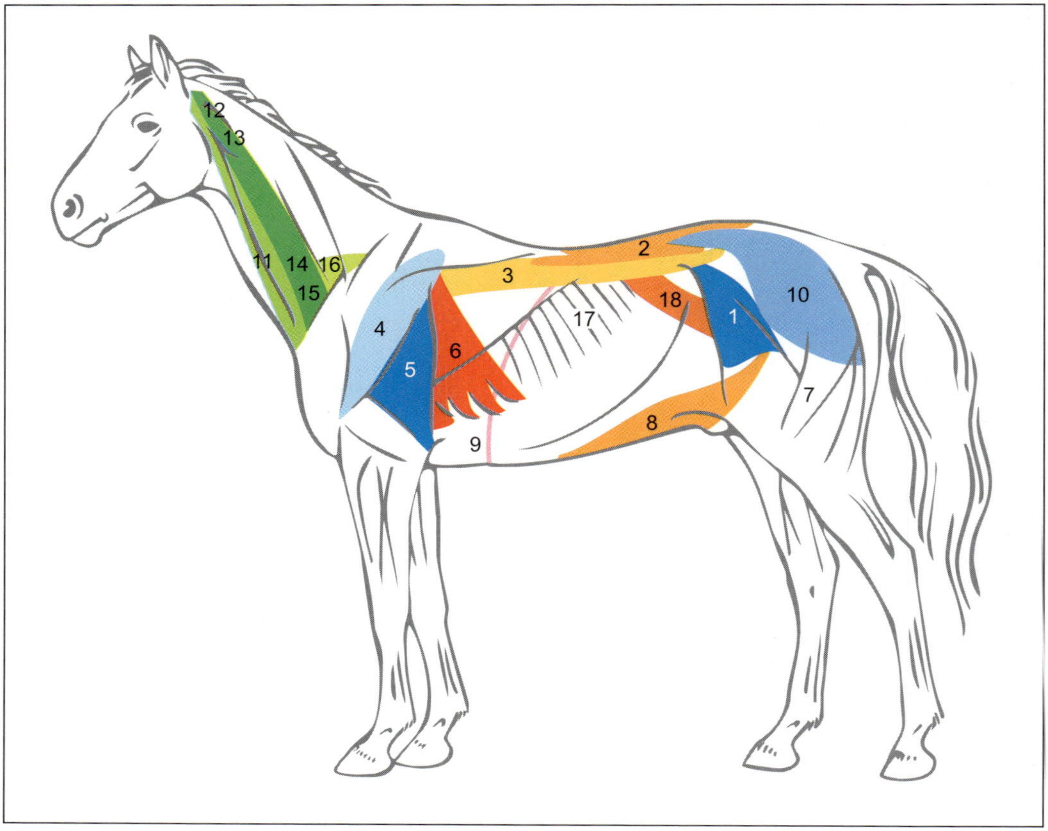

Abb. 62

1. M. Iliacus (Darmbeinmuskel)
2. M. Longissimus dorsi (Teil des langen Rückenmuskels)
3. M. Longissimus costarum (Teil des langen Rückenmuskels
4. M. supraspinatus (Obergrätenmuskel)
5. M. Infraspinatus (Untergrätenmuskel)
6. M. Serratus thoracalis und ventralis (Sägemuskel)
7. Oberschenkelbinde
8. M. Rectus abdominis
9. M. Diaphragma (Zwerchfell)
10. M. glutaeus accesorius (unterstützender Kruppenmuskel)
11. M. longus colli
12. M. rectus capitis dorsalis
13. M. obliquus capitis
14. M. multifidi (Halsanteil)
15. Mm. intertransversarii
16. M. spinalis cervicis
17. Mm. multifidi (Brust- und Lendenportion)
18. M. psoas major

5.7 Muskelsteifheit

Gelegentlich finden wird eine Muskelsteifheit, deren Ursache nicht erklärt werden kann. Diese Steifheit kann mit der APM, Touch for Health-Techniken oder mit Akupressur verschiedener Einzelpunkte gelöst werden:

Gbl 34	Meisterpunkt der Muskeln und Sehnen
Bl 23, LG 4	Stärken der Nierenenergie, die wesentlich an einer Steifheit der Hinterhand beteiligt ist.
Bl 60, Dü 15, LG 3, LG 14	Wirken lindernd bei Rückenverspannungen und Schmerzen im Bereich des Blasenmeridians. Ferner stärken diese Punkte die Blasenenergie, Muskeln und Sehnen und beeinflussen die Hüftstabilität.

▷ Oft ist diese **Muskelsteifheit** von einer **Gliedmaßensteifheit** nicht zu unterscheiden. Es sollten deshalb ggf. auch noch Punkte mitverwendet werden, die Einfluss auf spastische Verspannungen der Gliedmaßen haben (**Di 11, Ma 45, Gbl 30** sowie an **KS 6**, der die äußere Atemmuskulatur wesentlich beeinflusst).

5.8 Erkrankungen der Muskulatur

Kreuzverschlag (auch schwarze Harnwinde, Lumbago oder paralytische Myoglobinurie genannt) war früher eine gefürchtete Erkrankung schwerer Arbeitspferde. Bei den heutigen Sportpferden verläuft der Kreuzverschlag milder. Die Ursache ist schnell erläutert: ein regelmäßig trainiertes Pferd bekommt trotz mehrtägiger Stallruhe (ein Tag kann bereits reichen!) die volle Kraftfutterration. Die bei der Arbeit schnell verstoffwechselten Kohlehydrate (Zucker) der Nahrung werden als Glykogen in den Muskelzellen eingelagert. Bei Arbeitsbeginn wird dieser Speicherzucker schnell abgebaut, wodurch es zu einer Milchsäureanhäufung, die einen einfachen Muskelkater aber auch eine völlige Zerstörung von Muskelbereichen bewirken kann, kommt. Der freiwerdende Muskelfarbstoff (Myoglobulin) färbt den Urin tiefrot bis kaffeebraun. Betroffen ist meist die Lenden- und Kruppenmuskulatur. Kennzeichnend ist ein zunehmend steifer Gang der Hinterhand ca. 15 Minuten nach Arbeitsbeginn, dann stellen sich schwankende, unkontrollierte Bewegungen ein, Muskelzittern, Schweißausbruch, Anschwellen, Verhärten und Schmerzhaftigkeit der Muskulatur.

▷ Richtiges Verhalten: Pferd nicht weiter bewegen, ggf. Rücktransport mit Auto, sofort Tierarzt rufen.

Eine weitere Muskelerkrankung ist die Erbkrankheit **HYPP (Hyperkalemische periodische Paralyse)**. Diese dominant vererbte Stoffwechselkrankheit mit einer erhöhten Anzahl an Muskelfasern und erhöhtem Muskelwachstum, das durch Training noch gefördert wird, tritt meist zwischen dem zweiten und vierten Lebensjahr bei Quarterhorse, Paint, Appalosa auf. Sie ist gekennzeichnet durch kurzzeitige Muskelkrämpfe und Lähmungen, die sowohl in Ruhe oder im Training auftreten. Die Atemmuskulatur kann betroffen sein! In leichten Fällen kann HYPP mit Kreuzverschlag verwechselt werden.

Eine Sonderform des Kreuzverschlags ist das **Tying-Up-Syndrom**, das besonders bei Rennpferden und hochblütigen Warmblütern vorkommt. Die betroffenen Tiere zeigen, meist nach Rennen oder schnellem Training, eine Steifheit mit druckempfindlicher Rückenmuskulatur besonders in der Nierengegend, die Hinterbeine können nicht normal bewegt werden. Ursache scheint eine durch krampfhafte Verengung der Blutgefäße plötzlich eintretende Unterversorgung des Muskels zu sein, wodurch es zwar zu einer vermehrten Milchsäurebildung, selten jedoch zu einer Zerstörung von Muskelzellen kommt. Betroffen sind vor allem nervöse Pferde und Stuten.

▷ Im Gegensatz zum Kreuzverschlag bessert hier die Bewegung.

▶ In diesem Zusammenhang möchte ich noch darauf hinweisen, dass schmerzhafte Verspannungen im Bereich der Rücken-, Lenden- und Kruppenmuskulatur auch sekundär Folge entzündlicher Prozesse im Knochensystem sein können z. B. bei Spat und Kissing-Spines.

5.9 Muskeldehnung vor dem Reiten

Diese Muskeldehnung ist eine einfache Möglichkeit, das Pferd auf die tägliche Arbeit vorzubereiten. Die Vorderbeine und Hinterbeine werden hierbei jeweils nach vorne und hinten gestreckt bzw. gebeugt.

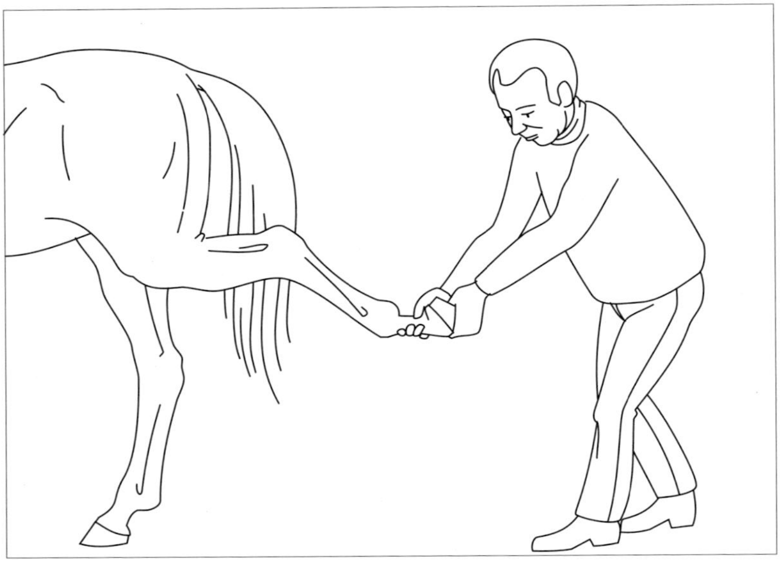

Abb. 63

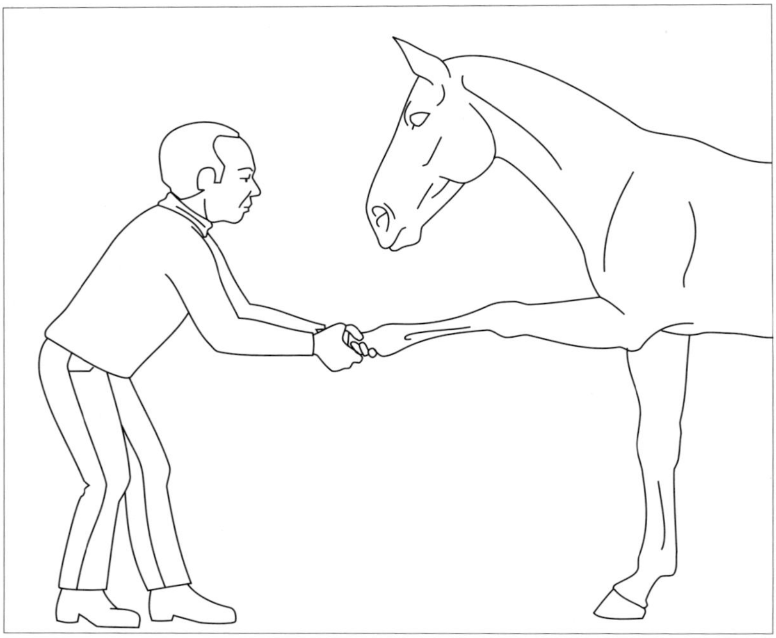

Abb. 64

5.10 Sehnen

Eine weitaus größere Rolle als Muskelerkrankungen spielen beim *Sportpferd* die Erkrankungen der Sehnen. Sehnen sind funktionell ein passives, wenig elastisches, ungemein zerreißfestes Bewegungsorgan, die als Zugseile zwischen Muskeln und Knochen dienen. Sehnen arbeiten nicht, an ihnen zieht der Muskel, deshalb verbrauchen sie keine Kraft. Sie laufen in die Skelettmuskulatur aus. Die parallel verlaufenden Sehnenfasern werden von der sehr schmerzempfindlichen Sehnenhülle umgeben, die mit einer Gleitsubstanz gefüllt ist, um Reibungsverluste zu vermeiden. Schon eine leichte Überdehnung führt zum Reißen einzelner Sehnenfasern und damit zu einem Sehnenschaden. Ein teilweises Reißen einzelner Sehnenfasern führt zur Sehnenentzündung.

Eine Überanstrengung der Sehnen des Pferdebeines (beim Abstemmen oder beim Auffangen der Last während eines Sprunges, im Finish bei Galopprennen, bei Fehltritten, bei übermäßigem Körpergewicht und zu schwachen Sehnen, aber auch durch Exterieurmängel wie eine zu steile oder eine zu lange und weiche Fesselung, außerdem durch zu kurze Eisen bei zu lang gewachsenen Zehen) heißt genau genommen eine Überanstrengung der Sehnenansatzfläche an den Knochen und den Sehnenscheiden. Ein häufiges Zerren an diesen Stellen bewirkt eine Überreizung, Entzündung, Schmerzen und schließlich eine Funktionsbehinderung. Besonderen Anforderungen sind die Sehnen im Bereich des Fesselkopfes ausgesetzt, wobei der Fesselkopf evtl. sogar den Boden berührt. Die völlige Zerreißung der Beugesehnen bezeichnet man als *Niederbruch.* Sehnenschäden entstehen bevorzugt bei einer allgemeinen Muskelermüdung mit den ungenau synchronisierten Bewegungen in der Folge, aber auch durch Ermüdung des Sehnengewebes selbst (durch wiederholte Mikrotraumen). Die häufigsten Schäden entstehen an der oberflächlichen Beugesehne zwischen Karpal- und Fesselbeugesehnenscheide. Bei starker Dehnung der Beugesehne werden alle Gefäße so stark zusammengedrückt, dass vor allem eine verminderte Durchblutung mit verminderter Sauerstoffzufuhr eintritt. Aber gerade jetzt sollten die Sehnen gut versorgt sein.

Die Sehnen erneuern sich in einem halben Jahr, d. h. ein Sehnentraining (täglich 1–2 Std. Bewegung bei wenig harter Galopparbeit) dauert also mindestens solange, weil die Stoffwechselprozesse der Sehnen wegen der spärlichen Versorgung mit Blutgefäßen recht langsam verlaufen. Dagegen ist ein Muskeltraining in einigen Wochen möglich. Bei einem gut trainierten Pferd werden die Sehnen mit Muskelkraft schonend stramm gehalten. Bei einem schlecht trainierten Pferd kann die ermüdete Muskulatur die Sehnen nicht stramm halten.

Mit zunehmender Belastung steigt die Durchblutung der Sehnen, wobei die Blutversorgung im inneren Teil der Sehne wegen der dort nur wenigen Blutgefäße schlecht ist. Bei einer Ermüdung der Muskulatur kommt es zu einer Sehnenüberdehnung, die zwar durch eine gesteigerte Blutversorgung aufgefangen werden sollte, aber es kommt aus den obigen Gründen zu keiner ausreichenden Durchblutung. Die Reißfestigkeit der Sehnen ist so stark, dass sie bei normaler Galopp- oder Sprungbelastung nicht einreißen kann. Erst bei ständiger Überanstrengung kommt es – bei mangelhafter Durchblutung der Sehne – zu einer Degeneration der Sehnenfasern mit einer verringerten Zugfestigkeit der ganzen Sehne. Bei wiederholter derartiger Überforderung der Sehnen stellt sich dann bei der erstbesten starken Überanstrengung der jetzt erkennbare Sehnenschaden ein. Probleme an den Sehnen können energetisch gesehen immer Yin oder Yang-Probleme sein.

Eine Degeneration von Zellen oder das Reißen von Sehnenfibrillen führen zu entzündlichen Gewebsreaktionen: Schwellung, Schmerz und Wärme, den klassischen Symptomen einer Sehnenentzündung. Während der Heilphase bildet sich in der Sehne Granulationsgewebe, das dem alten Sehnengewebe ähnlich ist.

▷ Die Heilung ist abhängig von Umfang des Sehnenschadens, dem Alter des Pferdes und der Länge der Schonzeit.

Geringe Sehnenschäden können nach 1–2 Jahren vollständig ausgeglichen sein. Ernste Schäden haben ein ständig bleibendes Narbengewebe im Innern der Sehne zur Folge mit verringerter Festigkeit und hoher Rückfallquote. Generell muss die geforderte Leistung unterhalb der Belastung liegen, die den Sehnenschaden verursacht hat.

Die Gleitfähigkeit einer geschädigten Sehne ist immer gestört, meist sogar verschwunden.

Eine geschädigte Sehne beeinflusst zudem die Tätigkeit anderer Sehnen.
Angelaufene Beine, also geringgradig verdickte Beinkonturen, sind immer ein Hinweis auf eine überlastete Beugesehne. Treten diffus angelaufene Hinterbeine besonders bei Boxenhaltung auf, überlagern sich in aller Regel Bindegewebsschwächen, alte Sehnenschäden und Kreislaufprobleme.

5.10.1 Sehnenentzündung, Sehnenriss

Sehnenentzündungen und teilweise oder vollständige Zerreißungen der Sehnen gehen nahtlos ineinander über. Bei mittelgradigen Sehnenentzündungen haben wir eine mehr oder weniger stark ausgeprägte Zerreißung einzelner Sehnenfasern. Ein teilweiser oder vollständiger Riss einer einzigen Beugesehne muss nicht unbedingt Totalausfall der Gliedmaße bedeuten, da meist eine Funktionsübernahme durch andere Strukturen erfolgt. Zerrissenes Sehnengewebe kann naturgemäß nicht in alter Qualität nachwachsen. Es kommt zu einer Verdickung im Beugesehnenbereich durch Narbengewebe, das der Sehne wieder eine gewisse Festigkeit gibt. Das Narbengewebe ist minderwertiger als das ursprüngliche Gewebe. Die mindere Qualität wird durch Volumenzunahme (= Verdickung) kompensiert. Reagiert diese Verdickung nicht mehr auf Druck, haben wir einen fortgeschrittenen Heilungsprozess. Das Narbengewebe ist nach 1½ Jahren wieder bedingt belastbar. Die ursprüngliche Festigkeit wird nicht mehr erreicht, der Schwung im Bewegungsablauf ist weg.

▷ **Sehnenentzündungen** sind meist therapieresistent. Sie entstehen oft durch Probleme in einem Gelenk, der Hufrolle, der Wirbelsäule oder durch Fehl- oder Überbelastung.

5.10.2 Schäden der Beugesehnen

Eine der wichtigsten Sehnen und die größte Schwachstelle beim Pferd ist die Beugesehne. Wie kommt es zum **Sehnenschaden**? Oberhalb jeder Beugesehne befindet sich der zugehörige Muskel. Bei jedem Galoppsprung zieht der sich zusammenziehende Muskel leicht, aber ständig an der Sehne. Bei Galoppende lässt die Muskelspannung nach, die Sehne wird nicht mehr straff gehalten. Das

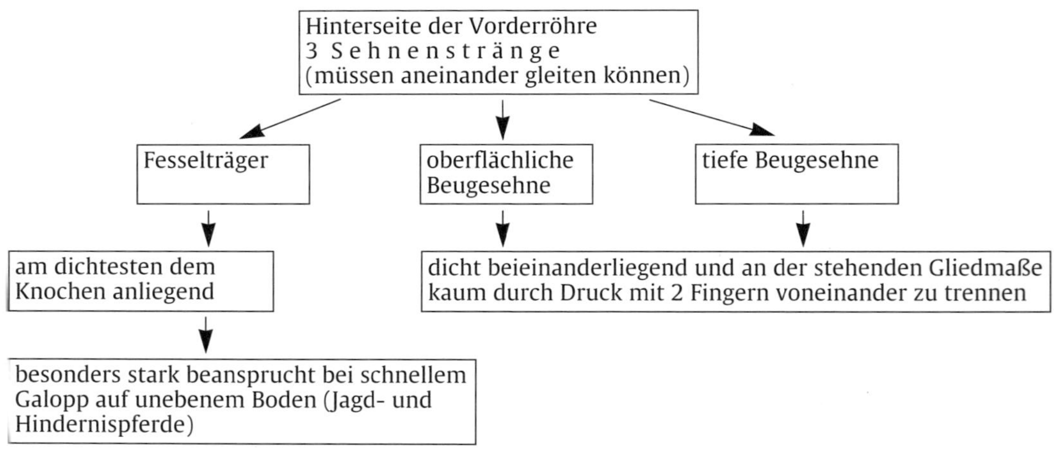

Die einzelnen Sehnen können nur an der hochgehobenen Gliedmaße deutlich vom Vorderfußwurzelgelenk bis zum Fesselgelenk getastet werden. Gesunde Sehnen lassen sich gut von einander trennen, sind gleichmäßig dick, nicht vermehrt warm und bei leichtem Druck schmerzhaft. Vorbeugend wird empfohlen eine Stunde nach dem Reiten/der Anstrengung die Beugesehne auf beginnende Entzündung durchzutasten. Jede Schmerzäußerung ist ein erstes Anzeichen eines beginnenden Sehnenschadens. Wird trotzdem weitergearbeitet, beginnt ein unheilbarer Sehnenschaden.

Vorderbein tritt oft nicht mehr sicher und gerade auf den Boden. Durch die hierbei möglichen seitlichen Schlackerbewegungen und Verkantungen können die Sehnen ruckartig überdehnt werden.

5.10.3 Pflege der Sehnen – Vorbeugen von Sehnenschäden

Die häufigste Ursache ist die Überforderung des Pferdes, d. h. auf die geforderte Leistung wird falsch vorbereitet. Ebenso häufig ist das Reiten des Pferdes auf der Vorhand, das Pferd tritt mit der Hinterhand nur wenig oder überhaupt nicht unter (schlechter Reiter!). Auch ungeübte Reiter mit hohem Reitergewicht sorgen für Sehnenprobleme beim Pferd.

Die beste Vorbeugung sind eine natürliche, artgerechte Fohlenaufzucht (Auslauf und Weide mit Spielgefährten) ohne Mastfutter (sonst stimmt das Calcium-Phosphor-Verhältnis nicht) sowie täglich mehrere Stunden Bewegung (aufbauendes Sehnentraining). Bei der Arbeit können gut sitzende Ganaschen das Schlimmste z. B. Schäden durch das Greifen verhindern. Nach der Arbeit sollten die Beine ca. 10 Minuten mit kaltem Wasserstrahl abgespritzt werden. Ja, und dann ist da noch die Sache mit dem Schmied. Wie lange ist der Beschlagtermin schon vorbei? Ist die Hufzehe zu lang (Trachten vermehrt abgenutzt)? Glatte Eisen bieten keinen Halt, wir brauchen griffige Eisen.

- ▷ Das oben Gesagte sind die Vorschläge der Pferdeleute. Besser als die meisten dieser Vorschläge – ausgenommen der Beschlag – ist die *energetische Vorsorge.*
- ▷ Über die Akupunkturpunkte **Gbl 34** und **Bl 60** können wir die Sehnen stärken. Beide Punkte haben auch eine starke Wirkung auf die Muskeln.

III.
Angewandte Therapie

1. Vorbereitende Maßnahmen

1.1 Angstlösende Kontaktaufnahme

Das soziale Gefüge im Stall beeinflusst den Therapieerfolg ganz erheblich. Die Behandlung erfolgt daher am besten in der Box. Das Pferd ist dabei angebunden. Der Besitzer sollte möglichst weit weg vom Pferd sein, auf keinen Fall darf er/sie vor dem Pferd stehen, wenn notwendig, dann seitlich vom Pferd. Spielende Kinder stören die Behandlung nicht, aber steife Menschen.
Das Pferd ist ein sehr soziales Wesen und dem Menschen von Natur aus zugetan. Lässt es trotzdem den Behandler nicht an sich heran, bringt das Ausstreichen von Brust in Richtung Unterkiefer in aller Regel Besserung. Wir können die Ängste des Pferdes durch Streichen über die Vorderbeine reduzieren. Ein angstfreies Pferd ist wichtig, denn **Angst kann jeden Meridian stören**. Ein angstvolles Pferd vermittelt uns einen anderen energetischen Zustand, nicht den krankhaften. Ebenso ist das Auflegen der Hände über die Augen des Pferdes sinnvoll. Diese Geste fördert das Freundschaftsverhalten. Gleichzeitig werden dadurch die langen Meridiane stimuliert. Auch ein großflächiges Streichen um die Augen, wodurch die Reunionspunkte stimuliert werden, kann sinnvoll sein. **Jede Kontaktaufnahme mit anderen Wesen ist schon eine Behandlung**.

1.2 Spezielle Therapiehinweise

- Vor der Behandlung reiben wir die Hände am besten an Wolle. Dies erhöht das Energiepotential.
- Solange ein energetischer Gesamtbefund für den Patienten nicht da ist, darf in einer großen Leere nie hart, sondern immer nur weich z. B. mit Pinsel therapiert werden. Die ganz **feine Arbeit mit dem Pinsel** (Chinaborsten, keine Plastikhaare) **hat eine starke energetische Wirkung.** Ein Energiefluss ist wieder möglich, verhärtete Strukturen (sie formen den Charakter) erweichen, Muskeln lösen sich und ändern das Empfinden.

Geben eines Punktes heißt:
Punkt mit APM-Stäbchen drücken
oder
Punkt mit Daumen oder übereinander gelegtem Zeige- und Ringfinger halten
oder
Punkte rotierend massieren.

- In der Sattellage therapieren wir wenig. Dieser Bereich wird durch den Sattel genügend massiert.
- Gleiches gilt für den Halfterbereich, ausgenommen, es sind Scheuerstellen in diesem Bereich vorhanden.
- Pferde lieben das Punkte drücken mit dem Stäbchen nicht.
- Die Vorderbeine des Pferdes sind extrem empfindlich. Deren Behandlung sollte immer an letzter Stelle stehen. An den Beinen ist die Arbeit mit den Fingern oder mit einem Pinsel besser als mit dem Stäbchen.
- **Zu viel Energie eines Punktes** können wir in Meridianflussrichtung ableiten, indem wir den stumpfen Teil des Stäbchen auf den Punkt stellen, während die Stäbchenspitze in Meridianrichtung gehalten wird.
- Besteht das Problem in einer **punktuellen Leere**, können wir diese auffüllen, indem jeweils zwei leere Punkte miteinander verbunden werden.
- Haben wir nur *einen* leeren Punkt, so **legen wir eine so genannte Energieleitung**, indem wir mit einer Hand auf diesen leeren Punkt gehen und mit der anderen Hand in Meridianrichtung auf diesen Punkt zugehen.
- Besteht ein Problem auf *beiden* Körperseiten, beginnen wir immer auf der schlechteren Seite.
- Bei **Störungen im Meridian** ist es besser den Meridian zu ziehen und zusätzlich den Tonisierungspunkt des Meridians zu setzen.
- Wird die **Erzeugung des Ebbe-Flut-Effektes notwendig**, ist es sinnvoll den Meridian einmal mit dem Pinsel und zweimal oder mehrmals mit dem Stäbchen zu machen.
- Führt die Arbeit mit dem Stäbchen zu keinem überzeugenden Erfolg, dann verwenden wir Licht (Farben).

- Macht das Pferd bei der energetischen Behandlung die **Augen** zu, hören wir mit der Behandlung sofort auf, denn sie läuft nicht in der gewünschten Richtung. Beginnt das Pferd dagegen zu kauen, ist das Problem gelöst.
- Die **Kaubewegung** zeigt z. B. an, wenn sich Rückenprobleme lösen und die Besserung bis in die Halswirbelsäule kommt. **Schnauppt** ein Pferd bei energetischer Behandlung ab, so ist das ein Hinweis auf Probleme in der Brustwirbelsäule. **Gähnt** es, geht verbrauchte Energie ab. Nach umfangreicher energetischer Arbeit kann das **Maul wie aufgeschwollen** wirken und schimmernd glänzen. Dies ist ebenfalls ein gutes Zeichen.

Vorgehen:
- **Inspektion**
- **Diagnose- und Hinweispunkte anwenden**
- **energetischen Befund festlegen**
- **Form der energetischen Behandlung festlegen**

1.3 Inspektion des Pferdes und Befunderhebung

Bevor wir an einem Pferd energetisch arbeiten, machen wir einen *Sichtbefund am ungeputzten Pferd.* Wir sehen die Leck- und Scheuerstellen, die kleinen Flecken mit Stichelhaaren, die uns frühere Verletzungen und Narben anzeigen (siehe auch »Fülle/Leere« auf Seite 38).

Eine gründliche Inspektion und Befunderhebung ist ganz wichtig. Nur so können wir feststellen, was dem Pferd im konkreten Falle überhaupt fehlt. Bei einer energetischen Behandlung sind uns die schulmedizinischen Krankheits- oder Symptomenbezeichnungen wenig hilfreich, denn eine Vielzahl von energetischen Fehlzuständen kann das gleiche oder ein ähnliches Krankheitsbild hervorbringen. Energetische Arbeit ist also immer eine Individualbehandlung bezogen auf den individuellen energetischen Zustand. Je gründlicher die Erhebung des energetischen Befundes erfolgt, desto erfolgversprechender ist auch die Behandlung. Erst wenn wir den energetischen Befund haben, können wir aus der Palette der in diesem Buch vorgestellten Methoden die geeignetste Behandlung wählen. Im folgenden werden deshalb teilweise auch verschiedene Möglichkeiten aufgezeigt, ein Problem anzugehen.

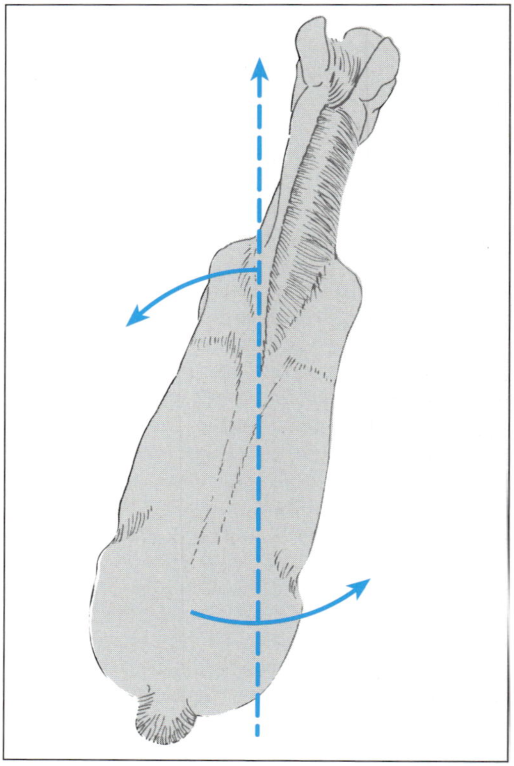

Abb. 65

In unserem Bild ziehen der Blasen- und der Nierenmeridian zu sehr nach rechts. Die Ausrichtung müsste nach links erfolgen. Wir setzen zuerst die Sedierungspunkte auf dem Blasen- und Nierenmeridian der rechten Körperseite, dann tonisieren wir den gesamten Blasen- und Nierenmeridian der linken Körperseite. Ferner setzen wir die Anfangs- und Quellpunkte des Blasen- und Nierenmeridians der linken Körperseite.

▶ Wir beginnen unsere Befunderhebung immer am Kopf und beenden diese am Schweif.

Jedes Körperareal wird berücksichtigt. Ist die Bewegung des freilaufenden Pferdes in Ordnung? Sind Biegungen möglich? Ist an der Longe die gezogene Kreisbahn sauber? Sind die Bewegungen auf beiden Händen gleich gut? Nur so können wir die Ursache und

die Wirkung feststellen. Beim Bewegungstier Pferd müssen wir zudem ein großes Augenmerk auf evtl. vorhandene Subluxationen, die eine beachtliche Wirkung auf das Nervensystem haben, richten.
Eine **Subluxation** (unvollständige Verrenkung eines Gelenkes) ist schmerzhaft, das Pferd zeigt meist eingeschränkte Funktionen. Bei der Subluxation der Wirbelsäule ist mindestens ein Wirbel verrutscht, er klemmt und drückt auf den Nerv. Dadurch wird die Beweglichkeit des Halses und des Rückens beeinträchtigt, ggf. so stark, dass Muskeln und evtl. auch die Nerven nicht ordnungsgemäß arbeiten. Nur wenn das Nervensystem ordnungsgemäß arbeitet, funktionieren auch die einzelnen Organe und Gewebsabschnitte normal, d. h. sie können Krankheitserreger abwehren und verletzte Gewebe reparieren. Das Nervengewebe ist sehr empfindlich, ein winziger Druck kann bereits ausreichen, um die Funktion eines Nerven zu stören und den Informationsfluss zwischen Gehirn und Körper unterbrechen. Sehr häufig werden Nerven an den Austrittstellen aus der Wirbelsäule eingequetscht. Weil das Zentralnervensystem sämtliche Organe und Gewebsverbände überwacht und steuert, muss der ungestörte neuronale Informationstransport in beide Richtungen gewährleistet sein, damit der Körper ordnungsgemäß funktionieren kann. Gestörte Nerven erzeugen lokale Schmerzen im Hals und Rücken oder im ganzen Bein (z. B. Ischiasneuralgie), sie bedingen aber auch eine unsaubere Koordinierung aller Körperfunktionen z. B. der Muskelkontraktionen. Fehltritte bei mangelhafter Muskelkoordination können dazu führen, dass weitere Gelenke und Sehnen am Bein verletzt werden. Unterbrochene Nervenbahnen haben weitere Wirkungen z. B. verminderte oder unregelmäßige Schweißbildung, gestörte Rosse, chronischer Bauchschmerz.
Verursachende Faktoren einer Subluxation sind Sattel, Trächtigkeit, zu intensives Training, reiterliches Fehlverhalten oder Stress. Am häufigsten führen Wirbelsäulenverletzung und gewaltsame Einwirkung zu Subluxationen. Auch der Reiter kann das Problem sein, denn das Pferd muss dessen Gewicht ausbalancieren. Viele Ursachen werden auch durch schlecht sitzendes Zaumzeug oder einem ungeeigneten Sattel (passt nicht, sitzt schief, liegt zu weit vorn) gesetzt. Ebenso spielt der unsachgemäße Gebrauch von Martingalen, Ausbindern und Kappzäumen eine wichtige Rolle. Weiter kann eine unzureichende Hufpflege, überstehendes Horn, hohe Trachten oder kleine Hufeisen die Bewegung und Haltung des Pferdes beeinträchtigen und dadurch Subluxationen setzen. Die häufigsten Subluxationen sind die des Iliosakralgelenkes (KDG), die mit herkömmlichen Methoden kaum behoben werden können. Durch das tägliche Training bei Turnierpferden entstehen permanent kleinere Verletzungen an Gelenken, Knochen, Muskeln, Bändern und Sehnen. Wirbelsäulentraumen entstehen auch bei Schwergeburten (gewaltsame Geburtshilfe).

2. Wichtige Anwendungsbereiche

2.1 Kopf und Hals

Kopf und Hals können ihre Funktion als Balancierstange nur dann erfüllen, wenn sie energetisch gut versorgt sind. Leider ist dieser freie Energiefluss nur sehr selten gegeben.

- Hat ein Pferd **ständig das Maul geöffnet** oder **kaut** es **ungleichmäßig**, so sind das übergeordnete Symptome, die vor allen anderen Problemen gerichtet werden müssen.
- **Maulschwierigkeiten** und **Kopfschlagen** haben ihre Ursache oft in **mangelnder Ganaschenfreiheit** und Rückenproblemen.
- Holt ein Pferd den Zügel ständig aus der Hand, liegt meist eine Blockade der Halswirbelsäule vor.

Der 7. Halswirbel, er hat keine Dornfortsätze, kippt leicht, wodurch häufig die Energiezufuhr zu den Vorderbeinen abgeklemmt wird. Ein falsch gestellter 7. Halswirbel bringt das ganzes System durcheinander. Alle KDG-Probleme wirken auf den 7. Halswirbel. Die Position des 7. Halswirbel kann durch Farbanwendung (linke Seite Orange, rechte Seite Blau) verändert werden, um wieder eine genügende Beweglichkeit des Halses und damit der Halswirbelsäule zu erreichen. Wir können auf einfache Weise und zwar durch ein passives Hin- und Herbewegen des Kopfes und Halses prüfen, ob eine genügende Beweglichkeit auf allen Seiten gleich stark ausgeprägt vorhanden ist. Zunächst prüfen wir, ob eine größere Biegung nach links oder rechts, dann kleinschlägigere Hin- und Herbewegungen möglich sind. Durch die wiederholten Hin- und Herbewegungen des Halses können wir uns Wirbel für Wirbel vorarbeiten und ändern so die Statik der Halswirbelsäule. Diese Prüfung dürfen wir aber erst vornehmen, wenn KDG und Kreuzbein durchgearbeitet und gelockert sind. Häufig haben wir die oben geschilderte Problematik bei langhalsigen Pferden, denn hier sind die stützenden Rückenmuskeln und -bänder stärkeren Belastungen ausgesetzt (siehe hierzu »Korrektur der Beckenstellung«). Bei allen Halswirbelsäulen-Problemen sind **Di 17** und **Di 18** verspannt. Oft sind auch Verspannungen am unteren Ganaschenrand vorhanden, die wir durch leichtes Schlagen mit der Handkante quer zu dem Muskelfasern lockern.

> Muskelverspannungen führen immer zu erheblichen Energieflussstörungen.

- Wirbelverstellungen, besonders im Bereich der Halswirbelsäule, signalisieren immer energetische Probleme im Leber- und Gallenblasenmeridian.
- Kopfschlagen und Kopfschütteln sind oftmals Folge von Verspannungen und schmerzhaften Verkrampfungen im Bereich des Halsträgers und des Kopfes.

Durch das Zusammenziehen bestimmter Muskeln wird z. B. die konvexe Haltung des oberen Halses bewirkt. Durch das Ausweichen des Kopfes nach oben oder unten versucht das Pferd diese Partien zu entspannen. Rücken- und Halsmuskulatur sind in den Übergangsbereichen gewissermaßen verzahnt.

- **Wollen Pferde nicht wenden** oder fangen sie zum **Steigen** an, liegt dies häufig an einer Fehlstellung des Atlas.

> Wir prüfen die Stellung des Atlas, indem wir mit unseren Händen die Ohrtüten umfassen und mit den Zeigefingern den Atlas berühren. Dabei muss aber der Kopf nach unten gehalten werden. Wir werden oft ungleiche Abstände von der Schädelbasis zum Atlas feststellen. Zur Korrektur tonisieren wir die Seite, wo der Atlas hin soll. Dies darf aber nur bei einem offenen Gelenk geschehen, d. h. der Kopf muss nach unten gehen.

- Lässt sich das Pferd nicht richtig an den Zügel stellen oder kann es den Kopf nicht normal drehen liegt oft eine **Versteifung in der Halswirbelsäule**, durch zwei Wirbel bedingt, vor.
- Ähnliche Symptome oder starkes **Knirschen mit den Zähnen** oder ständig notwendige Zahnbehandlungen lassen uns an eine Subluxation des Kiefergelenkes denken.
- Kämpft das Pferd ständig gegen die Ganaschen, besteht Überenergie im **3 E-Meridian.**
- Schiefgehende Pferde haben häufig Ver-

spannungen etwas seitlich über dem Maul im Bereich des Magenmeridians. Werden diese gelöst, entfällt das Schief gehen.

- Die **Fohlenataxie** und die spinale Ataxie entstehen durch deformierte oder zu eng stehende Halswirbel.

Dadurch wird das Halsmark gequetscht und es kommt zu einer Nervenschädigung. Letztere ist schließlich für die unkoordinierte Bewegung besonders bei scharfen Wendungen und Rückwärtsbewegung verantwortlich. Trab und Galopp sind im Bewegungsablauf zerhackt, der Schritt ist oft fehlerfrei.

▶ Bei Ataxie oft sehr hilfreich **Bl 15, GG 15, GG 18.**

Genickfreiheit

Verwirft sich ein Pferd laufend im Genick, zeigt dies immer ein Problem der Halswirbelsäule (HWS), oder energetisch gesehen, im Element »Holz« an. Diese Probleme können also durch energetische Störungen im Blasen- und Nierenmeridian (Ernährungskreislauf) oder im Lungen- und Dickdarmmeridian (Kontrollkreislauf) verursacht sein.

> Der 7. Halswirbel bringt – sofern nicht richtig gestellt – das ganze System durcheinander.

- Ein versetztes Genick können wir über den **Bl 2** auf der Mitte der Ohrsehne mit den Farben **Rot** und **Grün** reponieren.
- Halten wir **Di 15** auf beiden Seiten, lassen sich viele Genickprobleme beheben.
- Die Genickfreiheit können wir auch dadurch verbessern, indem wir eine Hand zwischen die Augen halten, die andere hinter die Ohren, dort, wo das Halfter normalerweise liegt.
- Dreht ein Pferd in der Halle den Kopf ständig nach außen, erreichen wir mit **Rot** auf **Di 19,** dass der Kopf nach innen gedreht wird, das Pferd lässt den Kopf besser fallen.

Tonisieren wir z.B. das Element »Feuer«, kommt das Pferd fester gegen den Zügel, es zieht nicht mehr einseitig am Zügel. Pferde, die beim Reiten ein schnorchelndes Geräusch von sich geben oder Schnupfen haben, reiben sich gerne den **Di 20** am Bein, um den Schleim aus der Nase zu bringen.

- Steht ein Ohr höher als das andere, dies ist immer ein Zeichen für Probleme in der Halswirbelsäule, somit müssen wir im Element »Holz« arbeiten. Oftmals kann auch die Lähmung des Radialisnerv (= Speichennerv) z. B. durch Schlag ausgelöst, energetisch erfolgreich angegangen worden.

2.2 Schulter

Ein Schulter-Arm-Syndrom können wir über das **GG** beeinflussen. Eine echte Schulterlahmheit ist selten. Meist liegt eine Bursitis bicipitalis (Schleimbeutelentzündung) als Sekundärfolge einer Lahmheit im unteren Vorderfußbereich z.B. Podotrochlose vor. Richtige Schulterlahmheit entsteht aufgrund von Nervenverletzungen oder anderen Traumatas. Im allgemeinen spricht bei Schulterlahmheit die APM recht gut an.

◀◀ Falsch ist es, die lahme Schulter mit **Di 16** (Nähe Tuberculum majus) zu behandeln.

> An einem Großteil von Lahmheiten und Schmerzen der Schulter und im Schulter-Arm-Bereich ist der **3E-Meridian** massiv beteiligt. Fällt ein Pferd mit der Schulter ständig zur Seite, müssen wir im Element »Wasser« therapieren. Sind wir mit der Bewegung aus der Schulter nicht zufrieden, tonisieren wir **Dü 10** (in der Mitte der Schulterblattgräte) und **Dü 11** (caudal hinter dem Schulterblatt im Gewebe).

2.3 Beine und Knie

Ist der Bewegungsablauf des Pferdes durch Schäden an den Beinen ungleich und wird der Kopf durch Zäumung auch noch fixiert, kann es zu erheblichen Problemen im Bereich des Rückens kommen, obwohl die Ursache anderswo liegt. Eine Steifigkeit des Vorderfußes, insbesondere des Ellbogens und des Oberarms, wird oft durch einen Energiemangel im **3E**-Meridian unterhalten. Bei der gelegentlich vorkommenden Subluxation des Karpalgelenkes rutscht einer der oberen Knochen nach vorne weg. Überdehnungen beim Ausgleiten und Grätschen der Beine können zu ausgedehnten Zerrungen, besonders im Bereich der inneren Oberschenkelmuskeln, führen. Zerrungen und Quetschungen sind beim Pferd sehr schmerzhaft und hemmen die Beweglichkeit für einige Zeit.

> Energie ableiten: APM-Stäbchen wird mit dem stumpfen Teil auf einen Akupunkturpunkt gestellt. Hält man die Stäbchenspitze in Meridianrichtung, wird die Energie in Meridianflußrichtung abgeleitet.

Häufig sind sehr viele Pferde im Fesselbereich leer (siehe »Mauke«). Sind die Beugung oder Bewegung der Hinterextremität oder die Beugung des Kniegelenks erschwert oder ist diese wegen Schmerzen im Lendenwirbelbereich gar nicht möglich, liegen die Probleme im GG und im Blasenmeridian.

> Zu viel Energie in einem Meridian des Vorderbeines kann durch Ziehen des Oppositionsmeridians in das gleichseitige Hinterbein abgeleitet werden.

Scharren und Wühlen beim Fressen zeigen ernsthafte Probleme im Maul an. Das Pferd zeigt durch sein Verhalten an, dass es Hunger hat (Zahn- oder Kieferprobleme). Bei allen Problemen der Vorderbeine schauen wir nach Satteldrucknarben, denn diese haben eine Fernwirkung auf die Vorderbeine.

> Der Akupunkturpunkt **Dünndarm 3,** am Ende des Griffelbeins gelegen, tonisiert das gesamte Yang.

Kniegelenksbeschwerden

Diese Beschwerden weisen auf ungleiche Energieverhältnisse zwischen Knie- und Darmbeinbereich hin (Alarmpunkt **Dünndarm**). Zudem zeigt Le 9 meist eine Leere. Der Alarmpunkt Dünndarm zeigt auch immer dann an, wenn die Kastrationsnarbe mit Kniegelenksbeschwerden korrespondiert. Zum Energieausgleich legen wir eine Hand auf das Darmbein und die andere Hand neben den Schlauch. Dies machen wir auf beiden Körperseiten. Kniegelenksbeschwerden entstehen auch dann, wenn Bl 26 sehr voll ist.

- Wir machen dann einen Energieausgleich zwischen **Bl 26** und dem Knie.

2.3.1 Sprunggelenk

Die kleinen Tarsalknochen bzw. -gelenke dienen vor allem der Stoßbrechung. Die Belastung des Sprunggelenkes steigt, je größer die vorwärtstreibende Kraft ist.
Wir prüfen das Sprunggelenk. Ist es stabil, instabil, wackelig oder knickt es bei Belastung nach außen weg? Ist ein Bein durch ein evtl. verdrehtes Becken etwas länger? Wird das längere Bein belastet? Knickt das Sprunggelenk ein, wird der Huf oft beim Auftreten weiter nach innen gesetzt. Ein wackeliges Sprunggelenk ist eine energetische Disharmonie, die häufig in Spat endet.

> Der Kleine Kreislauf macht häufig die Beine leer. Deshalb gleichzeitig die Beinmassage nach diesem Buch machen!

Sinnvoll ist eine Grundbehandlung mit Touch for Health-Methoden oder APM, um die energetische Harmonie wieder herzustellen. Meist

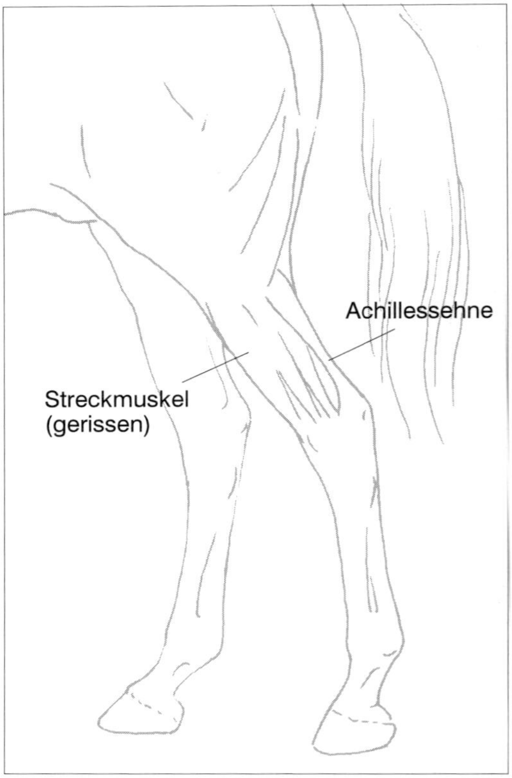

Abb. 66

ist damit auch das Problem der Beinlängendifferenz beseitigt, wenn nicht, korrigieren wir das Kreuz-Darmbein-Gelenk (KDG). Die vorher erwähnte Beinlängendifferenz hat in aller Regel nichts mit einer anatomischen Unterschiedlichkeit zu tun. Sie ist fast immer rein funktioneller oder emotionaler Natur und somit korrigierbar. Schmerzen im Sprunggelenk spiegeln sich in einer Disharmonie im **Bl-**, **Gabl-**, **Ma-** und **MP**-Meridian wider. Werden sie nicht behoben, werden die übrigen auf der Innenseite des Sprunggelenks verlaufenden Yin-Meridiane gestört.
Neben den beim Pferd selteneren Rissen einzelner Fasern oder Muskelbändern ist besonders der Riss des sehnigen Anteils des Musculus gastrocnemius (Fersensehnenstrang) bekannt. Dieser Riss zeigt sich in der unnatürlichen Möglichkeit, das Sprunggelenk bei gleichzeitiger Streckung des Kniegelenks zu beugen. In einem solchen Falle können wir mit energetischen Maßnahmen auch nichts mehr ausrichten, da die Strukturen zerstört sind.

2.3.1.1 Spat und sonstige Fehler des Sprunggelenks

Spat ist der volkstümliche Name für Arthritis der kleinen Sprunggelenke, einer Knochenauflagerung nach einer durch Überanstrengung bedingten chronischen Knochenhautentzündung an der Innenfläche des Sprunggelenkes. Spat führt zur Lahmheit. **Rehbein** ist die Bezeichnung für die gleichen Knochenauflagerungen, jedoch an der Außenfläche des Sprunggelenks. Auch das Rehbein führt zur Lahmheit. Säbelbeinigkeit disponiert zu Spat. Ebenfalls disponierend wirken spitzgewinkelte Hufe, weil hier die Gliedmaße weit vorschwingen (raumgreifender Schritt bei sehr niedrigen Trachten).

> Mit der Beugeprobe des Sprunggelenks kann der schmerzhafte Prozeß lokalisiert werden. Die Beugeprobe ist bei verdächtigen Sprunggelenken zu 17% negativ, zu 83% positiv. Bei der Röntgenuntersuchung ist Spat meist nicht zu erkennen. Heute verwendet die Schulmedizin meist die Intraartikuläranalgesie. Die Therapie der Spatpatienten ist häufig enttäuschend, sofern sie nicht energetisch erfolgt.

Bei Spat zeigt sich in der Regel eine Fülle vom Knie bis zum Sprunggelenk (besonders im Bereich **Le 4**), d. h. der Bereich Sprunggelenk bis Huf ist energetisch leer. Die Störung kann aber auch tiefer liegen. Wir leiten die Fülle in Flussrichtung des Meridians ab. Häufig ist es jedoch besser, die Energie entgegen der Flussrichtung, also nach **Le 1** abzuleiten. Oft muss auch der Magenmeridian ab Sprunggelenkshöhe in Richtung **Ma 1** am Kopf gezogen werden, ggf. zusätzlich den MP-Meridian ab Sprunggelenkshöhe entgegen der Energieflussrichtung, also nach **MP 1** ziehen. Meist zeigen sich vor Spat- und Rehebeginn Scheuerstellen am Sprunggelenk (rau, hart, verspannt und zwar in der Vertiefung).

▷ Machen wir eine Tiefenmassage mit dem Stäbchen quer zu den Muskelfasern, lösen sich diese Verspannungen.

Hasenhacke und Piephacke

An weiteren, oft am Sprunggelenk vorhandenen Fehlern, müssen noch die Hasen- und die Piephacke erwähnt werden. Die **Hasenhacke** entsteht dadurch, dass die hintere Begrenzung des Sprunggelenkes nicht gerade ins Röhrbein übergeht, sondern eine nach hinten gerichtete Ausbuchtung zeigt. Ein Sprunggelenk mit Hasenhacke ist nicht so stabil. Die **Piephacke** ist eine Geschwulst auf dem Sprungbeinhöcker aufgrund mechanischer Einwirkung. Sie wird als Schönheitsfehler eingestuft.

2.3.2 Verbesserung des Bewegungsablaufs

- Pferden, die eine **lange Lösungsphase** haben, können wir helfen, indem wir vor dem Reiten unsere Basistherapie durchführen. Hat ein Pferd Schwierigkeiten den Takt zu halten, können wir als Erstbehandlung die Elementepunkte aller Beine *großflächig pinseln.*

In aller Regel hilft das. Wenn nicht, müssen wir wieder einmal mit unserer Grundlagenarbeit anfangen. Oft sind bei solchen **Taktunreinheiten** auch ein Vorderbein oder die Schulter leer.
Harmonie im Element Feuer gibt dem Pferd eine gleitende Bewegung, so wie auf Rollschuhen.
Die **freie Bewegung** ist aber nur möglich,

wenn das Pferd ohne Angst, selbstsicher und ausgeglichen ist (Herz- und Kreislaufmeridian). Fehlt diese gleitende Bewegung prüfen wir nach Seite 58, woher diese energetische Störung kommt. Viele Pferde gehen bodeneng, d. h. es sind Probleme in der Beinstellung vorhanden. Bodeneng heißt, durch zu viel Energie der innenliegenden Meridiane wird das Bein oder ein bestimmter Beinabschnitt nach innen gezogen. Eine bodenenge Stellung lässt sich durch einen Energieausgleich beheben.

Gut geeignet ist hierfür die APM. Ist nur ein Bein betroffen, tonisieren wir **alle Meridiane** dieses Beines. Ist nur ein Hinterbein betroffen, tonisieren wir den **Ni-Meridian** um den Schlauch. Das Bein kann dann besser abgespreizt werden. Probleme mit **Kreuzgalopp** und ständiges **Umspringen im Galopp** werden im Abschnitt »Kruppe« mitbehandelt. Greift ein Vorderbein nicht richtig vor oder mehr vor als das andere, zeigt dies einen Mangel im Element »Metall« an. Oft genügt schon die **Beinmassage**, um das ungleiche Vorgreifen zu beheben. Ist die Bewegung vorwärts schleppend und nicht dynamisch genug, geben wir die Farbe **Rot** auf die Schweifspitze. Aber nicht zu lange, wir könnten sonst plötzlich eine Rakete vor uns haben. Wird ein Vorderbein schlecht nach hinten geführt, können zusätzlich **Dü 11** und **Dü 12** erforderlich sein.

Zeigt ein Hinterbein eine gute, das andere aber eine schwache Kraft, ist das Verhältnis Yin zu Yang in diesem Bereich erheblich gestört. Beispiel: die Kraft bzw. der Schub der linken Hinterhand ist gut, die der rechten Hinterhand schwach. Yin steht immer für Kraft, für den Schub dagegen immer das Yang.

- Einen Ausgleich können wir nur dadurch schaffen, indem wir eine Energieverlagerung von links nach rechts vornehmen und zwar durch Striche von der linken Seite zur rechten Seite über die Wirbelsäule und über den Bauch hinweg.

Weicht das Pferd mit der Hinterhand immer zur Seite, werden wir bei Abtastung eine Energieleere feststellen.

- Oft reichen hier bereits das Tonisieren des **GG** und starke Striche mit der Hand von der Lendenwirbelsäule über die Kruppe in Richtung Hufe, um das Pferd losgelassener und ohne Seitenstellung arbeiten zu lassen.
- **Klebt** das Pferd **in der Piaffe** einseitig am Boden, beseitigen tonisierende Striche im Yang des betreffenden Hinterbeines das Problem sehr schnell.
- Tritt ein Pferd beim **Rückwärtsrichten** nicht willig zurück, können wir die Opposition durch Tonisieren des Yangs des diagonalen Vorderbeines kurzfristig beseitigen.
- Alle Tiere gehen von Natur aus schief, weil immer eine Seite, wie bei uns Menschen auch, stärker ausgeprägt ist. **Schief gehende Pferde,** sie verstellen sich auch immer, können wir wie bei der ungleichen Schubkraft energetisch gerade richten.
- Wir können das **Geraderichten** durch Tonisieren des *Gürtelgefäßes* (am Pferd rechts, nach links vom Schweif aus gesehen) erleichtern. Die rechte Seite erhält dann mehr Aktion, die linke Seite mehr Kraft. Besser ist jedoch, vorher alle Endpunkte der Meridiane im Hufsaumrand zu tonisieren und zu beobachten, was passiert. So können wir einen Gesamtbefund erheben.

Meist zeigt es sich nämlich, dass nur noch mit einem oder zwei Meridianen weiterbehandelt werden muss. Über das energetische Gerade richten verbessern wir sehr oft gleichzeitig das Verhalten des Pferdes unter dem Reiter.

Fällt die Schulter zur Seite, befindet sich das Element »Wasser« in Disharmonie. Wallache mit einer Störung in der Kastrationsnarbe zeigen einen **kurzen Schritt mit wenig Raumgriff** der Hinterhand. Vielfach ist dieser verkürzte Gang mit einer wenig schwingenden Wirbelsäule, einer starren Schwanzwirbelsäule und einer dachförmigen Kruppe verbunden.

- Wir können solchen Pferden **zu mehr Raumgriff verhelfen,** indem wir über einen längeren Zeitraum hinweg täglich den Kleinen Kreislauf (siehe Seite 76) machen und die Beine mit energetischen Strichen (siehe Seite 78) ausstreichen.

Bei **Problemen in der Wendung** schauen wir, welches Vorderbein in der Wendung besonders belastet wird.

An dem besonders belasteten Bein behandeln wir zunächst den **Herz-** und **Dünndarmmeridian** mit **Grün.** Nach der Farbbehandlung schauen wir, ob die Bewegung jetzt besser ist. Sind noch Wünsche offen, machen wir den **Kreislauf-** und **3-E-Meridian.** Sollte auch dieser nichts wesentlich verbessern, den **Lungen-** und **Dickdarmmeridian.** Ist die Wendung der Hinterextremität erschwert, denken wir an **GG 2** und **GG 7,** da die Probleme auch durch Schmerzen im Lendenwirbelbereich verursacht sein können.

Zu viel Energie des Vorderbeines kann in das gleichseitige Hinterbein umgeleitet werden.

Das machen wir am einfachsten über die **Lo-Punkte**. Es ist auch sehr gut, die **Terminalpunkte** am Huf zu verbinden. Wir beginnen dabei am Hinterfuß außen und ziehen die Linie im Höhe des Hufsaumrandes nach innen, d. h. also immer von den abwärtsführenden Meridianen in Richtung der aufwärtsführenden Meridiane. Es gibt auch Verbindungen zwischen dem Yin und Yang der gleichen Extremität sowie eine Verbindung Yang der rechten Hinterhand zur linken Hinterhand und umgekehrt. Gleiches gilt auch für das Yin.

- Das Vorderbein des Pferdes ist extrem empfindlich, deshalb sollte hier eine Behandlung immer an letzter Stelle sein.
- **Offenstehende Vorderbeine** haben immer mit einem verdrehten Wirbel im Sattelbereich zu tun (diesen mit **Grün** behandeln). Wird der Wirbel korrigiert, verliert sich die zehenweite Stellung recht schnell.
- **APM-Creme** auf die Übergänge der Terminalpunkte im Kronensaum nach dem Reiten aufgebracht, bringt auf Dauer eine **bessere Bewegung**. Eine gesteigerte Reaktion erzielen wir, wenn die Cremebehandlung mit Farbe kombiniert wird.
- Oft zeigen Pferde **Verspannungen**. Es macht nicht gerade Freude, auf einem solchen Pferd zu reiten. Fahren wir jedoch mit grünem Licht vor dem Reiten die Wirbelsäule links und rechts der Wirbelkörper im Abstand von einer Handbreite entlang, entspannt sich das Pferd. Wir können diese Entspannung übrigens bei jedem Meridian erzielen.
- Sicher kennen auch Sie Pferde, die **nicht auf den Zirkel gehen wollen**. Massieren wir die zwei Punkte vor dem Kreuzbeinhöcker, werden wir diese Probleme kaum mehr haben. Wir müssen allerdings beachten, dass eine Abneigung, auf den Zirkel zu gehen, auf eine Blockade des KDG hinweisen kann.

2.4 Rücken

Die Rückenmuskulatur soll nur der Vorwärtsbewegung dienen. Das Reitergewicht wird von der Wirbelbrücke und den dazugehörigen sehnigen Strukturen getragen. Werden die Rückenmuskeln trotzdem zum Tragen mitbenutzt, verspannen und verkrampfen sie sich und werden in der Bewegung nach einiger Zeit schmerzhaft (Muskelkater). Der Rücken wird hart und schwingt nicht mehr. Schmerzen im Rücken sind erkennbar an einem zackelndem Gang.
Die Belastung der Wirbelsäule ist je nach Sportart verschieden. In der Dressur sollen die einzelnen Wirbel sehr beweglich sein, damit das Pferd den Rücken strecken und seine Hinterhand auf der Vorhand aufrichten kann. Beim Springen soll sich der Rücken gut beugen und strecken können. Vom Rennpferd erwarten wir schließlich eine elastische Wirbelsäule, denn nur diese lässt eine hohe Geschwindigkeit bei großer Schrittlänge zu. Auch die unterschiedliche Anatomie der Pferderassen kann Grund für eine Subluxation sein. Je länger z. B. ein Pferd ist, desto schwieriger ist es im Gleichgewicht zu halten, desto leichter kommt es, insbesondere wenn es Anfänger reiten, zu häufigen Subluxationen. Unzureichende Winkelung bei den Gliedmaßen erhöht z.B. die Stresskräfte, die auf die Wirbelsäule übertragen werden. Im übrigen dürfen wir die Reiter nicht vergessen! Haltearbeiten können die Abdominalmuskeln erst dann erfüllen, wenn die Dornfortsätze von Lendenwirbelsäule bzw. Kreuzwirbelsäule nicht im Winkel von 90 Grad stehen.

Typische Anzeichen für Rückenprobleme oder eines empfindlichen Rückens sind:
- **lässt sich nicht biegen**
- **verspannt sich beim Reiten**

- **biegt beim Aufsitzen den Rücken durch**
- **unruhig beim Aufsitzen**
- **verweigert**
- **empfindlich beim Putzen**
- **vermehrtes Kopf- und Schweifschlagen**
- **geht über dem Zügel (in allen Gangarten) und damit Wegdrücken der Wirbelsäule**
- **steifer Gang**
- **Einsenken des Rückens (Senkrücken).**

Die Ursachen für Weglaufversuche beim Aufsitzen, nicht an den Zügel gehen oder für Widersetzlichkeiten im Maul können auch Probleme an Zähnen, in Maulwinkeln, Kantengebiss, Wolfszähne, Verletzungen sein. Ist ein Pferd beim Putzen empfindlich, sollten vorher Probleme des Muskelstoffwechsels und Entzündungen ausgeschlossen werden. Ferner sollte der gesamte Bewegungsapparat (Vortraben auf hartem Boden und großem Zirkel – Beugeprobe, Vorreiten lassen!) geprüft werden, um orthopädische Probleme, vor allem, wenn sie nicht speziell auf einem Bein sind und deshalb nicht zu einer deutlich sichtbaren Lahmheit führen, zu erkennen.

▷ Es gibt keine eindeutigen Erkennungszeichen für das Vorhandensein von Rückenschmerzen.

Pferde mit kurzem Rücken neigen mehr zu Wirbelschäden, Pferde mit langem Rücken mehr zu Erkrankungen der Muskulatur und der Bänder.

Ursachen von Rückenproblemen:

- **Ausbildungsfehler**
- **Reiterfehler**
- **nicht passender Sattel**
- **erbliche Komponenten**
- **zu frühe Belastung**
- **Muskeln, Bänder und Sehnen des Rückens und des Bauches nicht gefestigt.**

2.4.1 Beschwerden der Wirbelsäule

Bei den Wirbelsäulenproblemen spielen Erkrankungen wie Missbildungen, ernährungsbedingte Entwicklungsstörungen, Schäden an den Wirbeln, leichte Gewebeschäden an Muskeln, Sehnen und Bändern, eine wichtige Rolle. Es gibt natürlich noch eine ganze Reihe spezieller Erkrankungen des Rückens, die zu Verspannungen führen können wie Satteldruck (durch verkalkte Talgknoten in der Sattellage), Veränderungen an den Dornfortsätzen (Kissing-Spines), Karpfenrücken, hochgedrückte Niere, Entzündungen der Rückenmuskulatur.

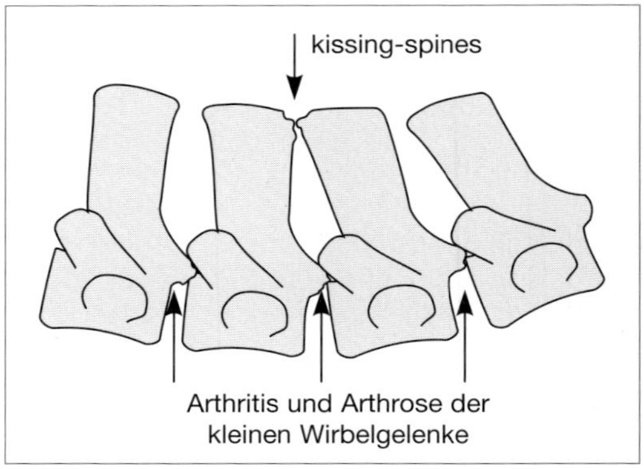

Abb. 67

Schließlich sollten sonstige Probleme mit Fernwirkung auf den Rücken wie Umstellung auf Barfußlaufen (hier zeigen sich oft Anzeichen einer Huflederhautentzündung – Schwung geht auf hartem oder geschottertem Boden deutlich verloren), Schmerz im Bein (es entstehen Verspannungen im Rücken), ständige leichte Kreuzverschläge, nicht vergessen werden.

Rückenprobleme können durch sorgfältiges, schonendes Einreiten, durch Antrainieren einer kräftigen Muskulatur des Rückens, des Bauches und an der Unterseite der Wirbelsäule sowie durch einen geeigneten, zum Pferd passenden Sattel, gemildert werden.

Häufig haben auch tragende Zuchtstuten Wirbelsäulenprobleme. Sie können den Rücken nicht beliebig krümmen oder sich frei auf ihm wälzen, um ihn auf diese Weise zu entlasten. Wir sehen dann auf unebenem Gelände unkoordinierte Bewegungen. Deshalb ist das Weiden bei Zuchtstuten sehr wichtig, da durch das stetige Heben und Senken des Kopfes die Nacken- und Rückenmuskulatur gekräftigt wird.

Probleme der Wirbelsäule können durch die Wirbel oder die Bandscheiben verursacht sein. Wirbelprobleme sind häufiger.

Häufig werden Rückenprobleme mit den Kissing-Spines erklärt. Diese sind aber nur ein sekundäres Problem. Eigentliche Ursache sind bspw. ein verletztes Sprung- oder Kniegelenk oder ein lahmes Vorderbein, wodurch als Kompensation ein steifer Gang entsteht, was wiederum zum Quetschen der Wirbel und der darin verlaufenden Nerven führen kann (gestörte Reizübertragung).

Subluxationen und andere Traumatas der Wirbelsäule treten verstärkt auf, wenn Muskeln, Sehnen und Bänder wenig trainiert sind.

Durch Palpation (Abtasten) der Wirbelsäule verschaffen wir uns einen Überblick.
Wo sind deutliche Erhebungen oder Dellen?
Die oberen Enden der Wirbel sollten auf einer Ebene liegen. Stehen Wirbel deutlich hervor, ist das ein Hinweis auf eine Fehllage. Steht die Wirbelsäule kurz vor dem Beckenbereich deutlich hervor? Pferde mit einer solchen Wirbelsäule wirken lendenlahm, meist setzen sie die Hinterbeine dichter unter den Rumpf.

Ein Pferd, das sich nach dem Reiten wälzt, hat immer Rückenprobleme. Entgegen landläufigen Meinungen ist das Wälzen nach dem Reiten kein Ausdruck des Wohlbefindens.

Prüfen auf Wirbelverschiebungen: Seitlich verschobene Wirbel können wir feststellen, indem wir mit dem Daumen und Zeigefinger seitlich die Wirbelsäule entlang fahren. Stellen wir einen seitlich verschobenen Wirbel fest, wird er korrigiert. Das Vorgehen ist auf Seite 126 und 127 beschrieben.
Die **seitliche Beweglichkeit der Brust- und Lendenwirbelsäule** prüfen wir, indem wir eine Hand an den Schweifansatz, die andere auf den Rücken des Pferdes (obere Enden eines Wirbels) legen. Wird nun der Schweif herübergezogen, sollte sich der Wirbel unter der Hand bewegen. Wir machen diese Prüfung auf beiden Seiten. Ist eine Seite beweglicher, liegt eine Subluxation vor. Es können mehrere Wirbel gleichzeitig subluxiert sein. Bei **Seitengängen junger Pferde** kippen die Lendenwirbel leicht. Wir sollten Seitengänge also erst nach Festigung der Wirbelsäule ins Training aufnehmen. Sind die Lendenwirbel offen und machen sie gleichzeitig eine Rotationsbewegung, blockieren sie häufig. In der **Versammlung**, sie ist eine Flexion der Wirbelsäule, kippen der 6. Lendenwirbel und der 1. Sakralwirbel. Lassen sich Pferde nur ungern versammeln, haben sie oft eine Rotationsblockade im LWS-Bereich. Pferde »lernen« sehr schnell diese Blockade in der Rotation, um sich z. B. in der Pirouette die Arbeit zu ersparen. Leider wird aber das Problem dadurch nur verstärkt.
Bei Rotationsblockade prüfen wir, welcher Zustimmungspunkt zutrifft und geben die Farbe drauf, die diesem Zustimmungspunkt entspricht (siehe Seite 89).
Ist die Beweglichkeit zwischen zwei Wirbeln beschränkt, kann sich die gesamte Wirbelsäule nicht mehr vollständig bewegen. Dieser Zustand verschlechtert sich zunehmend. Als Folge sehen wir Tiere, die sich nur sehr unwillig bewegen, weil ihre unteren Gliedmaßen steif sind. Eine solche, durch zwei Wirbel verursachte Versteifung in Rückenmitte führt dazu, dass keine Seitenbewegung mehr möglich ist. So kann z. B. ein Westernhorse keine scharfen Wendemanöver beim Barrel Race (Umrunden einer Tonne) machen. Liegt die durch zwei Wirbel verursachte Versteifung im Lendenwirbelbereich, gibt es Probleme beim Springen, der Rücken kann sich beim Sprung nicht mehr aufwölben.
Je stärker das Rückgrat seine Flexibilität einbüßt, desto intensiver **versucht das Pferd die Beschwerden zu kompensieren** z. B. durch Gewichtsverlagerung oder ein Bein anders zu bewegen. Diese Bewegungs- und Haltungsveränderungen können so weit gehen, dass das Tier plötzlich eine völlig andere Gangart besitzt (es lahmt dann häufig gar nicht).

Nun kennen wir die Problemzonen unseres Patienten. Wie geht es weiter?
Bei Wirbelsäulenproblemen oder Wirbelsäulenblockaden gilt es den Energiefluss wieder herzustellen. Das ist richtig. Aber Vorsicht, in aller Regel haben wir nicht alle Problembereiche gefunden! Testen wir mit der Methode zur Therapielokalisation nach, finden wir die restlichen. In aller Regel beginne ich jetzt mit der APM, also mit dem Feststellen von Leere oder Fülle. Meist sind die bereits länger bestehenden Rückenprobleme Leerezustände. Aber prüfen wir nach, indem wir das Gouverneurgefäß vom Widerrist bis zum Kreuzbein (also in Energieflussrichtung) ziehen. Zeigt das Pferd beim anschließenden Trab eine geringfügige Besserung wissen wir, es liegt ein

Häufige Ursachen von Wirbelsäulen-Problemen

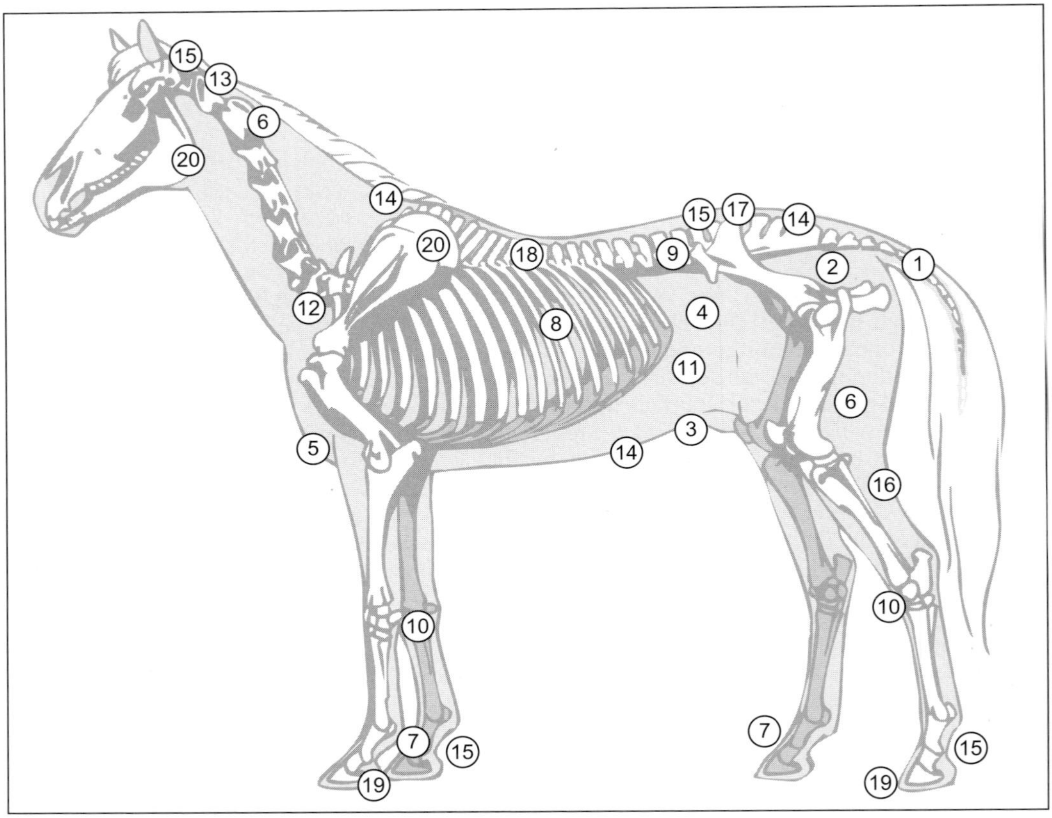

Abb. 68

1. gebrochene Schwanzwurzel
2. Probleme in den weiblichen Genitalien
3. störende Kastrationsnarbe
4. ungünstiger Trächtigkeitsverlauf
5. alle Körpernarben können stören
6. Brandzeichen (Heiß- u. Kaltband) kann stören
7. Gliedmaßenfehlstellungen
8. Satteldruck und Sattelzwang
9. Nierenschwäche
10. ungleiche Trittlänge
11. Probleme im Verdauungstrakt
12. falsch gestellter 7. Halswirbel
13. falsch gestellter Atlas/Axis
14. Rumpfstrecker/Rumpfbeugermechanismus nicht in Ordnung
15. zu hohe Anforderungen in der Löse- bzw. Aufwärmphase
16. Ausrutschen in der Hinterhand
17. mangelnde Losgelassenheit
18. Reitergewicht falsch verteilt
19. Huf- und Beinkrankheiten
20. Ganaschenfehler

Kompensationspunkte der Wirbelsäule mit den wichtigsten Auswirkungen (Hauptpunkte Atlas- und Kreuzdarmgelenke, Nebenpunkte im Bereich der Brust- bzw. Lendenwirbelsäule)

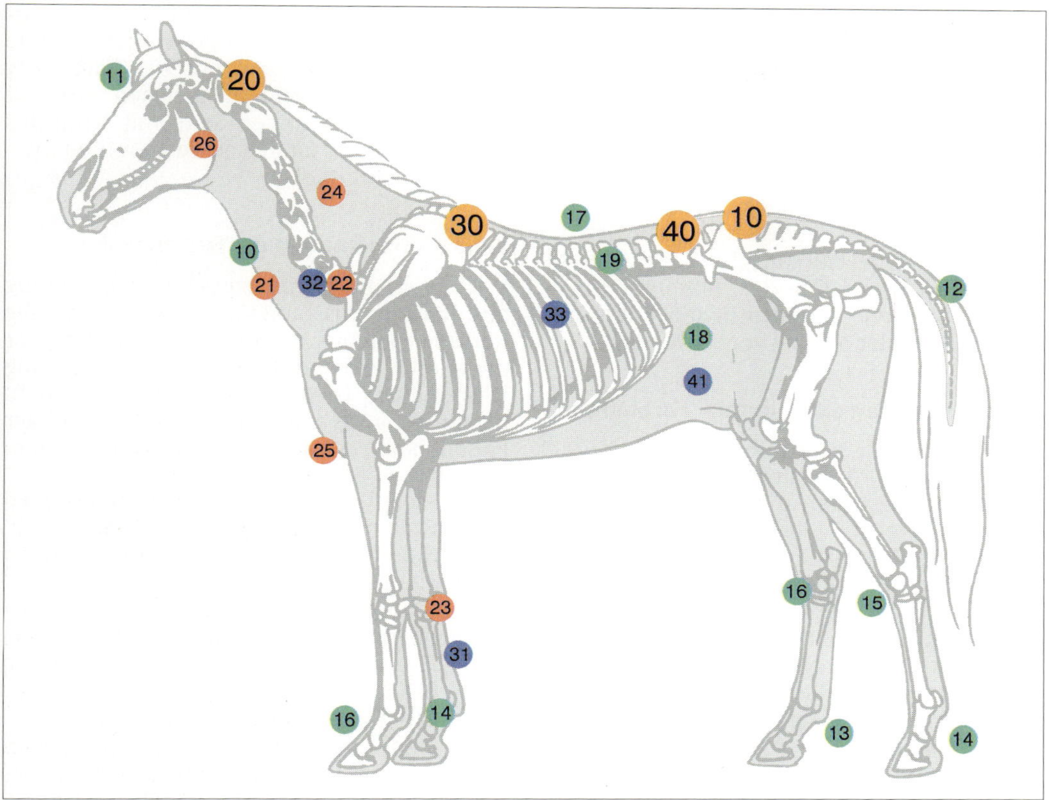

Abb. 69

Hauptwirkung eines blockierten Kreuz-Darmbein-Gelenkes

⑩ bestimmt die Halsform (Unterhals)
⑪ Widersetzlichkeiten/Untugenden
⑫ schiefer und/oder peitschender Schweif
⑬ Umspringen in Kreuzgalopp/zackelnder Gang
⑭ starke Beanspruchung der Beingelenke (Vorder- und Hinterhand)
⑮ Hahnentritt/wenig Schwung der Hinterhand
⑯ Lahmheit möglich (Vorder- und Hinterhand)
⑰ steifer, wenig beweglicher Rücken (Springen mit festem, durchgedrücktem Rücken)
⑱ Biegen in engen Wendungen kaum möglich, unwilliges Rückwärtsrichten
⑲ Schwund der Rückenmuskulatur/Verhärtungen meist am Ende der Sattellage

Wirkungen des 1. Halswirbels (Atlas)

㉑ bestimmt die Halsform (Unterhals)
㉒ Wirkung auf den siebten Halswirbel
㉓ Wirkung auf das Karpalgelenk
㉔ Hartspann des Halses (Beweglichkeit der Halswirbelsäule ist verloren gegangen)
㉕ Einfluß auf die Gehlust
㉖ mangelnde Ganaschenfreiheit, Maulschwierigkeiten, Pferd holt Zügel ständig aus der Hand, ständiges Kopfschütteln/Kopfschlagen

Brustwirbelsäule

㉛ auf die Vorderbeine
㉜ auf den 7. Halswirbel
㉝ Sattelzwang

Lendenwirbelsäule

㊶ Schief laufen

Leerezustand im Yang vor. Wenn wir also die Yangmeridiane tonisieren, wird die Fülle aus dem Yin-Bereich in den Yang-Bereich (Leere) verlagert, es kommt zu einem energetischen Ausgleich. Es kann ein mehrmaliges Wiederholen der APM notwendig sein, wobei allerdings jedes Mal zu prüfen ist, wie der energetische Zustand des Patienten im Augenblick ist. Nach jeder APM schauen wir, ob sich an den lokalen Problemen etwas geändert hat. Ist die seitliche Beweglichkeit der Brust- und Lendenwirbelsäule verbessert, haben sich die gekippten Wirbel mitkorrigiert? usw. Gerade durch das Tonisieren des Blasenmeridians unterstützen wir die **natürlichen Rotationsbewegungen der Wirbel** ganz erheblich.

2.4.2 Wirbelkorrektur mit der Farblampe

Mit Farbpunktur kann ein gekippter Wirbel sanft wieder in die richtige Position gebracht werden. Wir ertasten die Kippung von Wirbeln wie unter 2.4.1 beschrieben. Oft ist auf der Seite, in die der Wirbel verschoben ist, die Muskulatur verspannt oder verhärtet. Auf der gegenüberliegenden Seite ist dann meist eine weiche Stelle oder eine Vertiefung im Muskel zu spüren. Auf der Seite der Kippung ist oft eine Wärmeabstrahlung zu spüren.
Wenn das Abtasten kein eindeutiges Ergebnis zeigt, können wir über Therapielokalisation feststellen, welcher Wirbel betroffen ist. Der Muskel der Surrogatperson wird bei Berührung des Wirbels schwach oder hyperton. Nun übt die Testperson einen sanften Druck in die vermutete Korrekturrichtung aus, während der Muskel erneut getestet wird. Wenn der Muskel jetzt wieder normoton reagiert, wird Rot auf die Seite gegeben, in die der Wirbel reponiert werden muss.

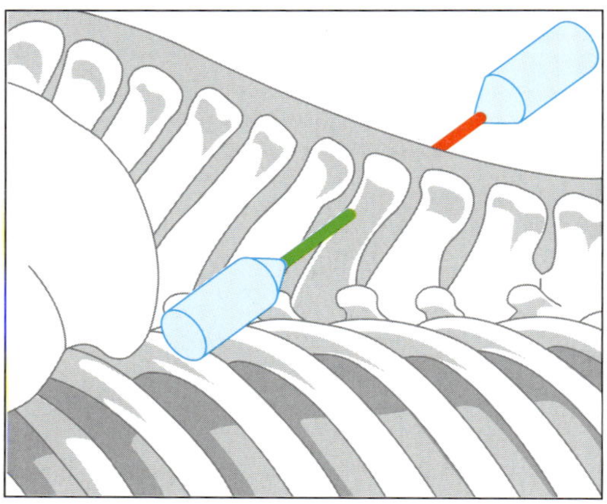

Die Farbpunktur korrigiert den Wirbel energetisch. Das bedeutet, dass auf der Seite, wohin wir den Wirbel »schieben« wollen, Energie fehlt. Hier müssen wir mit der Farbe Rot aktivieren. Anschließend gleichen wir auf der gegenüberliegenden Seite mit Grün aus und entspannen somit den verspannten Zwischenwirbelmuskel.

2.4.3 Erkrankungen der Bandscheibe

Wichtig ist nach einigen APM's die Prüfung des Rückenstresspunktes, an dem sich alle Rückenprobleme niederschlagen (Lage: vor dem Kreuzbein etwas caudal, aber in Richtung Wirbelsäule). Ist er nicht mehr schmerzhaft, haben wir gute Arbeit gemacht. Reagiert der Patient bei Druck auf diesen Punkt noch, müssen wir nacharbeiten.

▷ Mit der APM haben wir also schon einen Großteil der Probleme lösen können.

Die verbliebenen Reste gehen wir mit lokalen Behandlungen an.

- Bei **Bandscheibenproblemen** oder Bandscheibendegeneration ist der **GG 9** sehr hilfreich, wobei wir aber immer noch prüfen, ob **Bl 54** und **Bl 60** (allgemeine Schmerzpunkte) hinzugefügt werden sollen.
- **Pferden mit einem schwachem Rücken** helfen wir, indem wir alle vier Hufe mit APM-Creme einreiben (täglich einmal, Creme mit Wasser verdünnen).

So stärken und erden wir das Pferd, es wird sich im Gleichgewicht bewegen, bessere Gänge entwickeln können, mehr Selbstvertrauen haben.
Oft ist im Zusammenhang mit Rückenproblemen die vorletzte Rippe leer, sie reguliert den **Wasserhaushalt**.

- Durch Tonisierung des Punktes **Le 14** sowie des Zustimmungspunktes **KG** auf dem Blasenmeridian können wir den Flüssigkeitshaushalt ankurbeln, der wichtig für die Tätigkeit der Nerven ist (Wasser ist der Energie- und Informationsleiter).
- Bestehen Probleme mit der Längsbiegung auf einer Seite, tonisieren wir den Gallenblasenmeridian.

Wir erleichtern dadurch die Abduktion des gleichseitigen Hinterbeines, das Pferd wird sich vermehrt gegen den äußeren Zügel strecken.

- ▶ Schmerzen im Zwischenwirbelbereich können wir mit **GG 3** und **GG 4** mindern. Wir prüfen wieder, ob die Punkte **Bl 54** und **Bl 60** (allgemeine Schmerzpunkte) hinzugefügt werden sollen.
- Ein **blockierter oder zur Seite gekippter Widerrist** kann durch Setzen des Zustimmungspunktes Herz (**Bl 15**) reponiert werden. Blockieren mehrere Wirbel im Widerristbereich, kommt es zum **Satteldruck**. Wirbelverdrehungen korrigieren wir mit den Farben Rot und Grün. Wirbelanhaftung findet dort statt, wo eine Leere ist (Anhaftung ist keine »echte« Blockade, höchstens Energieblockade).
- Stehen Gelenks- und Wirbelsäulenprobleme mit **feuchter Witterung** in Verbindung, verwenden wir im Rahmen der Therapie **GG 3**, der Kälte und Feuchtigkeit zerstreut. **GG 3** kann mit der Farbe Grün behandelt werden oder wir massieren diesen Akupressurpunkt.
- Häufig ist an Wirbelsäulenproblemen eine **Nierenschwäche** beteiligt. Mit **Bl 23** und **Bl 47** können wir stimulierend eingreifen. Eine chronische Nierenschwäche verursacht oft chronische Rückenschmerzen, schlechter bei Bewegung und besser in Ruhe.

Bandscheibenschäden treten bei jungen Reitpferden häufig auf, wenn die Rückenmuskeln noch zu wenig gestärkt sind, also beim Tragen und bei der Stoßdämpfung noch nicht richtig mithelfen.

Eine **schleppende Hinterhand** ist immer ein Zeichen von Überforderung in jungen Jahren. Das Pferd hat außerdem nicht gelernt, mit der Hinterhand genügend unterzutreten (Bewegung der Hinterhand).

Gerade die **Hankenbeugung** ist geeignet, die vorher oben zusammengedrückten Wirbel nun wieder auseinanderzurücken. Das schonend angerittene junge Pferd mit der Nase in Taucherstellung und den Rücken aufwölbend, kennt keine Bandscheibenschmerzen (vgl. Abb. 75).

2.4.4 Satteldruck und Sattelzwang

Die Bezeichnung »Satteldruck« für eine Verletzung des Widerristes hat mit dem Druck des Sattels wenig zu tun. Sicher hat das Sattelgewicht einen gewissen Einfluss. So kann bei einem geringen Druck der venöse Abfluss in den kleinen Blutgefäßen der Haut gestört, bei einem mittleren Druck der arterielle Zufluss gestoppt werden. Bei höherem Druck, z. B. einem schlecht sitzenden Sattel oder einer Falte in der Satteldecke oder Sand im Fell, stirbt das längere Zeit nicht mit Blut versorgte Gewebe ab, mit der Folge, dass Knötchen (bedingt durch die bindegewebsartige Reparatur) entstehen. Voraussetzung für diese Reaktionen ist aber immer ein erheblich gestörter Energiefluss. Stimmt der Energiefluss, werden selbst noch die tiefer gelegenen Schichten der Haut und der Gewebe intensiv arteriell versorgt bzw. venös und lymphatisch entsorgt.

Satteldruck hat immer Fernwirkung auf die Vorderbeine.

Die beiden letzten Sommer habe ich viele Pferde mit **Knötchen in der Sattellage** gesehen. Die Ursache dieser derben Knötchen in der Sattellage sind unbekannt. Als eventuelle Ursachen werden neben verstopften Talgdrüsen bindegewebige Abkapselungsreaktionen des Körpergewebes oder auch Satteldruck diskutiert. Eine Verwechslung mit verkapselten Parasiten (in Deutschland fast nicht vorkommend) ist möglich. Die kleinen Knötchen erscheinen oft mit einer beginnenden Pilzinfektion (Aufrichten der Haare und Abfallen mit schorfigen Krusten). Die Knötchen sind linsengroß bis 5-Mark-Stück-Größe mit derben, harten, bindegewebigen Fasern im Innern und einer darüber liegenden, unverletzten Haut. Haare liegen glatt auf. Die Knötchen selbst sind nicht schmerzhaft. Wie beurteilen wir diese Problematik energetisch? Es ist ein flächenhafter Leerezustand im Bereich des inneren und äußeren Astes des **Blasenmeridians.** Beseitigen wir diesen, ist das Problem gelöst.

Satteldruck kann aus einem lammfrommen Pferd einen Durchgänger und Steiger machen (Tier weicht Schmerz aus).

Beim **Sattelzwang** wird Druck auf **MP 21**, er liegt genau unter dem Sattel, ausgeübt. Wird dieser Bereich mit der Handkante geklopft, kann der Sattelzwang weggenommen werden. Neben **MP 21** haben **Gabl 24** und **Le 14** Bezug zum Sattelzwang.

Unabhängig vom Körperbau gibt es Pferde, die einen **überempfindlichen kalten Rücken** haben. Sie benötigen neben einem gut gepolsterten Sattel eine längere Lockerungs- und Aufwärmphase. Weiter gibt es Pferde, deren Rücken durch den Druck des Reitergewichts empfindlich geworden ist. Ihr Rücken bleibt auch dann noch heiß und nass, wenn die anderen Körperteile ihre normale Temperatur erreicht haben. Das Führen des gesattelten Pferdes sowie anschließendes Trockenreiben des Pferderückens wird die Probleme nicht beseitigen. Erheblich bessere Wirkung zeigt der allgemeine Energieausgleich.

2.5 Probleme im lumbalen Bereich (Lendenregion, Kreuzbein)

Hier müssen wir immer aufpassen: handelt es sich um ein rein muskuläres Problem oder liegt ein Kreuzverschlag (siehe Seite 105) vor? Eine verhärtete Kruppenmuskulatur haben wir auch bei einem **Herpesbefall**, wenn sich der Virus auf den Bewegungsapparat niederschlägt.

- Alle lumbalen Rückenschmerzen können gut mit **GG 4** gelöst werden.
- Hier immer noch prüfen, ob **Bl 54** und **Bl 60** (allgemeine Schmerzpunkte) hinzugefügt werden sollen.
- Bei einer Steifigkeit der Hintergliedmaßen und der Lendengegend sollte auch immer an die Punkte **Bl 28** und **Bl 56** gedacht werden.
- Ist mit der Steifigkeit ein Einknicken der Hinterhand verbunden, dann **Bl 62** wählen.

> Bei reinen Muskelverspannungen der lumbalen Muskulatur sedieren wir die Akupunkturpunkte **Bl 26, Bl 24** und **Bl 25** evtl. **Bl 47** und geben **Dü 3.** Immer noch prüfen, ob **Bl 54** und **Bl 60** (allgemeine Schmerzpunkte) hinzugefügt werden sollen.

> Schmerzen im sakralen Gebiet sind manchmal ein Zeichen für **gynäkologische Probleme.** In diesen Fällen haben die Punkte **Bl 31, Bl 32, Bl 33, Bl 34** eine lokale Wirkung, als Fernpunkt ist noch **Bl 54** denkbar. Immer prüfen, ob **Bl 54** und **Bl 60** (allgemeine Schmerzpunkte) hinzugefügt werden sollen.

2.5.1 Kruppe

> **Bei längerer Belastung untrainierter oder überforderter Pferde kommt es häufig zur Überlastungsmyopathie (Sauerstoffmangel durch zu geringe Blutversorgung mit vermehrter Bildung von Milchsäure). Die zunächst steife verspannte Muskulatur erschlafft später mit folgendem Bild: schwankender Gang und allgemeiner Schwächezustand.**

Ein **Anspringen im Kreuzgalopp** steht im Zusammenhang mit **Schiefstellung im Becken.** Wir müssen hier immer die Beckenstellung korrigieren (siehe unter KDG). Springt ein Pferd im Galopp dauernd um, ist es hilfreich den Sondermeridian des Nierenmeridians, der vom Sprungbeingelenk außen in Richtung letzter Lendenwirbel läuft, zu ziehen. Geht das Pferd **in der Kruppe immer schief** z. B. nach links, können wir eine Energieverlagerung zur anderen Seite machen (Seite 120) oder wir arbeiten im Element Wasser, d. h. wir tonisieren links das Yin und rechts sedieren wir das Yang. Als erste Maßnahme reicht es oft die Endpunkte zu tonisieren. Wir beobachten die eintretenden Veränderungen und legen dann erst aufgrund des Gesamtbefundes fest, was weiter gegeben werden muss. Störungen im Element Erde bewirken ebenfalls ein Schief gehen in der Kruppe. Wird das Element Erde harmonisiert, entfällt nicht nur das Schief gehen, das Pferd wird auch ruhiger und zentrierter.

> Der Zustimmungspunkt **Di** reagiert sehr empfindlich, wenn das Sakrum locker ist.

> Zeigt die Kruppe beim Abtasten auf Fülle/ Leere z. B. kalte Abstrahlung, ist ein energetisches Auffüllen dieses Bereiches (meist Gebiet um **Bl 25, Bl 26**) notwendig. Ist der Punkt **Bl 26** betroffen, muss von vorne Energie geholt werden, was oft ein intensives Tonisieren erfordert. Aber Achtung: Trotz Leere in **Bl 25** und **Bl 26** kann die Schulter total voll sein!

2.5.2 Kreuzbein

Kreuzwirbel verbacken mit zunehmendem Alter miteinander, weshalb es hier oft zu Problemen kommt. Zur Behandlung aller Probleme im Kreuzbeinbereich ist der Wendepunkt des Blasenmeridians (Bl 30) sehr hilfreich. Häufig wird das Kreuzbein vom Becken schief gehalten, eine Seite kann bewegt werden, die andere Seite ist fest.

- Hier setzen wir Farben ein und zwar seitlich des Kreuzbeins. Im Kreuzbereich sind Farben wesentlich wirkungsvoller als die Arbeit mit dem Stäbchen. Auf die Seite, die loslassen soll, geben wir **Grün** (Energie geht weg), **Rot** auf die andere Seite, sie bringt Halt für den Muskel (Energie wird eingebracht).
- Ein wichtiger Punkt, um schnell festzustellen, ob Probleme vor allem im Hüftbereich und im Sakrum vorhanden sind, ist **Bl 30**. Wölbt beim Drücken dieses Punktes das Pferd den Rücken auf (es macht einen Katzenbuckel) ist die gesamte Kruppenmuskulatur verfestigt. Wird diese durch einfache Akupressur gelockert, schwingt plötzlich der Rücken wieder mit, die Muskulatur im Bereich der Hüfte und Kruppe wird plastischer.

> Ableitung überflüssiger Energie aus dem Kreuzbeinbereich: Wir halten gleichzeitig **LG 3** und die **Schweifspitze** (knöchernes Ende).

2.6 Hüfte und Kreuzdarmbeingelenk

2.6.1 Hüfte

Beide Hüftknochen sollten auf gleicher Höhe sein. Weiter sollten sich im Trab die Hüften gleichmäßig auf und ab bewegen. Bestehen Zweifel, so lassen wir das Pferd auf dem Zirkel gehen, denn hier müsste das zum Zirkelinneren zeigende Hüftbein deutlich niedriger als das andere sein. Ist das nicht der Fall, haben wir eine Subluxation/Steifheit bzw. Beckenverdrehung auf der deutlich höheren Seite.

Das Iliosakralgelenk verbindet das Becken, das Kreuzbein und die Wirbelsäule. Die meisten Pferde haben Probleme im Iliosakralgelenk loszulassen, was schwer wiegend ist, wenn sie von Haus aus nicht geradegehen können. Die richtige Funktion des KDG ist für die saubere Bewegung der Hinterhand erforderlich.

> **Die Zwischenwirbelgelenke sind von Natur aus sehr beweglich, sodass ein Einrenken relativ leicht und ohne sonderlichen Kraftaufwand möglich ist. Die Zwischenwirbelgelenke wirken als Stoßdämpfer.**

Subluxationen im Bereich der Wirbelsäule und im Hüftbereich führen mit der Zeit zu einer Kette von Gangartsveränderungen.

Wie äußert sich eine Subluxation?
Am häufigsten in Schmerz, aber auch durch geänderte Haltung oder Gang, Widersetzlichkeit oder Leistungsverweigerung.

> **Im Zentrum der Wirbelkörper verläuft das Rückenmark, ein wichtiger Teil des Zentralnervensystems.**

2.6.2 Kreuz-Darmbein-Gelenk (KDG)

Sehr viele Pferde haben Probleme im Kreuz-Darmbein-Gelenk. Wenn wir uns die anatomischen Verhältnisse (vgl. hierzu Seite 15) anschauen, ist das nicht verwunderlich, müssen doch viele Strukturen (Knochen, Muskeln, Sehnen usw.) hier optimal zusammenarbeiten. Leider sind diese KDG-Probleme häufiger als wir glauben. Das Problem wird durch einen weiteren Umstand verstärkt. Beim letzten und etwas weniger beim vorletzten Lendenwirbel haben wir seitlich noch eine Knochenstütze (nur die Tiere der Gattung *Equus*), die die Beweglichkeit sehr einschränkt. So müssen wir beim Reiten darum bemüht sein, dass die hinteren Wirbel (vom Kreuzbein aus gesehen) als erste gelöst werden. Gelingt uns das immer? Je länger der Rücken, desto schwieriger wird die Beckenkippung. Bei jungen Pferden ist am wichtigsten, zuerst dafür zu sorgen, dass das Becken kippt. Ohne dies wird es zu einer Subluxation der HWS kommen. Zierliche Pferde sind so schwach, dass sie das KDG gar nicht locker lassen können. In solchen Fällen legen wir eine Hand auf das Kreuzbein (**GG 3**), mit der anderen Hand um-

Subluxation des KDG

↓

Schrittlänge der betroffenen Hinterhand verkürzt (= Versteifung)

↓

parallel dazu meist Verdrehung des Beckens

↓

Ausgleich der Subluxation des KDG's und der Beckenverdrehung durch vermehrte Belastung der Lendenwirbelsäule. Häufiger erfolgt ein Ausgleich durch geänderten Bewegungsablauf. Die gegenüberliegende Hinterhand wird bei Belastung entweder weiter nach innen gesetzt (= Abweichen von der normalen Schrittlinie) oder das Bein/Sprunggelenk ausgedreht

↓

unnatürliche Belastung aller Gelenke des Hinterbeines

↓

Kompensation der Beschwerden durch die Vorderbeine

↓

Verlagerung des Körperschwerpunktes in Richtung Kopf

↓

Erhöhung der Erschütterung der Vorderbeine bei Belastung

↓

die Vorhand, die dem subluxierten KDG diagonal gegenüberliegt, beginnt zu lahmen.

fassen wir die Schweifspitze. Die sich in dem Schwanzwirbeln gesammelte Überenergie kommt wieder in den Kruppenbereich.

Energie in den Kruppenbereich bringen: Wir halten gleichzeitig Kreuzbein und Schweifspitze.

Eine blockierte Körperseite oder ein blockierter Wirbel verbraucht zusätzliche Energie. Übrigens korrespondiert fast jede KDG-Blockade mit einer Verspannung am Di 16, der direkten Bezug zum 7. Halswirbel hat.

Oft finden wir eine **Kreuz-Darmbein-Blockade** bzw. eine **Lendenwirbel-Darmbein-Blockade.** Während wir die Blockade des KDG lösen können, gibt es bei der Lendenwirbel-Darmbein-Blockade keine Dauerlösung. Hier muss beim Beginn des Reitens der Lendenwirbel immer wieder gelockert werden.

Losgelassenheit heißt, die Bauchmuskeln müssen die Lendenwirbelsäule halten.

Wie erkennen wir eine KDG-Blockade?

Sie liegt immer auf der Seite, auf der das Pferd besser geht. Auf dem Zirkel müsste das innere Hüftbein niedriger sein, gleichzeitig sollte das Pferd besser untertreten. Ist es aber höher, so ist die blockierte Seite innen. Typisch für eine KDG-Blockade ist auch ein ständiger Wechsel zwischen Lahmheiten und Rückenproblemen oder ein ständiges Schiefhalten der Kruppe. Springt ein Pferd im Galopp dauernd um oder nur im Kreuzgalopp an, steht dies im Zusammenhang mit einer Schiefstellung im Becken. Ein gelöstes Pferd wird faul, es muss jetzt getrieben werden. Werden Rückenprobleme behoben, verschwindet oft das Bedürfnis, vorwärts zu rennen. Ein blockiertes KDG blockiert das Rektum und umgekehrt. Das Äpfeln nach KDG-Lösung ist immer ein gutes Zeichen.

Mit diesen KDG-Blockaden sind machmal harte Stellen im Muskel seitlich des Schweifansatzes oder seitlich des Kreuzbeines kombiniert. **Muskelverspannungen führen immer zu erheblichen Energieflussstörungen.** Ohne Lösung dieser Verspannungen ist keine dauerhafte Lösung des KDG möglich. Empfehlenswert ist das Abtasten auf Fülle/Leere. Finden wir dabei z. B. eine kalte Abstrahlung auf Kruppe:

- Hier ist ein Füllen notwendig (meist **Bl 25, Bl 26**), meist müssen wir intensiv tonisieren. Aber Achtung: Trotz Leere in **Bl 25** und **Bl 26** kann die Schulter total voll sein!

Praxistip:

▷ Bei allen nachfolgend genannten Prüfgriffen muss das Pferd auf allen vier Beinen stehen, denn ein entlastetes Bein verändert die Rotation der Wirbelsäule, das Prüfergebnis wäre dann falsch.

Wie stellen wir fest, auf welcher Seite das KDG blockiert ist?

Wir gehen schrittweise vor. Zunächst prüfen wir die Beweglichkeit der Lendenwirbelsäule zu jeder Seite hin. Diese Prüfung ist sehr wichtig, denn die Wirbel müssen immer in Mittelstellung sein, das ist eine anatomische Regie der Wirbelsäule. Diese Mittelstellung stellt dar, was beim Reiten als Gerade bezeichnet wird. Eine schiefe Wirbelsäule bedeutet also auch die Unfähigkeit geradeaus zu laufen.

Prüfgriff Lendenwirbel-Sitzbein (Abb. 70): Zeigefinger und Daumen der linken Hand liegen auf dem Kreuzbein und bilden ein Tor. Mit dem Zeigefinger der rechten Hand fahren wir die Wirbel in Richtung Kreuzbein entlang. Kommt der Zeigefinger in der Mitte des Tores an, stehen die Wirbel richtig. Stehen die Wirbel nicht richtig, erfolgt ein Energieausgleich indem wir unsere gespreitzte Hand auf die Stellen mit Wirbelabweichungen legen und zwar solange, bis sich die Atmung des Pferdes gegen die Hand vertieft. Erst diese vertiefte Atmung zeigt an, dass sich die Statik des Pferdes durch Rotation der Wirbel ändert. Wir können die Wirbel auch mit Farben zur Rotation bewegen und zwar geben wir die Farbe **Rot** dort, wo Energie hin soll, **Grün** dort, wo Energie weg soll.

Schwingt der Rücken des Pferdes in der Bewegung nach der Behandlung nicht elastisch genug, müssen wir nach weiteren Problemzonen suchen. Wir prüfen als nächstes die Beweglichkeit der Hüfthöcker, indem wir mit dem Daumen der linken Hand den letzten Lendenwirbel fixieren und mit der rechten Hand den Sitzbeinhöcker oder den Schweif hin und her bewegen (s. Abb. 71, S. 132). Ist eine Bewegung möglich? Liegt eine gleichmäßige und elastische Bewegung (fühlt sich wie eine gebogene Gerte an) vor? Ist das Gelenkspiel dieser Seite in Ordnung? Haftet eine Seite an? Die Seite, auf der es nicht federt, ist nicht in Ordnung (hier liegt die Blockade).

Bei der ganzen Prüfung kommt es zu einer Wackelbewegung, die dadurch entsteht, dass wir den Daumen immer wieder loslassen. Bei einem freiem Gelenkspiel haben wir das Gefühl von Spannung. Wir müssen hier mehr arbeiten als auf der angehafteten Seite, dort

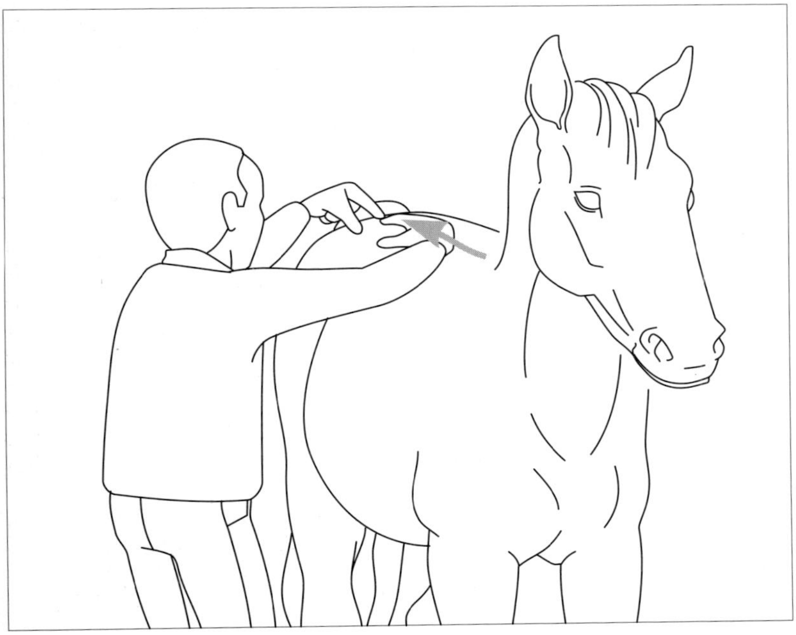

Abb. 70

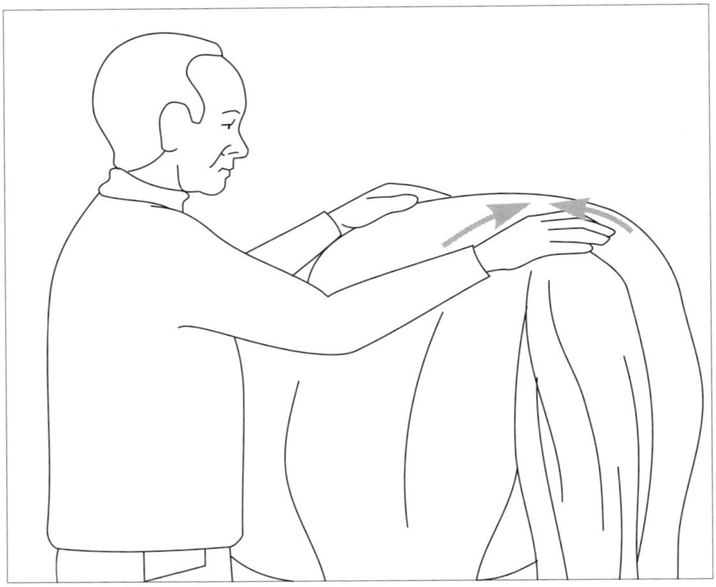

Abb. 71

ist das Gelenk beweglicher, also der Kraftaufwand geringer, die anhaftende Seite ist somit kraftmäßig leichter beweglich. Das Prüfungsergebnis wird durch einen weiteren Prüfgriff für die Beckenstellung erhärtet. Dieser weitere Prüfgriff ist auch dann angezeigt, wenn beim Reiten ein Kreuzbein immer höher als das andere ist.

Prüfgriff Beckenstellung (Abb. 72): Das Brustbein des Testers wird gegen das Darmbein des Pferdes gedrückt. Gleichzeitig zieht der Tester mit der linken Hand das Kreuzbein der anderen Seite des Pferdes gegen sein Brustbein. Mit der rechten Hand zieht der Tester am Sitzbein der Seite, vor der er steht. Die Haltung der linken Hand ist dabei

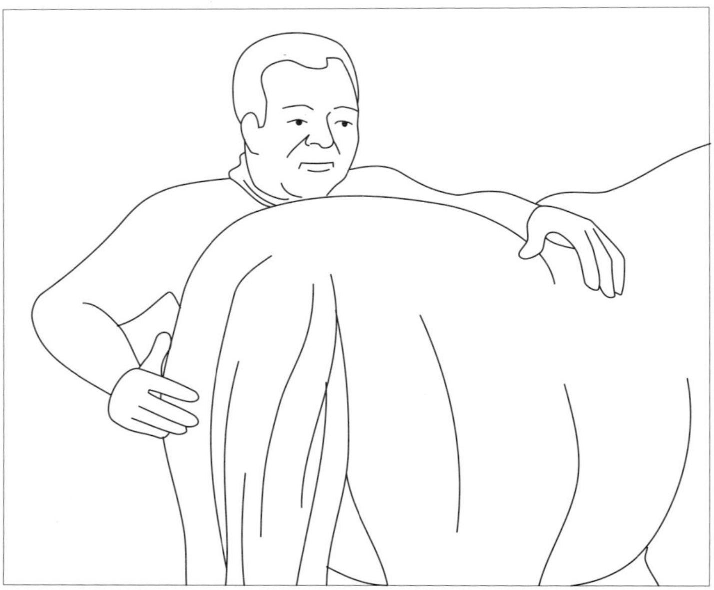

Abb. 72

flach, der Zug in Richtung Brustbein ist kräftig. Wir gewinnen dabei zwei Eindrücke: Die Bewegung kommt hart und sofort an (kein Spiel im Kreuzbein = Kastendruck) bzw. weicher und leicht zeitverzögert an (Spiel im Kreuzbein = Sackdruck). Das Problem liegt auf der Seite wo kein Spiel ist, dort wo es fester wird, also auf der Seite mit dem Kastenergebnis. Hier muss daher Spiel herein gebracht werden.

Korrektur der Beckenstellung:
Die Therapie geschieht über Farben, wobei auf jeder Seite mit **Rot** oder **Grün** gearbeitet wird (siehe unten stehende Abbildung). Geändert wird die Stellung des Beckens in Richtung der Farbe **Rot**. Damit die andere Seite loslässt, geben wir **Grün** auf die Sitzbein-Spitze. **Grün** bringt immer Bewegung in den zu therapierenden Bereich. Vielfach hat es sich als nützlich erwiesen, mit der Farbe **Grün** nicht nur punktförmig, sondern mehr flächenhaft zu therapieren. Auf den weiter unten liegenden Punkt **Bl 36** behandeln wir auf der blockierten Seite **Grün,** auf der anderen Seite **Rot.** Beispiel: Blockierung (Kastenergebnis) liegt auf der linken Seite des Pferdes (von hinten gesehen).

- **Therapie: links oben Rot, recht oben Grün, links unten Grün, rechts unten Rot.**

Nach Korrektur des KDG's wird sofort das Gleichgewicht besser. Ein gelöstes KDG fällt wieder in die Blockierung zurück, wenn nichts zusätzlich gemacht wird. Denken wir also wieder einmal an die notwendige Grundmassage.

Die wichtigsten distalen Punkte mit Fernwirkung bei Erkrankungen der Wirbelsäule und Gelenke:

Kopf, Hals	**Di 3 + Di 4 + Di 11 + 3E5 + Dü3 + Ma 36 + Ma 44 + Gbl 43 + Le 12 + Le 13 + Bl 65**
Kehle	**Lu1 + Ni 6**
Brustkorb	**Ma 40 + 3E6 + Gbl 34 + Gbl 38 + Le 2 + Le 3 + Bl 65**
Sciatica	**Bl 54 + Bl 60 + Bl 65 + Gbl 34 + Gbl 38 + Gbl 39**
unterer Rücken	**Bl 54 + Ni 3 + Ni7 + Dü3 + 3e4**
Schulter	**Ma 38 + Bl 57 + Di4 + Di 11 + 3E5 + 3E6 + Gbl 34 + Gbl 39 + He 5 + He 7**
Knie	**Ma 44**

Schweif

Ein pendelnder Schweif zeigt die richtige Arbeit der Wirbelsäule an, ein peitschender Schweif das Gegenteil. Die Schweifhaltung korrespondiert mit dem Zustimmungspunkt **Niere,** d. h. bei einem leeren Zustimmungs-

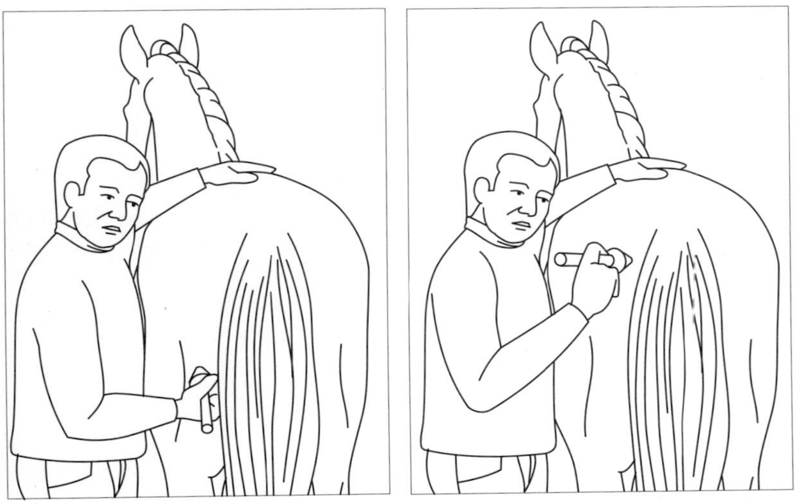

Abb. 73

punkt Niere haben wir immer Probleme im Lendenwirbelbereich, somit auch eine veränderte Schweifhaltung.

2.7 Narben

Um die Bedeutung der Narben als Störfelder zu verdeutlichen, erwähne ich einen in der Literatur dokumentierten Fall mit einem Westfalen-Brand: Das Pferd geht vorne links lahm, Fesselgelenk heiß, Halswirbelsäule verstellt, Kopf extrem hoch getragen, Nacken verspannt, Blockade im Lenden-Kreuzbein-Darmbein-Gelenk, Energiestau im Bereich des Brandes, arbeitsunwillig bis bösartig. Nach der Narbenentstörung hatte der Eigner wieder ein brauchbares Pferd. Um Fehlinterpretationen vorzubeugen, weise ich darauf hin, dass das Problem nichts mit dem Westfalen-Brand zu tun hat, sondern damit, dass der Brand, eben bezogen auf den Meridianverlauf, etwas ungeschickt angebracht war. Ich hatte in meiner Praxis bisher keinen solchen Extremfall, aber doch viele Pferde, die sich nach der Entstörung des Brandzeichens wesentlich freier und besser bewegten.

Alle Narben können **Störfelder** sein. Die meisten Störfelder befinden sich auf dem *Gallenblasenmeridian*. Es kann aber auch jeder andere Meridian betroffen sein. Narben sind oft recht klein, man sieht sie nicht immer. Befinden sie sich im Meridian-Verlauf, können sie den Energiefluss stören, ihn sogar ganz unterbrechen. Kleine Narben stören stärker als große. Auch **Brandzeichen** (Heiß- und Kaltbrand) können Narbenstörfelder sein. Narben entwickeln ein eigenes Kommunikationssystem, sie korrespondieren miteinander unabhängig davon, wo sie liegen. Solche **Narbenfernwirkungen** haben wir z. B. bei Narben an den Ganaschen (können zu Problemen im Kehlkopf führen) oder bei Satteldrucknarben, die häufig zu Problemen in den Vorderbeinen führen.

▷ Verbindungen der Meridiane durch Narben sind immer Störfelder. Verlaufen solche Verbindungen auf dem Kronensaum, kann dies zu Gleichgewichtsschwierigkeiten, allgemeiner Schwäche und ataxieähnlichen Zuständen führen.

- In solchen Fällen empfiehlt es sich, den Kronenrandsaum mit **APM-Creme** (1× täglich) einzureiben. Diese Therapie wirkt sich bis zum nächsten Tag aus. Narben, die über mehrere Meridiane verlaufen, müssen täglich vor dem Reiten entstört werden (lebenslang).

Kalte Narben (erkennbar durch Abstrahlung vgl. Seite 39) reizen wir, um Energie hinzubringen. Bei heißen Narben (also energetisch vollen) ist ein Ableiten in Energieflussrichtung oder die Farbe **Grün** notwendig. So werden sie ganz schnell durchlässig. Bei isolierten Narben ist häufig schon ein Ausstreichen in alle Richtungen hilfreich. **Volle Narben** sprechen besonders gut auf die Farbe **Grün** an, sie werden so ganz schnell durchlässig.

Wallache sind durch die **Kastrationsnarbe** häufig am Bauch energieleer. Wird die Kastrationsnarbe mit APM-Creme eingeschmiert, kommt meist ein gelbliches Sekret, das ganze Narbengebiet wird wärmer und weicher. Gleichzeitig wird der Wallach temperamentvoller. Eine Behandlung im Bereich der Kastrationsnarbe ist aber recht schwierig in der Durchführung. Es kann viel gestaute Energie frei gesetzt werden, aus Ihrem friedlichen Wallach wird – zumindest zeitweise – ein Pferd, das charakterlich nicht einfach zu behandeln ist. Es kommt zudem oft zu erheblichen Schwellungen im Schlauchbereich. Dies ist auch der Grund, weshalb nur wenige Therapeuten Kastrationsnarben entstören. Bei Kastrationsnarben ist es sinnvoll, das Gürtelgefäß mit zu machen. Kastrationsnarben stehen in Verbindung zum **Dü-Alarmpunkt,** also prüfen, ob die Aktivität der Vorhand reicht.

Therapiehinweis:
Nach einer Narbenentstörung sind Schweißausbrüche möglich. Überflüssige Hitze wird nach außen abgeleitet. Dieses Schwitzen ist kein pathologischer Zustand.

2.7.1 Narbenentstörung

Es gibt mehrere Möglichkeiten der Entstörung.

Vor Beginn der Entstörung wird durch Therapielokalisation (TL) festgestellt, ob die Narbe überhaupt stört. Ein normotoner Indikatormuskel (IM) wird bei Berührung einer störenden Narbe schwach oder hyperton.

▷ Wichtig ist, dass auch um die Narbe herum getestet wird, denn häufig liegen Störpunkte außerhalb der eigentlichen Narbe.

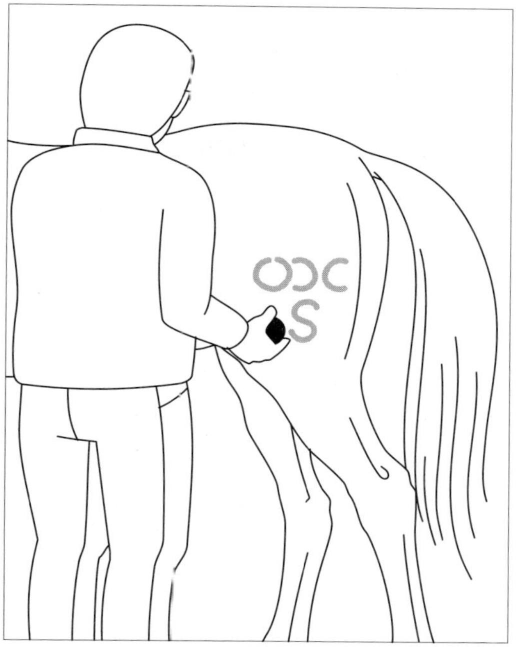

Abb. 74

IM normoton

↓

TL der Narbe

↙ ↘

Positive TL
Muskel-Änderung

negative TL
keine Muskel-Änderung

↓ (Positive TL)

TL der einzelnen Narbenabschnitte

↓

Challenge mit den bevorzugten Methoden
(Die Methode, die den Muskel wieder in den normotonen Status versetzt.)

↓ ↓ ↓ ↓

Neuraltherapie

Farbpunktur (Arbeit mit Grünlicht)

Massage mit Elektrolyt-Salbe
Die Narbe wird sternförmig nach außen mit einer energetischen oder Elektrolyt-Salbe, z. B. APM-Salbe massiert.
Die Wirkung kann verstärkt werden, wenn der Tester bei der Surrogatperson gleichzeitig die neurovaskulären Punkte auf der Stirn berührt, um evtl. vorhandene emotionale Blockaden aufzulösen.

Entstörung mit Magneten
Challenge der Narbe abschnittweise mit kleinen Magneten.
Der Magnet wird auf die Stelle gelegt, die eine positive Challenge bewirkt (Muskel wird stark). Eventuell beide Seiten des Magneten testen, welche davon stärkt.

2.8 Lahmheiten und Hufprobleme

2.8.1 Lahmheiten

Lahmheiten sind funktionelle und strukturelle Störungen einer oder mehrerer Gliedmaßen, also mit Schmerz verbundene Bewegungsstörungen. Nach Verhalten und Art der Bewegungsstörung unterscheiden wir zwischen **Stützbein-, Hangbein- und gemischter Lahmheit**, Koordinierungsstörungen, intermittierender (zeitweilig aussetzende) Lahmheit, gespanntem Gang, klammem, steifem, gebundenem Gang und **Hahnentritt**. Ursachen der Lahmheit sind in aller Regel Überlastung, Sturz, wiederholte Gewalteinwirkung z. B. hartes Training, fehlerhafter Hufbeschlag, Galoppieren auf zu hartem oder zu weichem Boden, Belastung eines zu wenig trainierten Organabschnitts. Die erkennbaren Gründe sind in aller Regel *Schmerz bei Bewegung* (= Alarmsignal), selten durch mechanische Behinderung oder durch Lähmung eines Nervs oder Muskels.

▶ **Typisch ist häufig ein Wechsel zwischen Lahmheit und Wirbelsäulenproblemen.**

Es gibt folgende Diagnosehilfen:
Die Beuge- oder Schmerzprobe, die nur grobe Anhaltspunkte für den Schmerz liefern kann und deren Aussagewert deshalb umstritten ist. Eine gute Bewertungsgrundlage von Teilen des Skeletts bietet das Röntgenbild. Mit der diagnostischen Anästhesie, bei der das Bein abschnittweise betäubt wird, um das beeinträchtigte Segment aufspüren, ist für den Patienten recht schmerzhaft. Die kleinsten Abweichungen im Bewegungsablauf des Pferdes können mit der Kaegi-Druckmessstrecke (Verbindung mit Computer), bei der das Pferd im Schritt und Trab auf einer Gummimatte läuft, diagnostiziert werden. Ich bevorzuge zur Ermittlung von Lahmheitsursachen die diagnostische Akupressur und/oder die Therapielokalisationsmethode.

▶ Bei akuten Lahmheiten empfiehlt sich eine Energieverlagerung auf die andere Körperseite. Das Vorgehen ist auf Seite 120 beschrieben. **Die meisten Lahmheiten lassen sich vermeiden, wenn wir unser Vorsorgepaket (vgl. Seite 76 ff.) regelmäßig einsetzen.**

2.8.2 Probleme mit dem Huf

Die Zehengelenke sind verhältnismäßig straffe Gelenke, die vor allem auf unebenem Gelände an bestimmten Stellen extremen Belastungen (Kontusionen und Distorsionen) ausgesetzt sind, die das physiologische Maß überschreiten.

2.8.2.1 Huf mit Pufferungsmechanismus

In der Belastungsphase des Beines hat der Huf folgenden Pufferungsmechanismus:

gummiartiger Hornstrahl ⟶	schwächt den Stoß des auffussenden Hufes ab
Hufsohle geht nach unten ⟶	wird flacher, dehnt dadurch den Tragerand, besonders im Bereich der Trachten. Die nach innen umgeschlagenen Eckstreben verhindern das allzuweite Auseinanderspreizen.
seitliche Hufknorpel ⟶	im Augenblick der größten Belastung, Fesselgelenk tritt am stärksten durch, treibt das Kronbein vermehrt auseinander.
Entlastungsphase des Beines ⟶	Strahl, Sohle und Wand ziehen sich wieder zusammen.

Der Beschlag bremst diesen Pufferungsmechanismus.

2.8.2.2 Wachstum der Hufkapsel

Jedes Pferd hat unterschiedliche Anlagen für die Hufform, die Hufqualität und für das Hufwachstum. Jeder asymmetrische Huf weist auf Energiestörungen hin, meist jedoch nicht im Nah- sondern im Fernbereich. Problemfreie Hufe erhalten wir durch einen harten Untergrund. Gift für einen guten Huf ist ein Tiefstreu-Stall und stunden- oder tagelanges Stehen lassen des Pferdes. Im Winter wächst der Huf langsamer (Beschlagperiode 8–10 Wochen) im Sommer schneller (Beschlagperiode 6–8 Wochen). Ein langsames Wachstum bedeutet gute Hornqualität. Durch schnelles Wachstum wird der Huf oft brüchig, die Hornsubstanz lässt an Stabilität nach. Beim Sommerbeschlag muss das tote Horn öfter abgeschnitten werden, um die Nägel wieder in gesundes Horn setzen zu können. Der richtige Beschlag bringt eine kurze Zehe, die das break over, also das schnelle Vom-Boden-Wegkommen, unterstützt. Weiter bringt der richtige Beschlag ein Eisen, das den Hufrand in seiner Länge schützt und im Bereich der Trachten eine Expansion des Hufes zulässt.

▷ Die Eisen sollten erneuert werden, sobald etwa 15% Wachstum erreicht sind z. B. Huflänge am Beschlagtag: 12 Zentimeter, nächster Beschlagtermin bei 14 cm Huflänge.

Frei laufende Pferde gehen kaum lahm, weil die Hufe auf natürliche Weise kurzgehalten werden und so ein schnelles Vom-Boden-Wegkommen garantieren. Domestizierte Pferde leiden häufig unter Lahmheiten verschiedenster Art am Bewegungsapparat, seien es dicke Sehnen, gezerrte Bänder, entzündete Gelenke oder Arthrosen, alles Krankheiten, die das wildlebene Pferd nicht kennt. Als Fazit können wir sagen: Nur der kurze Huf ermöglicht eine natürliche, stressfreie Fortbewegung.

Das Wachstum der Hufkapsel wird durch die Kronenlederhaut (Kronenwulst) gesteuert. Bei länger anhaltendem erhöhten Blutdruck im Kronwulst, z. B. durch starke Belastung, verbiegt sich die nachgebende oberste Kante der Hufglocke rundherum nach außen. Normalisiert sich der Blutdruck wieder, biegt sich die nach außen gewölbte Kante zurück, ein **Hufring** entsteht. Hufringe können auch durch unsachgemäß ausgeschnittene Hufe entstehen, da der Schwerpunkt nicht mitten auf dem Huf liegt. Somit passt die Stellung des Hufes nicht zum Fesselstand, der Huf berührt nicht vollflächig den Boden. Es kommt zu einer einseitigen Belastung, was wiederum zu Hufringen führt.

Bei den **Fäulnisringen** kommt es zur Ringbildung am Huf durch starke **Strahlfäule**, die sich aus dem Ballen heraus rechts und links um den Kronsaum entwickelt. Meist nässt der Kronenrand und ist entzündet. Strahlfäule ist ein energetischer Mangel besonders im Kreislauf-Meridian.

Weide- und Futterringe zeigen energetische Probleme an. Sie haben mit einer plötzlichen Futterumstellung nichts zu tun. Allerdings wird die Entstehung durch plötzlichen Futterwechsel, z. B. Weide auf Stallhaltung oder Besitz- und Standortwechsel, aber auch durch Erkrankung, plötzliche Leistungssteigerung, (Turniere, Distanzreiten, lange Wanderritte), Hufrehe, Haarwechsel, Spritzen im Zuge einer Behandlung, ungenügende, schlechte Hufpflege, Strahlfäule, die sich bis zum Kronensaum ausweitet, ganz wesentlich unterstützt. Diese genannten Faktoren sind alles zusätzliche Stressfaktoren, die einen bereits schlechten energetischen Zustand noch weiter verschlechtern.

Beschlag

Zu kleine und zu kurze Eisen beeinträchtigen den Hufmechanismus. Sie führen zu einer übermäßigen Belastung bestimmter Stellen wie z. B. der Fesselträger oder der Hufrollen. Sind die Beschlagintervalle zu lang, haben wir ein extremes Wachstum der Zehenwand, die zu einer Veränderung der Statik und bei sportlichen Belastungen zu einer Schädigung des Bewegungsapparates führt. Häufig glauben wir, eine starke Korrektur durch den Schmied könne das Problem beheben. Aber es kommt trotz der Bemühungen des Schmiedes zur problematischen Veränderung der Statik in die andere Richtung.

Ein ungleicher Abrieb der Eisen weist auf ein energetisches Ungleichgewicht besonders im Bereich der Beine hin. Meist sind dabei die Übergänge von einem Meridian zum anderen gestört. Den ungleichen Abrieb der Eisen können wir vermeiden, indem wir die Terminalpunkte am Huf verbinden, beim Hinterfuß außen beginnen und nach innen ziehen, immer von den abwärtsführenden in Richtung der aufwärtsführenden Meridiane ziehen. Beim Vorderhuf beginnen wir an der inneren Eckstrebe, ziehen über die Fesselbeuge, die äußere Eckstrebe, den Hufsaumrand entlang zur inneren Eckstrebe. Wir können das mit dem Pinsel oder den Fingern machen.

Huflederhautentzündung

Huflederhautentzündung ist stets durch Energiedisharmonie im Nieren- und Magenmeridian verursacht. Über den **Ma 45** können wir alle Durchblutungsstörungen der Hinterhand beeinflussen, denn dieser Akupunkturpunkt kühlt die vorhandene Hitze.

2.8.2.3 Was tun, wenn ein Trachtenzwang vorliegt?

Die betroffenen Hufe werden millimeterweise von der gequetschten Trachte weg zur anderen Seite gekippt, indem alle 3–4 Tage 2 mm an der bisher schräger auf den Boden gerichteten Wand- und Trachtenseite geraspelt wird. Außerdem machen wir die *Beinmassage* (vgl. Seite 78). Der Huf wird sich, so behandelt, sowohl im Inneren und mit der gesamten Hornkapsel umformen. Allerdings dauert das seine Zeit. Nach etwa 9 Monaten haben wir wieder eine neue, symmetrische gesunde Hufform.

Häufig wird die Deformation der Trachten, Eckstreben und Ballen nicht als Lahmheitsursache erkannt.

2.8.2.4 Hufrollenentzündung (Podotrochlose)

Die Hufrolle, aus dem Strahlbein, dem Schleimbeutel (Bursa) und der tiefen Beugesehne bestehend, gleicht die auf den Huf einwirkenden Zug- und Druckkräfte aus. Das Strahlbein sorgt für einen gleich bleibenden Winkel, den die tiefe Beugesehne am Ansatz bildet. Wird dieser Mechanismus überfordert, kommt es zu Veränderungen und Defekten am Strahlbein.

APM-Creme, auf den Kronrand aufgetragen, verbessert die Bewegung.

APM-Creme mit Wasser versetzt wirkt stärker als die Creme alleine.

Die Hufrollenentzündung (Arthritis – Arthrose-Komplex, auch *Schale* genannt), ist ein schleichend fortschreitender entzündlicher Prozess in den Zehengelenken (gelegentliche plötzliche Lahmheiten möglich). Über die Entstehung der Hufrollenentzündung sind sich die Experten uneins. Neben Aufzucht und Disposition werden vielfach statisch-mechanische Fehlbelastungen des hinteren Hufabschnitts (ungeeigneter Beschlag) angenommen, die die Blutversorgung des Kahnbeines behindern. Diese behinderte Blutzirkulation entsteht dadurch, dass der Hufstrahl den Boden nicht mehr berührt und so der massierende Effekt auf die lokale Blutzirkulation entfällt. Betroffen sind vor allem Dressur- und Springpferde zwischen dem 5. und 8. Lebensjahr. Bei Galoppern und Trabern ist die Podotrochlose selten. Männliche Pferde sind weit öfters als Stuten betroffen. Meist sind beide Vorderbeine erkrankt. Der Gang ist stumpf und klamm, bei Wendungen treten erhöhte Schmerzsymptome auf. Hinweis auf eine beginnende Hufrollenentzündung sind das häufige Verweigern vor dem Sprung sowie eine immer länger werdende Warmlaufphase. Typisch für die Hufrollenentzündung ist auch, dass in Ruhe die Hufe abwechselnd weit nach vorne gestellt werden, wodurch eine gewisse Entlastung eintritt. Diese Entlastungshaltung führt oft zum Trachtenzwang.

Keine APM-Creme im Sattelbereich verwenden!
Keine APM-Creme auf den Rücken, wenn Pferde auf die Weide gehen (Sonnenbrandgefahr!!).

Die Schulmedizin verwendet *Antikoagulantien*, die eine Thrombosierung aufhalten und die Lahmheit verschwinden lassen. Die Akupunktur schwächt die Symptome durch erhöhte Durchblutung und körpereigene Kortikosteroide. Nach meinen Erfahrungen wird eine ordentliche Durchblutung recht einfach erreicht: Wir bestreichen den gesamten Huf dick mit einem Gemisch aus APM-Salbe und Wasser und stecken den Fuß in eine Plastiktüte, die wir lose zubinden. Der Huf steht so in diesem Gemisch. Vergessen wir aber nicht, mehrmals täglich Luft an das Bein zu lassen. Früher hat man ähnliches gemacht, man stellte das Pferd einfach stundenlang in den nächsten Bach.

> APM-Creme auf die Übergänge der Terminalpunkte (sie liegen alle im Kronrandsaum bzw. in der Fesselbeuge) nach dem Reiten aufgetragen, gleicht energetische Ungleichgewichte aus.

Das Strahlbein ändert mit zunehmendem Alter seine Form. Diese Formveränderungen bewirken ein Absterben von Knochensubstanz (sog. *Nekrose*). Solche Formveränderungen können wir im Röntgenbild nicht selten schon sehr früh sehen, oft bereits im Alter von zwei Jahren (Aufzuchtschaden, siehe Kapitel »Beeinflussung des Exterieurs durch Fütterung«).

▷ Je älter Pferde mit Hufrollenentzündung werden, umso stärker zeigt sich die Lahmheit abhängig von der geforderten Arbeitsleistung.

2.8.2.5 Durchgehender Hufspalt

Ein Hufspalt (Riss des Wandhorns in Richtung der Hornröhren) ist selten nur oberflächlich oder betrifft nur einen Teil der Wanddicke. In aller Regel geht der Hufspalt bis in die Weichteile hinunter, die Ränder wachsen nie zusammen. Eine Heilung ist nur möglich, wenn gesundes und zusammenhängendes Horn von der Krone herunterwächst. Vorteilhaft ist, wenn der Schmied eine Querrinne einige Zentimeter unter dem Kronsaum in rechtem Winkel durch die Spalte macht. Durch diese Verdünnung des Hornes kann eine oberflächliche Zusammenhangstrennung besser nachwachsen. Je nach Art des Hufspalts kommt es zu einem unterschiedlichen Grad von Lahmheit. Hufspalten treten immer in Verlängerung eines Meridians auf, der erhebliche Energieflussstörungen hat. Ohne zusätzliche energetische Behandlung ist ein Hufspalt schwer heilbar. Es besteht die Neigung zur Wiederholung.

2.8.2.6 Kronrandbruch (Saumbandriss)

Der Kronenrand, in ihm liegen alle Anfangs- und Endpunkte der Meridiane, die die Gliedmaße versorgen, ist sehr vom Wasserhaushalt abhängig. Ein elastischer, voller und nicht eingeebneter Kronrand bewirkt ein starkes Hufwachstum mit einer zum Huf passenden Hufkapsel und einem stabilen Tragrand. Bei einem trockenen Kronrand zieht sich der Rand ein. Dieses Einziehen wird durch Bewegungsmangel verstärkt. Ein zu trockener Kronrand heißt unregelmäßiger Blutkreislauf, kein oder nur ein geringes Hufwachstum mit schwacher Hufkapsel. Ein vertrockneter, eingezogener Kronenrand hat die Form eines Flaschenhalses.
Wird ein solcher trockener Kronrand plötzlichen extremen Belastungen ausgesetzt, schießt mehr Blut in den Kronenwulst, was zum Riss des Kronrandes führen kann. Die verletzten Stellen werden sofort feuchtwässrig. Ein immer größer werdender sichtbarer Riss wächst am Huf herunter.
Die **Energieversorgung des Kronrandes** lässt sich durch Verbinden der Anfangs- und Endpunkte der Meridiane sowie durch Einstreichen mit APM-Creme erheblich steigern. Durch die Tonisierung des Gürtelgefäßes erreichen wir weiter eine Verbesserung des Wasserhaushalts.

> **Der Energiefluss im Kronenbereich ist bei Stallpferden in aller Regel gestört. Weidepferde, die ständig dreckige Füße haben, (Sumpf vor Weideausgang), weisen im Kronenbereich eine Fülle aus.**

2.8.2.7 Zwangshuf

Der Zwangshuf mit seinen stark verbogenen Seitenwänden und Blutergüssen in der weißen Zone verursacht starke Schmerzen. Das Hufhorn im stärker belasteten vorderen Bereich des Hufes läuft sich schneller ab als im hinteren Bereich. Meist entsteht der Zwangshuf durch gutes Futter nach einer Mangelsituation, steile und/oder lange Fesseln oder durch Bewegungsmangel. Hat das Pferd nur einen Zwangshuf, wird die erkrankte Gliedmaße entlastet, was aber zur Überlastung der gegenüberliegenden Gliedmaße und deren Huf führt (wird breiter, flacher, Hufwände verbiegen sich). Nachdem wir ganzheitlich denken, kommen wir sehr schnell zu dem Ergebnis, dass die allgemein übliche Behandlung mit hornabriebsteuerndem Abraspeln der Hufseiten- und Trachtenwände, keine Problemlösung darstellt. Mit einer energetischen Behandlung, die allerdings lange Zeit in Anspruch nehmen wird, kommen wir einer Ursachenbeseitigung wesentlich näher. Zwangshuf bedeutet energetisch gesehen nichts anderes als ungleichmäßiger Energiefluss in einer Extremität.

2.8.2.8 Hufrehe (Laminitis)

Bei der Hufrehe, einer schmerzhaften Erkrankung der Huflederhaut, ist die Aufhängung des Hufbeines innerhalb der Hornkapsel gestört. Auslöser sind Durchblutungsstörungen der Huflederhaut (mangelnde Hufpumpe und zu geringe Muskeltätigkeit) durch Übersäuerung des Körpers und nicht, wie bisher angenommen, eine Eiweißvergiftung. Durch diese Durchblutungsstörungen bedingt, tritt Plasmawasser aus der Huflederhaut aus und stört die Verbindung zwischen den Horn- und Huflederhautplättchen. Der Druck des Körpergewichtes lässt die Huflederhaut des Hufes absterben, wodurch das Hufbein gesenkt und gedreht wird, der Huf verformt sich zu einem Knollenhuf, die Krone sinkt ein und der vordere Teil des Hufbeines biegt sich krempenartig auf. Die Hufbeinspitze kann die Hufsohle durchbrechen. Die bei der Hufrehe übertrieben erscheinende Hornbildung ist entwicklungsgeschichtlich gesehen eine sinnvolle Möglichkeit den Eiweißüberschuss im Blut, der nicht für Muskelarbeit verbraucht wurde, zu beseitigen. Ein rehekrankes Pferd kann sich kaum bewegen und schiebt die Hinterbeine unter den Körper, um die Vorderbeine (dort liegt das Problem, meist beidseitig) zu entlasten. Das oder beide erkrankte Vorderbein(e) werden nach vorne geschoben um das Gewicht vermehrt auf die Trachten zu verlagern (Trachtenfußung). In der Wendung tappender Gang. Sind alle vier Hufe oder nur ein Bein betroffen, liegt das Pferd und ist nur mit Gewalt zum Aufstehen zu bewegen.

Ursachen von Hufrehe können sein z. B. schwere Druse, Allergien, Nachgeburtsverhaltung oder Behandlung mit Depot-Kortikosteroiden, Probleme mit der Lochialflüssigkeit der Gebärmutter nach der Fohlengeburt oder Pilzgifte (meist Schimmelpilze) in verdorbenem Futter oder durch Überanstrengung beider Hufe bei längerem Traben auf hartem Boden.

Die therapeutischen Maßnahmen sind in erster Linie die Wiederherstellung der Durchgängigkeit der Blutstrombahn im Huf- und Fesselbereich. Durch Stimulation der Akupunkturpunkte werden lokal Mastzellen angeregt, die eine Vergrößerung der Arteriolen bewirken und die Durchblutung steigern.

Die Hufrehe kann verhindert werden, wenn wir dafür sorgen, dass kein Blutstau mit Abkühlung in der Huflederhaut (= verminderter Stoffwechsel) eintritt. Dies erreichen wir durch ausreichende Bewegung (5–30 km pro Tag), nicht aber durch stundenlange Muskelruhe (= Eiweißüberschuss). Weiter sollten wir für ein Gleichgewicht zwischen Eiweißangebot, Eiweißverbrauch und Eiweißausscheidungsvermögen sorgen. Zu viel Eiweiß heißt immer Übersäuerung der Gewebe.
Der **Rehebeschlag** verhindert die harte Quetschung der Hufbeinspitze bei Bodenberührung, bewirkt also meist nur eine Schmerzlinderung, selten führt er zur Schmerzfreiheit. Die eigentliche Ursache, nämlich die Stoffwechselstörung sowie der krankhafte Vorgang im Hufinneren (Entzündung und Zerrung der vorderen Hufbeinaufhängung) werden nicht beeinflusst.

Jede energetische Korrektur an Hufen und jede Korrektur von Fehlstellungen muss immer mit einer sofortigen Korrektur des Beschlages verbunden sein.

2.8.2.9 Hufveränderungen, allgemein

- Bei allen Hufveränderungen ist es hilfreich, alle Anfangs- und Endpunkte, die im Kronsaumrand liegen zu massieren oder mit der flachen Hand den Kronsaumrand mehrmals auszustreichen und zwar beginnend am inneren Ballen in Richtung äußerer Ballen.
- Bei Problemen an den Hinterhufen nehmen wir noch die Punkte **Ni 1**, **Le 2** und **Le 3** dazu, bei den Vorderhufen **Di 4** und **Di 5.**
- Ist die Hufform durch Reheprobleme beeinflusst, sollte auch noch der Stoffwechselpunkt **Di 15** massiert werden.

2.8.2.10 Pferde belasten nur ein Bein

Das Standbein wird schräg unter den Körper gestellt, sodass die äußere Wand und Tracht stärker belastet wird. Diese Tiere entwickeln bei vielem Stehen und relativ wenig Geradeausbewegung äußeren Trachtenzwang und O-Beinigkeit. Die Gelenke passen sich sehr schnell an die schräge Belastung an. Mit den beschriebenen energetischen Methoden lässt sich das Problem beheben.

2.9 Sonstige Problembereiche

2.9.1 Untugenden

Untugenden resultieren oft aus Schmerzen im Rücken und sind Reaktionen auf Störungen oder Behinderungen des natürlichen Bewegungsablaufs. Die **übertriebene Gehlust** eines Pferdes (meist sind es hartfuttrige Typen) können wir oft allein durch Tonisierung des **KG**, dieses hat einen sehr großen Einfluss auf das große Nervengeflecht um den Nabel (sog. *Sonnengeflecht*), reduzieren. In aller Regel nehmen diese Pferde ohne Änderung der Fütterung dann an Gewicht zu.

Umgekehrt können wir durch Tonisierung des GG **ein gehfaules Pferd gehfreudiger machen**. Hier tritt in aller Regel gleichzeitig eine Verschlankung ein.

Ein **unruhiges Pferd** können wir auch vom Sattel aus beruhigen, indem wir vom Widerrist möglichst bis zu den Ohren mit der gewölbten Hand hochstreichen. Den gleichen Effekt erzielen wir durch Ziehen des **KG** (vom Sattel aus nicht möglich).

Wirkt das Pferd **müde und erschöpft**, können wir es durch Streichen von den Ohren in Richtung Widerrist aufmuntern. In beiden Fällen arbeiten wir mit dem **GG**.

Ein aggressives Verhalten ist immer ein Hinweis auf eine energetische Disbalance und hat mit einer Verhaltensstörung nichts zu tun. Häufig ist der Körper übersäuert.

- **Nervös und aggressiv wirkende Turnierpferde** beruhigen wir durch Massage von **Bl 1** (Medial über Augenwinkel), **GG 20** (Bahui, höchster Punkt auf dem Kopf), **3E 17** (direkt am hinteren Ohrrand). **Dü 19** (lateral am Ohr), **GG 26** (am Ende des Nasenknorpels).

Die Nervosität weist ebenfalls auf ein Energiedefizit hin. Meist muss der Herzmeridian gestärkt werden, gelegentlich auch das Wasserelement. Auch die Gabe von Salz kann diese Problematik beheben.

- Verliert sich eine **ausgeprägte Schreckhaftigkeit** nicht durch unsere Grundlagenbehandlung, sollten wir noch an **Gbl 9** und **KG 13** denken.
- **Klammert** ein Pferd, hat dies fast immer mit Natriummangel zu tun. Energetisch beheben wir die Problematik mit dem sog. Kleinen Kreislauf, den wir aber abweichend von der Beschreibung auf Seite 80 direkt über die Mitte der Genitalien (mit der Hand, nicht mit dem Stäbchen!!) ziehen.
- Spielt ein Pferd ständig mit den **Ohren**, ist dies oft ein Zeichen von Überenergie. Streichen wir die Ohren von der Ohrtüte in Richtung Ohrspitze aus, wirkt dies wie ein Blitzableiter. Die Überenergie ist dann weg.

Koppt oder webt ein Pferd, so ist dieses Verhalten entgegen der landläufigen Meinung kein Ausdruck von Langeweile, sondern ein Selbstheilungsversuch. Durch **Weben** wird die Wirbelsäulenpumpe in Bewegung gesetzt, d. h. durch die ständigen Hin- und Herbewegungen mit dem Kopf sollen die blockierten Wirbel wieder gelöst werden. Prüfen wir das nach. Welcher Weber und Kopper hat einen einwandfreien Rücken? Koppen ist ein energetisches Problem des Magenmeridians, hat also mit einem Fülle- oder Leerezustand im Organ Magen nichts zu tun.

- Massieren wir den Akupressurpunkt **Ma 45** über einen längeren Zeitraum hinweg (an beiden Hinterbeinen), verschwindet meist das Problem. Oft ist es allerdings notwendig, noch ein homöopathisches Mittel zu geben (vgl. Walter Salomon, Naturheilkunde für Pferde).

Ständiges Nagen an der Krippe zeigt Verdauungsprobleme (Gastritis, Ulkus) an.

Bei **allzu triebigen Pferden** empfiehlt es sich, besonders, wenn sie von schwachen Reiter bewegt werden, die überschüssige Energie vor dem Reiten über **LG 3** und die Schweifspitze abzuleiten. Diesen Vorwärtstrieb dürfen wir allerdings nicht mit dem Bedürfnis zu rennen verwechseln. Hier liegen keine Energieüberschüsse vor, sondern Rückenprobleme massiver Art. Werden diese behoben (siehe Seite 122 ff.) ist das **Bedürfnis vorwärts zu rennen**, meist verschwunden.

Lässt sich ein Pferd **nicht an den Zügel** stellen, massieren wir einen Punkt am Rippenbogen, den wir so finden: 3 Rippen von hinten zählen und runter, bis man an den schrägverlaufenden Rippen anstößt.

Bei allen Verhaltensstörungen geben wir zusätzlich auch KS 7. Dieser Punkt scheint bei den meisten Untugenden mit gestört zu sein.

Ständiges Kopf- und Halsschütteln kann mit der Abwehr von Fliegen und Mücken, die auf der Haut kaum sichtbare stichförmige Blutungen hinterlassen, zusammenhängen.

- Viele Pferde zeigen Abwehrhaltung, wenn nach einer Verletzung **Wundspray aus der Sprühdose** aufgetragen werden soll. Bestrahlen wir zunächst den Bereich mit Rotlicht, lässt das Pferd die Arbeit mit der Sprühdose zu.

2.9.2 Temperatur

Ist ein Pferd immer kalt, bringt es die Energie nicht raus. Durch Einreiben des Kronensaumes kommt die Energie in Bewegung.

2.9.3 Neigung zu Koliken, dauernder Durchfall

Koliken sind beim Pferd weniger ein Verdauungs- als ein Nervenproblem. Durch die irritierten Nerven verstellen sich die Wirbel, die dann an der Verstopfung beteiligt sind. Dass diese Aussage stimmt, können wir bei zu Kolik neigenden Pferden ausprobieren. Wir tonisieren den Kleinen Kreislauf aber mit folgender Besonderheit:

- Das **GG** wird durch die ganze Schweif-Außenseite heruntergezogen und an der Schweifinnenseite wieder bis zum After hochgezogen. Manchmal ist es hilfreich, die Seitengefäße zum GG, die links und rechts im Abstand von einem Querfinger liegen, zusätzlich zu ziehen.

Die Koliken werden zumindest wesentlich weniger auftreten. Diese Maßnahmen reichen allerdings nicht bei Verstopfungskoliken. Hier ist ein sachkundiger Behandler notwendig.

Bei allen Koliken einen sachkundigen Behandler rufen!

2.9.4 Pilzbefall

Pilze haben von Natur aus die Aufgabe, Material umzusetzen, d. h. Totes zu beseitigen. Diese Tatsache sollte uns zu denken geben. Pilze sind deshalb ein weit größeres Problem als wir glauben. Pilze finden sich immer an Stellen, wo der Organismus untätig ist, Leere besteht.

2.9.5 Schmerzen und Stress

In der Ausbildung eines Reitpferdes müssen natürliche Gelenksfunktionen teilweise in andere Schwerpunktaktionen umgeformt und vermehrte Kraftentwicklung antrainiert werden. Selbst bei sorgfältigem Training kann es zu physischem und psychischem Stress oder zu Energieflussstörungen kommen. Kommen wir bei starken Anforderungen an die Leistungsgrenzen des Pferdes, treten Schmerz und Widerwillen auf, weil sich das Pferd nicht gerne freiwillig überfordern lässt. Viele Schmerzen oder Angst vor Schmerzen beim Pferd sind darin begründet oder sind anderen emotionalen Ursprungs. Leider ist das so, auch wenn wir uns das nicht eingestehen wollen. So ist z. B. die Angst (vor Schmerzen) in der Lage, alle oder einzelne Meridiane ganz massiv zu stören. Plötzlich verliert das Pferd »seinen Gang«, hat einen »ungleichmäßigen Takt«, lahmt und das alles ohne ersichtlichen Grund.

Überforderung heißt immer Selbstaufgabe des Individuums.

2.9.6 Gelenksgallen

Gallen am Sprunggelenk korrespondieren in aller Regel mit Leerezuständen im Gürtelgefäß. Beteiligt sein können auch der Blasen- und der Gallenblasenmeridian. Bringen wir Energie in diesen Bereich, werden die Gallen, sofern sie noch nicht hart sind, sehr schnell verschwinden. Allerdings sollten wir in diesem Zusammenhang beachten, dass bei vorhandenen Gallen häufig die Köten kalt sind, was die Energieleere nur bestätigt. Die energetische Arbeit muss in diesen Fällen bis zum Kronensaumrand reichen. Alle Gallenbildungen, gleich wo sie angesiedelt sind, entstehen aufgrund von Leerezuständen.

2.9.7 Mauke

Mauke ist ein Problem des übersäuerten Körpers (Fütterung zu eiweißreich) und immer ein Hinweis auf einen Leerezustand im hinteren Bereich der Fessel, also am Vorderbein im Bereich des Herz- und Kreislaufmeridians. Sehen wir auf das Elementeschema auf Seite 86, wird uns auffallen, dass diese beiden Meridiane zum Element »Feuer« gehören. Ein Tonisieren dieser beiden Meridiane wird zwar den Zustand bessern, aber zu keinem durchschlagenden Erfolg führen. Wir müssen uns also etwas anderes einfallen lassen. Das Element Feuer wird durch das Element Wasser kontrolliert. Haben wir eine Energiedisharmonie im Herz- und Kreislaufmeridian, müssen wir also im Element »Wasser« korrigieren, und zwar den Yin-Meridian (= Niere). Befindet sich die Mauke im Bereich der hinteren Fesseln, sind der Blasen- und Nierenmeridian betroffen, die vom Element »Erde« kontrolliert werden. Wir müssen also unsere Korrekturmaßnahmen im Magenmeridian ansetzen. Könner werden hier mit den Elementepunkten arbeiten.

2.9.8 Das energieschwache Pferd

Ein energieschwaches Pferd kann über das **Gürtelgefäß** aufgeladen werden, indem das Gürtelgefäß einmal die Woche ca. 20 Minuten lang gezogen wird. Das Gürtelgefäß können wir auch durch kreisende Bewegungen um den Kopf, ohne ihn zu berühren, aktivieren.

2.9.9 Hormonhaushalt, Fruchtbarkeit, Geburt

Mit den in Abschnitt II erwähnten Werkzeugen beeinflussen wir die körpereigene Hormonproduktion grundlegend. Wir wissen alle noch aus unserer Schulzeit, dass Hypophyse und Hypothalamus eine große Wirkung auf den Hormonhaushalt haben. Energetisch gesehen, hat der Magenmeridian einen großen **Einfluss auf die gesamten übergeordneten und steuernden Drüsen**. Der Nierenmeridian beeinflusst die Sexualhormonproduktion direkt über die Hirnrinde (Kortex). Der Punkt **Bl 1** stimuliert den Hypothalamus und öffnet damit die außerordentlichen Gefäße, die die Produktion von ACTH (Kortikotropin), das auf die Nebennierenrinde wirkt, ankurbeln. Jetzt können, je nach Bedarf, entweder Kortison oder Sexualhormone angefordert werden.

- Wir können die Kortisonproduktion auch über Tonisierung von **Bl 1, Dü 3, Bl 62** erreichen.
- Bei Sexualhormonmangel der Stute stimulieren wir **Bl 1, Lu 7** und **Ni 6** evtl. **KG 4** und **KG 7.**
- Für **Konzeption und Geburt** ist auch ein ausgeglichenes Element »Holz« notwendig. Von allen Meridianen hat der Blasenmeridian den größten Einfluss auf die Genitalien, insbesondere die **Eierstöcke** (Funktionsstörungen bis Zysten).
- Bei **Sterilität** spielen der **Le, Bl, Ma, Di, GG, KG** und **Ni** eine Rolle.

In der Phase der **Hochträchtigkeit** besteht die Gefahr von Flüssigkeitsstauungen bzw. von Flüssigkeitsansammlungen im Gewebe (Ödeme), meist in den Beinen und am Unterbauch, besonders dann, wenn keine ausreichende Bewegung vorhanden ist. **Ödeme** sagen uns: Niere und Herz arbeiten nicht den Anforderungen entsprechend. Nicht selten kommt es in der letzten Phase der Hochträchtigkeit zu einer **Drehung der Gebärmutter**, die sich in einer **Wehenstörung** äußert. Ein weiteres häufiges Problem ist der nicht rechtzeitige Abgang der **Nachgeburt**, sie sollte sich innerhalb zwei Stunden nach der Geburt gelöst haben, sonst kann es wegen der damit verbundenen Stoffwechselstörungen zur Geburtsrehe (siehe unter »Rehe«) kommen. Eine gute energetische Versorgung lässt auch bei Stuten ab 15 Jahren, ab hier sinkt die Fruchtbarkeitsrate drastisch ab, keine erheblichen Fruchtbarkeitsprobleme aufkommen.

- Hormonell betrachtet ist **Le 13** wichtig, denn er neutralisiert nicht genutzte Sexualhormone. Bei einem Zu viel an Geschlechtshormonen tonisieren wir **Bl 1, Gbl 41, 3E 5.**
- **Dauerrossigen Stuten** können wir über **Ga 25, KG 4** und **GG 3** wieder zu einen normalen Zyklus verhelfen. Zur Geburtsvorbereitung hat sich der Kleine Kreislauf, täglich dreimal gezogen bewährt.
- Zur **Geburtsvorbereitung** hat sich auch eine Energieverlagerung ab dem Gürtelgefäß bewährt, d. h. die Anteile der Meridiane **Blase, Niere, Galle, Leber, Magen, Milz-Pankreas, KG** und **GG** – und Gürtelgefäß – soweit sie hinter dem Rippenbogen liegen, werden tonisiert.

- **Bl 67** kann **Fehllagen des Fötus** im Uterus korrigieren.
- **Bl 67** und **Ma 36 beschleunigen den Geburtsverlauf.**
- Will nach der Geburt die Milch nicht so recht fließen, tonisieren wir den **Dü.** Das Fohlen wird uns sehr dankbar sein, es braucht jetzt nicht mehr zu hungern.

2.9.10 Körpereigene Abwehr

Eine Steigerung der Funktion von Hypophyse und Nebennieren bewirkt indirekt auch eine Steigerung der körpereigenen Abwehr.

- Eine gezielte Steigerung der körpereigenen Abwehr erreichen wir über die Tonisierung der Punkte **Ni 4** und **Ni 6,** wobei die Punkte **GG 14** und **GG 16,** zusätzlich gegeben, den Effekt steigern. Unterstützend wirkt die Massage der neurolymphatischen Zonen. Vgl. Seite 65 und 66.

2.9.11 Wasserhaushalt

Ein guter Wasserhaushalt ist notwendig für eine optimale Nervenfunktion. Leider stimmt der Wasserhaushalt oft nicht, weil die vorletzte Rippe energetisch leer ist. Der Wasserhaushalt kann über das Ziehen des Gürtelgefäßes ausgeglichen werden.

2.9.12 Chronische Bronchitis, Dämpfigkeit und Allergie

Jede Bronchitis bewirkt einen strukturellen Umbau der Bronchialschleimhaut, die dazu führt, dass sich in der Folge der Bronchialquerschnitt verengt, die Bronchialschleimhaut aufquillt verbunden mit Atemnot, eine Reinigung der Bronchien von den zähen Schleimmassen kaum mehr möglich ist und schließlich die Alveolen platzen. Die chronische Bronchitis ist meist in überwiegendem Masse allergiebedingt.
Eine einfache Bronchitis ist ein Problem des **GG, KG** sowie des **Lu-, Bl-** und **Ni-**Meridians. Bei der chronischen Bronchitis und der Dämpfigkeit gesellt sich meist noch der **He, Dü** und **Di-**Meridian dazu, die Probleme im **GG** verstärken sich. Ob unser Pferd eine Allergieneigung hat, können wir leicht feststellen.
Ein wesentlicher Allergiehinweispunkt befindet sich genau auf der Ohrspitze. Ist dieser Punkt beim Drücken schmerzhaft oder hat das Pferd durch Selbstbehandlung an diesem Punkt sämtliche Haare abgescheuert, wissen wir, dass eine ausgeprägte Allergiebereitschaft schon vorhanden ist. Es gilt dann zu handeln. Ein weiterer Allergieanzeiger ist der **Di 11.**
Also merken wir uns gut: Lungen- und Dickdarmfunktionen sind miteinander gekoppelt, unabhängig von einer bestimmten Diagnose. Ein Blick auf unser Elementeschema zeigt uns, das wussten bereits die Chinesen vor 10000 Jahren. Es nützt bei den in der Überschrift genannten Problemen nicht, an einzelnen Akupressurpunkten herumzuprobieren, denn das ganze System ist durcheinandergewürfelt. Wir müssen wieder einmal Grundlagenarbeit leisten. Aber diese Grundlagenarbeit gibt selbst den zu Dampf neigenden Pferden eine reelle Chance, besonders dann, wenn zusätzlich eine homöopathische Unterstützung erfolgt (vgl. Walter Salomon, »Naturheilkunde für Pferde«).

2.9.13 Kehlkopfpfeifen

Auch das Kehlkopfpfeifen ist eine Symptom, das durch die Fehlfunktion einer ganzen Reihe von Meridianen, es sind dies der **3E, Bl, Di, KG, Dü, He, Lu, Ma** und **Ni,** entsteht. Lokale Anwendungen nützen hier nichts. In dieses energetische Chaos können wir nur mit Grundlagenbehandlungen wieder Ordnung bringen. Dem Lungenmeridian kommt hier allerdings insofern eine besondere Bedeutung zu, als er u.a. Kehle und Hals (**Lu 10** und **Lu 11**) und den gesamten Lungenkreislauf (**Lu 7**) freimacht.

2.9.14 Neigung zu Ödemen an den Hinterbeinen

kann durch Reizen des Yin (vom Huf bis Sprunggelenk) an der Innenseite der Hinterbeine sofort nach dem Reiten vermieden werden.

2.9.15 Zu starkes Aufbrennen der Eisen

kann einen Energiestau in einem Meridian oder mehreren Meridianen verursachen. Besonders an den Hinterbeinen kommt es gerne zu kurzfristigen Energieflussstörungen. Es sind dann die Fesselgelenke geschwollen, weil alle Yang-Meridiane von der Fessel abwärts leer sind. Diese Leerezustände sind schwer durch Reizung zu aktivieren. Unbehandelt kommt es zu dauerhaften Energieflussstörungen mit Auswirkungen auf die Gelenkstellungen sowie ungleichem Hufwachstum.

2.9.16 Störfelder

(Häufig z. B. der Zahn-, Kiefer- und Nasennebenhöhlen, Darm oder Narben) haben eine ganzheitliche Wirkung. Jede funktionelle oder organische Erkrankung kann direkt oder indirekt durch einen Herd (chronische Entzündung) beeinflussbar sein oder durch ein Störfeld in Gang gesetzt werden. Typisch für Störfelder ist eine pathogenetische Fernwirkung unabhängig davon, welchen Ursprungs die Störfelder sind, z. B. bakteriell, nerval, toxisch, über die Blutbahn oder über regionale Lymphknoten. Störfelder setzen ferner die Abwehrfähigkeit des Körpers herab. Jede Beseitigung eines Herdes kann zur Heilung oder Linderung einer Erkrankung beitragen. Ich erwähne diese Störfelder an dieser Stelle deshalb, weil sie auf die Dynamik der Wirbelsäule durch regionale Verspannungen im entsprechenden Wirbelbereich wirken. Das heißt, Störfelder bringen:

- einen Verlust der Mobilität in einem Bewegungssegment,
- eine gestörte Dynamik, die oft einen Lymph-Stau bedingt,
- daraus resultierende entzündliche Veränderungen, die auf der anderen Seite auch noch durch die toxische Komponente des Herdes am Wirbel bzw. am Wirbelgelenk ausgelöst werden können.
- Veränderungen in der Dynamik bedingen oft Wirbelkippungen,
- vermehrte Reibung der Wirbel-Gelenkflächen führt zu entzündlichen Veränderungen der kleinen Wirbelgelenke.

2.9.17 Herpes

Derartige Infektionen, sie schlagen sich im Auge, den Genitalien oder Muskeln nieder, können über die Herpespunkte **Ni 27** und **GG 3-02** unterstützend beeinflusst werden. Gleichzeitig sollte aber auch das Immunsystem gestärkt werden. Neben dem Punkt **KG 21,** der direkt auf den Thymus wirkt, sollten auch die unter Kapitel 2.9.10 genannten Punkte mit eingesetzt werden.

2.9.18 Wirbelverschiebungen und deren Folgen

Abschnitt der Wirbelsäule	auftretende Probleme
Halswirbelsäule	Bluthochdruck, psychische Beschwerden
	Probleme mit Augen, Ohren, Schilddrüse, Nebenhöhlen, Rachenraum
	Allergie
	Trigeminusneuralgien
	Schmerzen in der Vorhand
Brustwirbelsäule	Husten, Atembeschwerden, Bronchitis
	Herzrhythmusstörungen
	Leber- und Magenprobleme, Blähungen
	Immunschwäche
	Nierenprobleme
	rheumatische Erkrankungen
	Probleme mit Sterilität, Eierstöcken, Gebärmutter, Hoden
	Schmerzen in der Vorhand
	Arthritis
Lendenwirbelsäule	Verstopfung, Colitis
	Probleme Übergang Dünndarm in Dickdarm
	Impotenz
	Ischialgien
	Schmerzen und Krämpfe der Hinterhand
Kreuzbein	Probleme der Geschlechtsorgane, Blase und Niere

- **Eine mögliche Vorbeugung:**
  Durch intensive Schrittarbeit wird die Rückenmuskulatur gekräftigt.
  Schrittreiten bergauf trainiert die Rückenmuskeln besonders gut.
- **Eine gute energetische Arbeit stärkt den Rücken**
  Blasen- und Nierenmeridian bestimmen die Knochenstruktur der Wirbelkörper. Leber- und Gallenblasen-Meridian koordinieren das Zusammenspiel der Bänder, Sehnen und Muskeln. Leber- und Gallenblasenmeridian sorgen für den richtigen Muskeltonus. Schließlich ernähren der Magen- und der Milz-Pankreas-Meridian die Muskulatur.

2.9.19 Gruppen der Krankheitsursachen aus energetischer Sicht

Durch ständige Anpassungsprozesse bemüht sich der Organismus, den Anforderungen der Umwelt zu entsprechen. Krankheiten entstehen, wenn dieses Gleichgewicht verloren geht, also die äußeren Einflüsse die Anpassungsfähigkeit des Organismus überfordern oder der Organismus unfähig ist, sich verändernden Bedingungen anzupassen. Solche krankheitsfördernde Störfaktoren sind

- *Faktoren der Lebensweise*
  → Überfütterung, ungeeignetes Futter, Übersäuerung z. B. durch Mais, Silage, Heulage!! schwächen den Funktionskreis Milz-Pankreas/Magen
  → Überanstrengung, Stress aber auch Bewegungsmangel beeinflussen den Funktionskreis Niere
  → äußere Verletzungen behindern den normalen Energiefluss im Körper
- *klimatische Faktoren*
  → Klimafaktoren dringen über Haut, Mund und Nase in den Organismus ein.
- *Wind*
  Betroffener Funktionskreis sind hier die Meridiane Leber/Gallenblase. Wind-Probleme treten besonders ausgeprägt im Frühling auf. Charakteristische Symptome sind die Benommenheit, Schwindel, Fieber, Rhinitis, Sinusitis, Husten, Laryngitis, Pharyngitis, Juckreiz, Spasmen aber auch Muskel- und Gliedmaßensteife (siehe unter Ziffer 2.9.22), ein wechselhafter Schmerz, Nacken und Halswirbelsäule werden gerne angegriffen. Treten Schmerzen im Lendenwirbel-Bereich auf, können sie in den Blasen- bzw. Gallenblasenmeridian ausstrahlen. Besonders gut sollten wir uns die Fernpunkte **Bl 10 – Gabl 20 – GG 14** merken, um den Wind auszuleiten.
- *Hitze*
  Betroffener Funktionskreis: Herz/Dünndarm. Die Problematik tritt besonders ausgeprägt im Sommer auf. Sie ist vor allem durch aufschießende Dynamik gekennzeichnet. An Symptomen können auftreten: Fieber, Schweißausbrüche, Atemnot, Durst, Unruhe, Hitzschlag, Koma, hohe Pulsfrequenz.
- *Feuchtigkeit*
  Pathogene Feuchtigkeit entsteht vor allen Dingen durch Aufenthalt in feuchten Räumen, Verweilen in Nässe, selten durch übermäßige Flüssigkeitsaufnahme. Feuchtigkeit blockiert den Qi-Fluss, ist somit Störfaktor für alle Assimilations- und Umwandlungsprozesse. Betroffener Funktionskreis ist Milz-Pankreas/Magen mit besonderer Ausprägung im Spätsommer. Feuchtigkeitsschmerzen finden wir vor allem im Bereich 10. Brustwirbel bis 5. Lendenwirbel. Auffallend eine Schwerfälligkeit, Müdigkeit, Gliederschwere, schwergehender Atem, gynäkologische Störungen mit trüben Ausflüssen, Ödemen, verlangsamter Peristaltik, geblähtes Abdomen, nässende Hauterkrankungen. Der Schmerz selbst ist dumpf, großflächig evtl. mit Schweregefühl mit Besserung durch Bewegung. Korreliert pathogene Fülle mit Milz-Qi-Schwäche, dann morgendlicher Schmerz, besser nach ausreichender Bewegung. Die Besonderheit ist jedoch eine Schwächung des Qi durch zu viel Bewegung = Verschlimmerung der Schmerzen. Hat sich das ganze auf dem Blasenmeridian niedergeschlagen, so denken wir an die Punkte **Bl 40, Bl 60, Bl 62, 3E 5**.

Merke: Feuchtigkeit ist gekoppelt mit einer allgemeinen Qi-Schwäche (Mangel an Lebenskraft = Problem des Funktionskreises Niere).

- *Trockenheit*
  Betroffener Funktionskreis: Lunge/Dickdarm. Das Problem ist besonders ausge-

prägt im Herbst. Es unterhält nachfolgende Symptome: Husten, Hustenreiz mit wenig eventuell blutigem Schleim, trockener Nase, Halsschmerzen, reduzierte Speichelbildung, Schweißlosigkeit, trockene Haut. Kälte greift u. a. den unteren Bereich der Brustwirbelsäule und die Lendenwirbelsäule an.

- *Kälte*
  Betroffener Funktionskreis: Niere/Blase. Kälteprobleme treten bevorzugt im Winter auf. Kälte dringt leichter bei Yang-Schwäche ein. Die durch die Körperoberfläche eindringende Kälte schwächt die Verteilerfunktion der Lunge. Typisch für Kälte sind die Kontraktionen, der Qi-Fluss wird blockiert, was zu einer lokalen Fülle führt. Interessant ist nachfolgende Druckschmerzprüfung des Funktionskreises (Schmerzreaktion wenn Lu 1 voll) bzw. Druckschmerzprüfung des Meridians (Schmerzreaktion wenn Lu 6 voll). Der Kälte-Schmerz ist konstant, flächig, eher stark, von der Lokalisation her nicht veränderlich. Wärme bessert. Ferner sind typisch ziehende Schmerzen in Gliedmaßen, kalte Gliedmaßen, Krämpfe, Diarrhö, Nacken- und Rückenschmerzen, Schüttelfrost. Im Blasenmeridian festgebissene Kälte vertreiben wir über **Bl 62, Bl 40,** oder mit der Punktekombination **Bl 2** und **Bl 62**.

2.9.20 Entstehung der Rückenschmerzen – einmal anders betrachtet

Rückenschmerzen haben meist mehrere Ursachen. Oft besteht eine chronische konstitutionelle Schwäche, die zusammen mit einem akuten Auslöser wie Stress, klimatische Faktoren (Wind, Kälte und Feuchtigkeit) oder Verletzungen, für die Rückenschmerzen ursächlich sind. Rückenschmerzen können auch bei Tieren emotional bedingt sein. Von den sieben Emotionen sind beim Pferd nur die Angst und die Wut von Bedeutung. Diese unausgelebten Gefühle, vor allem unterdrückte Wut, führt zum Stau des Leber-Qi, was zu einer übermäßig angespannten Muskulatur (möglich in allen Abschnitten der Wirbelsäule) mit Stauungsschmerz oder ziehenden Schmerzen, häufig in den Blasen- und Gallenblasenmeridian ausstrahlend, führt. Energetisch gesehen schwächen aber diese körperlichen, geistigen und sonstigen Belastungen sowie Stress auch die Fähigkeit der Milz zu transportieren und zu transformieren. Die Milz kann somit die Muskelfasern nicht richtig ernähren. Schlecht genährte Muskelfasern sind weniger belastbar, das bewirkt bspw. verstärkte Neigung zu Zerrungen, Ischialgien und Verkrampfungen. Die Beschwerden lassen sich dann nicht durch Entspannen und Ausruhen behandeln. Besserung bringt vielmehr eine vorsichtige Bewegung ohne starke Belastung. Als Therapie bietet sich die Anwendung der Sedierungspunkte des Leber-, Gallenblasen- und sofern noch Unruhe zusätzlich gegeben ist, auch die des Kreislauf-Sexualität-Meridians an.

Merken wir uns: ein kräftiges Perikard vermindert nicht nur den Stress in der Arbeit, es reduziert die Verletzungsgefahr, bringt weniger innere Anspannung, insgesamt wird so ein Leber-Qi-Stau verhindert.

▷ Liegen Verletzungen vor, so blockiert eingedrungene Wind-Kälte einen Meridian, der über **Bl 10, GG 14, Gbl 20** allgemein wieder aktiviert werden kann. Ist der Blasenmeridian betroffen, müssen wir über die Punkte **Bl 40, Bl 60, Bl 62** arbeiten. Falls das GG betroffen ist, gelingt die Reparatur über die Punkte **GG 14 + GG 16**. Bei allen Verletzungen ist es wichtig, die Muskeln über die Punkte **Le 8** und **Bl 17** zu stärken.

2.9.21 Die wichtigsten Punkte bei Muskel- und Gliedmaßensteifheit

Bl 11	Meisterpunkt der Knochen
Bl 11	Wind-Hitze vertreiben
Bl 23	Funktionskreis Niere stützen
Di 11	Wind vertreiben
Di 11	spastische Verspannungen der Gliedmaßen
KS 6	Wirkung auf Thorax und äußere Atemmuskulatur
Gabl 30	macht Meridiane der Extremitäten frei
Gabl 34	Meisterpunkt der Muskeln und Sehnen
Ma 45	Meridianblockaden zerstreuen
Ma 45	Spasmen der Gliedmaßen
Ma 45	Wind zerstreuen
Bl 60	bewegt das Qi
Bl 60	Schmerzen im Bereich des Blasenmeridians

Bl 60	stärkt Hüfte, Sehnen und Muskeln
Dü 15	Rückenschmerzen
Dü 15	Wind zerstreuen
Dü 15	Hitze zerstreuen
GG 3	kompensiert Schwächen im unteren Calorium
GG 3	macht Meridiane frei
GG 3	Wind vertreiben
GG 4 + Bl 23	Funktionskreis Niere stärken
GG 14	Qi der Mitte stützen
GG 14	Öffnet das Außen (nach außen hin)
GG 14	Rückenverspannungen

2.9.22 Die wichtigsten Punkte bei Verkrampfungen der Atemmuskulatur

Le 2+ Le 3+ Dü 3	krampflösend allgemein
Bl 13	Zustimmungspunkt Funktionskreis Lunge, Krämpfe und Atemnot
Bl 17	Meisterpunkt des Blutes
Bl 17	Halsenge
KG 17	Meisterpunkt des Qi
KG 17 + KG 22	Atemnot
KG 22	stärkt Lungen-Qi

2.9.23 Arbeit über Fernpunkte

Wir wählen **entfernt liegende Steuerungspunkte, die auf dem betroffenen Meridian liegen**. Hierfür eignen sich besonders die Quellpunkte, Tonisierungs- und auch die Sedierungspunkte. Ferner sind als Fernpunkt solche Punkte geeignet, die von der Peripherie auf konkrete Areale einwirken. Unterstützend können alle Punkte, die auf Muskeln und Knochen wirken, noch eingesetzt werden. Als solche sind besonders geeignet:

Fernpunkt	besondere Wirkung auf folgendes Areal bzw. bei Problemen im Bereich
Dü 3	Wirbelsäulen-Hauptschmerz im caudalen Brustwirbelsäulenbereich seitlich der Wirbelsäule
Dü 3	Occiput und Nacken
PaM 17	Nacken
GG 26	Wirbelsäulen-Hauptschmerz im Bereich der Lendenwirbelsäule seitlich des GG
Bl 40 sedieren!!	Wirbelsäulen-Hauptschmerz im Bereich des GG in Höhe der Lendenwirbelsäule
Bl 62	Wirbelsäulen-Hauptschmerz, caudaler Lendenwirbel-Bereich seitlich der Wirbelsäule
Dü 7 + Bl 60	Wirbelsäulen-Hauptschmerz auf Blasenmeridian
Bl 54	Lumbalgien
KS 6	Thorax
Gabl 41 + Gabl 43	Schmerzen unterhalb Karpal- und Tarsalgelenk
Ma 38	Schulter
3E 3	Akren
Ma 41	Tarsalgelenk bis Huf
MP 21	Hüfte

▶ Zur Erinnerung: Ferner können alle Meisterpunkte für Muskeln und Knochen verwendet werden. Zusätzlich sollten wir auch an den Leber- und Gallenblasenmeridian als Ganzes denken. Beide unterstützen die Bewegungsenergie. Gleiche Funktion haben der Nieren- und der Blasenmeridian bezüglich des Skeletts. Schließlich stabilisieren der GG 3 und der GG 14 die vordere bzw. hintere Hälfte des Körpers.

2.9.24 Meisterpunkte mit Spezialwirkung

Affektionen des Atmungstraktes	**Lu 7**
Allergien	**Bl 40**
Brust und Herz	**KS 1**
Durchfälle	**MP 4**
Gefäßkrankheiten	**Lu 9**
Gelenke	**Gabl 41**
Haut	**Bl 40**
Hinterhand	**Bl 58 + Gabl 30**
Knochen	**Bl 11 + Gabl 30**
Knochenmark	**Gabl 39**
Kopf und Nacken	**Lu 7**
Magen	**Bl 21**
Muskeln und Sehnen	**Gabl 34**
Sehnen, Bänder, Faszien	**Le 8**
Paresen der Vorhand	**Di 15**
Rheuma + Arthrosen	**3E 5 + Gabl 41**
Rücken	**Bl 17**
Schädeldurchblutung	**3 E 22**
Sexualität	**GG 4**
Spasmolyse (bei Zorn + Wut)	**Le 2**
Wetterfühligkeit	**3E 15 + Di 15**
Zwerchfell	**Bl 17**

2.9.25 Hilfe bei Atemwegserkrankungen unter dem Aspekt klimatischer Einflüsse

Hauptsymptom ist hier der Husten, der auch »Wachhund der Lunge« genannt wird. Oft bleibt nach überstandenem Husten aber eine chronische Belastung zurück. Hier spielen eine Rolle

- **der Husten vom Wind-Kälte-Typ**
  Wind und Kälte befallen die Hautoberfläche, wodurch das Lungen-Qi nur noch bedingt verteilt werden kann. Als Symptome zeigen sich leichterer Husten mit dünnem weißlichen bis wässrigem Nasenausfluss. Nasenatmung erschwert, kalte Haut, leicht erhöhte Körpertemperatur.

Therapiemöglichkeiten

GG 14	vertreibt die Kälteempfindlichkeit und das Fieber
Di 4	schützt wie Bl 12 + Gabl 20 die Hautoberfläche, beseitigt wie Lu 7 pathogenes Qi
Bl 13	Zustimmungspunkt Lunge
KS 5	stützt den Funktionskreis Lunge
Lu 7	Lo-Punkt des Lungenmeridians. Vertreibt Wind, fördert die Energie im Lu-Meridian und die Verteilerfunktion des Funktionskreises Lunge, kontrolliert den Husten.

- **der Husten vom Wind-Hitze-Typ mit Schleimblockaden**
  Die pathogene Wind-Hitze schwächt das Lungen-Qi. Es kommt zur Schleimbildung mit würgendem Husten, Nasenausfluss gelb. Typisch ist ein dünner gelblicher Zungenbelag.

Therapiemöglichkeiten

3E 5	kühlt die Hitze
Bl 12	Schützt die Hautoberfläche und vertreibt den Wind, stützt den Funktionskreis Lunge
Bl 13	Zustimmungspunkt des Lungen-Meridians, kühlt die Hitze, stützt den Funktionskreis Lunge.
Lu 10	Kühlt Hitze im Funktionskreis Lunge, macht die Kehle frei.

- **der Husten vom Wind-Hitze-Typ mit Yin-Mangel**
  Die Wind-Hitze-Erkrankung ist gekoppelt mit einer Störung des Funktionskreises Milz-Pankreas, weshalb die Feuchtigkeit nicht abgewehrt werden kann. So kommt es zur Schleimbildung, die auf den Funktionskreis Lunge übergreift und das Lungen-Qi an der Ausbreitung hindert. Der Husten ist mit einer übermäßigen Produktion an zähem weißen oder gelbem Schleim verbunden. Zunge klebrig. Atmung durch steifen Thorax behindert.

Therapiemöglichkeiten

MP 6	kräftigt den Funktionskreis Milz-Pankreas, Säfteumlauf wird gefördert, Feuchte wird umgewandelt.
KG 12	steuert Feuchtigkeit
Ma 36	Funktionskreis Milz-Pankreas wird gestützt, Qi-Harmonisierung
Ma 40	beseitigt Schleim, Feuchte wird umgewandelt
Lu 5	Milz- und Lungen-Qi stützen, wandelt Feuchtigkeit um, kühlt Hitze
Lu 1	Milz- und Lungen-Qi stützen, wandelt Schleim um, kühlt Hitze
Bl 13	Zustimmungspunkt des Lungen-Meridians, kühlt Hitze, stützt Funktionskreis Lunge

2.9.26 Bewegungsapparat und Biochemie

Bewegungseinschränkungen, Lahmheiten und rheumatische Erkrankungen des Bewegungsapparates wie Arthritis, Arthrose, Spat usw. sind oft nicht durch äußere, sondern durch innere Ursachen entstanden. Die energetische Behandlung muss in solchen Fällen durch die Behandlung der Ursachen ergänzt werden.

Die krankmachenden biochemischen Faktoren sind ebenso zahlreich wie ihre Auswirkungen und Wechselwirkungen untereinander. Die für den Bewegungsapparat des Pferdes wichtigsten **Störungen im Stoffwechsel** sind:

- Azidose (Übersäuerung)
- Allergien und Futter-Unverträglichkeiten
- Pilz- und Wurm-Belastung
- toxische und chemische Belastungen
- hormonelle Störungen
- Störungen im orthomolekularen Gleichgewicht (Vitamine, Mineralstoffe, Spurenelemente)
- Bakterielle und virale Infekte
  Infektion mit Borrelien, Leptospiren und anderen Parasiten können erhebliche Störungen im Bewegungsapparat verursachen

Ursache vieler der obigen Störungen ist oft eine falsche Fütterung. Zu viel Zucker und Eiweiß wirkt sich ebenso wie beim Menschen auf den gesamten Stoffwechsel aus.
Schauen wir uns die wichtigsten biochemischen Aspekte einmal genauer an.

2.9.26.1 Allergien und Futter-Unverträglichkeiten

Auch Pferde leiden in zunehmendem Maße unter Allergien. Die Allergene können so vielfältig wie beim Menschen sein. Staub, Pollen, Schimmelpilze, aber auch das Heu oder das Stroh gehören zu den Dingen, auf die Pferde mit allergischen Symptomen reagieren. Von Unverträglichkeit spricht man, wenn bei Laboruntersuchungen keine Antikörper nachgewiesen werden. Die Symptome sind jedoch genau so ernst und für das Tier oft unerträglich wie bei so genannten echten Allergien.
Neben Chemikalien, Toxinen und anderen Umweltbelastungen ist die Pilzbelastung des Darms eine Ursache für Allergien. Ein geschwächtes Immunsystem schafft die besten Voraussetzungen für eine über das normale Ausmaß hinausgehende Pilzbesiedelung des Darms. Pilztoxine und Stoffwechselprodukte von Würmern wiederum bewirken eine weitere Schwächung der Immunabwehr und die Entstehung von Allergien.
Die Symptome, die durch Allergien und durch Pilze verursacht werden, sind sehr ähnlich. Sie reichen von rein physischen Beschwerden bis zu psychischen Störungen.

Häufige Allergie- und Pilz-Symptome bei Pferden	
Haut	• Ekzeme → Nesselfieber → Hautjucken
Schleimhaut, Luftwege	• Katharrh → Chronische Bronchitis → Husten → Dämpfigkeit → Sekret aus der Nase
Bewegungsapparat	• Muskelschmerzen → Rheuma → Arthritis → Arthrose
Organsystem	• Verdauungsstörungen → Koliken → Leber-Erkrankungen → Nieren-Blasenprobleme
Psyche	→ Unruhe, Nervosität → Unerklärliche Angst → Untugenden (Weben, Koppen)

Futtermitteltest

Über den Muskeltest können wir feststellen, was das Pferd nicht verträgt. Testen Sie wie gewohnt die Alarmpunkte und suchen Sie dann einen Punkt aus, bei dem der Muskel normoton reagiert. Am besten eignen sich die **Alarmpunkte Magen, Milz-Pankreas** oder **Leber**. Nun bekommt das Pferd eine Probe des Futters ins Maul, während der Test wiederholt wird. Reagiert der Muskel der Testperson jetzt schwach oder hyperton, ist dieses Futter nicht geeignet. Eventuell müssen so einzelne Futter-Bestandteile getestet werden.

2.9.26.2 Azidose (Übersäuerung)

Alle Energie, der bei der Geburt von den Eltern mitgegebene Energievorrat ausgenommen, ist in Form von Reduktionsenergie gespeichert. Erst durch Verbrennen (= Oxidation mit Sauerstoff von Zucker und Fetten) kann sie nutzbar gemacht werden. Bei optimaler Energiegewinnung durch Oxidation wird aus Zucker und Fetten Kohlensäure und Wasser. Auch organische Säuren aus der Nahrung werden am Ende zu Kohlensäure oxidiert. Diese Säure belastet den Körper nicht, da sie im Gleichgewicht mit dem Kohlendioxid steht, das jederzeit über die Atemwege ausgeschieden wird. Erst bei Sauerstoffmangel kann die Energiegewinnung nicht vollständig ablaufen, und es entstehen als Zwischenprodukte andere Säuren, vor allem Milchsäure, die nicht über die Atemwege ausgeschieden werden können. Sie belasten zusätzlich den ganzen Körper. Bei guter Sauerstoffversorgung wäre auch jetzt noch die Leber in der Lage, die organischen Säuren zu reduzieren und aus Milchsäure Glukose herzustellen. Letztlich ist die Übersäuerung eine durch Energiemangel (ATP-Mangel) eingeschränkte Zellfunktion. Sauerstoffmangel tritt auch immer dann auf, wenn der ph-Wert in den Zellen nicht stimmt. Stress führt durch Engstellung der Gefäße ebenfalls zu Sauerstoffmangel. Außer Sauerstoffmangel führen auch säurebildendes Futter, Medikamente und Schadstoffe zur Azidose. Um den Überschuss an Säuren zu neutralisieren, benötigt der Organismus basische Substanzen wie Natriumbicarbonat, Calcium, Magnesium, das er im Notfall den Knochen entnimmt. Die Fließfähigkeit des Blutes verändert sich. Folgen einer dauernden Übersäuerung sind chronische Erkrankungen. Die Leistungsfähigkeit ist herabgesetzt, das Allgemeinbefinden des betroffenen Pferdes beeinträchtigt. Es kommt zu Arteriosklerose, Osteoporose, Wirbelsäulen- und Muskelschmerzen und durch die Ablagerung der sauren Stoffwechselprodukte im Bindegewebe und Gelenken zu rheumatischen Erkrankungen und Arthrosen.
Die häufigsten Säurebilder beim Pferd sind ein Zuviel an Zucker und/oder Eiweiß im Futter. Beim Zucker handelt es sich meist um den hohen Glukose-Anteil im Mais, sowie die Bindemittel bei Müslis und Pellets in Form von Melasse oder Frucht-Dicksäften. Zu viel Eiweiß erhält das Pferd meist durch zu eiweißreiche Wiesen. Wir bemerken oft eine Zunahme der Beschwerden im Frühling, wenn die Tiere nach dem Winter wieder auf die Weide kommen. Für manche Rassen sind unsere Wiesen zu gehaltvoll.

Was kann man tun?
Das Beste ist natürlich, die unverträglichen Futter-Bestandteile nicht mehr zu füttern. Vor allem mit Kraftfutter sollte sparsam umgegangen werden. Die Sorge, dass das Tier nicht genügend Eiweiß bekommt, ist in den meisten Fällen unbegründet. Kraftfutter sollte nur bei extremer körperlicher Belastung gegeben werden. Eine oder zwei Reitstunden am Tag verursachen keinerlei Mangel an irgendwelchen Stoffen. Empfindliche Tiere sollten am besten nur auf abgemähte Wiesen oder nach Rindern auf die Wiesen gelassen werden. Das gilt nicht nur bei Sommerekzem, sondern auch bei allen anderen stoffwechselbedingten Krankheiten wie Strahlfäule, Mauke, Hufrehe oder Arthrose.
Zusätzlich kann ein Basenpulver zugefüttert werden, das den pH-Wert positiv beeinflusst. Und natürlich gehören auch die energetischen Korrekturen mit zur Behandlung der Azidose. Oft hat in solchen Fällen der Magen und der Milz-Pankreas-Meridian Über-Energie.

2.9.26.3 Gestörtes orthomolekulares Gleichgewicht

Das Futter-Angebot war noch nie so reichhaltig wie heute. Doch die Verarmung der Böden an lebenswichtigen Biostoffen, sowie die Belastung durch chemische Dünge- und Pflanzenschutzmittel führt dazu, dass die Artenvielfalt der Wiesen stark abgenommen hat. Das Gras oder Heu enthält nicht mehr alle lebenswichtigen Bestandteile. Die Folge sind Vitamin-, Mineralstoff- und Spurenelemente-Mangel. Jede Krankheit oder Störung kann durch einen Vitalstoffmangel verursacht sein.

Einige Vitalstoffe, die den Pferden fehlen:

Zink	→	Wichtig für die Muskulatur und die Haut
Mangan	→	Wichtiges Spurenelement für die Sehnen
Magnesium	→	Für das Nervensystem, die Muskulatur

Calcium	→	Für den Knochenaufbau, wichtig für den Phosphat-Stoffwechsel Durch zu viel Zucker entsteht ein Calcium-Mangel!
Kupfer	→	Ein Mangel entsteht bei Entzündungen, bei Leber-Schwäche
B-Vitamine	→	Bei Nerven-, Muskel- und neurologischen Störungen

▷ Es ist daher durchaus sinnvoll, dem Pferd eine Vitamin-Mineralstoff-Mischung zuzufüttern. Noch besser ist es, Sie testen aus, welche Stoffe dem Tier fehlen. Wir suchen uns Alarmpunkte, bei denen der Muskel der Surrogat-Person schwach oder hyperton reagiert hat und geben dem Pferd jetzt eine Prise Zink oder Magnesium ins Maul. Wird der Muskel jetzt normoton, braucht das Tier diese Substanz.

2.9.26.4 Chemisch-toxische und Schwermetallbelastung

Viele chronische Krankheiten physischer und psychischer Art sind die Folge von chemischen oder toxischen Belastungen und auf Belastungen durch Schwermetalle wie Blei, Cadmium und Quecksilber. Die Intoxikation kann sich auf der psychischen Ebene als Verhaltensstörungen, auf der physischen Ebene als Haut- und Huferkrankungen, Magen-Darm-Störungen, Krankheiten des Bewegungsapparates wie Arthritis, Arthrose, Myalgie, Herz-Kreislauf-Problemen und als Erkrankungen des Atmungs-Systems usw. äußern.
Meist ist es schwierig, die Ursachen zu finden. Oft sind es Farbanstriche oder Holzimprägnierungsmittel in der Box, die zu Symptomen des Atemtrakts führen.
Chemische Ursachen können außerdem Medikamente wie zum Beispiel die Wurmpaste sein. Über den Muskeltest kann mit sog. *Test-Nosoden* (homöopathische Verdünnungen von Krankheitserregern und Schadstoffen) die Art der Belastung und das entsprechende Ausleitungs-Mittel ausgetestet werden.

Bitte beachten! Lassen Sie Tests auf Vitalstoffmangel sowie Allergie- und Schadstoff-Tests von erfahrenen Therapeuten durchführen!

3. Energetische Hilfen bei der Ausbildung junger Pferde

3.1 Einreiten

Bevor wir uns mit der Ausbildung junger Pferde befassen, noch ein paar Worte über den **Sattel**. Der Sattel muss das Gewicht des Reiters gut verteilen, Erschütterungen abfangen, die Haut des Pferdes atmen lassen und sich der natürlichen Form des Pferderückens anpassen. Es ist notwendig, dass wir bei Auswahl des Sattels die exterieurmäßig bedingten Besonderheiten oder Probleme des jeweiligen Pferdes erkennen.

Einreiten eines jungen Pferdes heißt:

- ausreichend lange geradeaus reiten.
- mit viel Geduld und Ausdauer nur annehmen und fördern, was das Pferd von sich aus anbietet.
- das Pferd soll sich an den Zügel heranstrecken, den Zügel suchen bei ruhiger, nicht einwirkender und vor allem nicht nach hinten ziehender Reiterhand.
- das Pferd braucht klare und eindeutige Hilfen.

Da die heutige Pferdezucht ein hohes Niveau erreicht hat und häufig bessere und leichtrittigere Pferde angeboten werden als früher, ist es manchmal erstaunlich, dass viele Pferde schon so früh verschlissen werden. Grund hierfür ist, dass oft die Remontezeit übersprungen und den jungen Pferden zu viel abverlangt wird. Ob dem Pferd durch das Gerittenwerden ein Schaden zugefügt wird oder nicht, ist also in erster Linie eine Sache der Methode und der Dosierung. Der lockere, schwungvolle Bewegungsablauf des jungen Pferdes und der schwingende Rücken sind die besten Voraussetzungen für eine erfolgreiche Ausbildung.

Die natürliche Ausbildungsmethode heißt: Förderung der Dehnungshaltung. Stellvertretend für eine Reihe brauchbarer Methoden seien drei aufgeführt:

Wir können Rückenprobleme sowohl vermeiden als auch beheben durch den leichten Sitz der **Chiron-Methode**. Anders als im üblichen Entlastungssitz hat der Reiter bei kurzen Bügeln (3–4 Loch kürzer als im Dressursitz) das Gesäß am Sattel, nicht im Sattel. Das Gewicht wird so auf die Seiten des Pferdes verteilt, die Mitte, der Rücken bleibt frei. So lassen sich die unregelmäßigen und ungleichmäßigen Bewegungen eines jungen oder eines verrittenen Pferdes ausgleichen.

In eine ähnliche Richtung läuft die Ausbildung junger Pferde nach den Grundlagen der **Sally Swiftes Lehre**, einer ganzheitlichen Bewegungslehre, bei der das Finden des Schwerpunktes, aus der Kontrolle, Energie, Kraft und Richtung mobilisiert werden sowie die Erdung des Gleichgewichts im Vordergrund steht.

In Deutschland am bekanntesten ist die **Telling-Jones-Methode**, wobei hier die vertrauensbildenden Maßnahmen an erster Stelle stehen.

Ich betone nochmals: das Pferd darf mit seinen Rückenmuskeln, also da, wo der Reiter sitzt, nicht das Gewicht tragen. **Wie soll das Pferd dann das Gewicht tragen?** Das Pferd muss lernen, das Gewicht mittels Nackenband, Nacken, Kopf und Hals zu tragen. Dadurch verteilt sich das Reitergewicht so auf dem Rücken, dass das Pferd ohne Schaden bleibt. Lässt das Pferd den Hals fallen, spannt sich das Nackenband, die Dornfortsätze ziehen die Rückenwirbel nach vorne oben. Die Wirbel werden nach oben aufgewölbt. Das Skelett ist nun tragfähig (sog. Dehnungshaltung). Erst diese Aufwölbung der Wirbelsäule ermöglicht die Bewegung in alle Richtungen (Flexion und Rotation). Ohne Reiter läuft das Pferd mit hohem Kopf und Hals. Dies belastet beim Reiten die Rückenmuskeln. Ein junges Pferd hat beim Reiten einen tiefen Kopf. Die Aufrichtung kommt später von alleine durch die Aktivierung der Hinterbeine, die zunehmend mehr Last aufnehmen, weil sie nicht durch einen verkrampften, verspannten Rücken blockiert sind.

▷ Wir können prüfen, ob das Pferd das Reitergewicht in der richtigen Weise trägt. Wir sehen das an seiner wachsenden Hals- und Nackenmuskulatur (schöner Hals mit Muskeln an der richtigen Stelle). Bei einer korrekten Dehnungshaltung dürfen zum Unterhals, also zur Drosselrinne hin, keine starken Muskeln sichtbar sein.

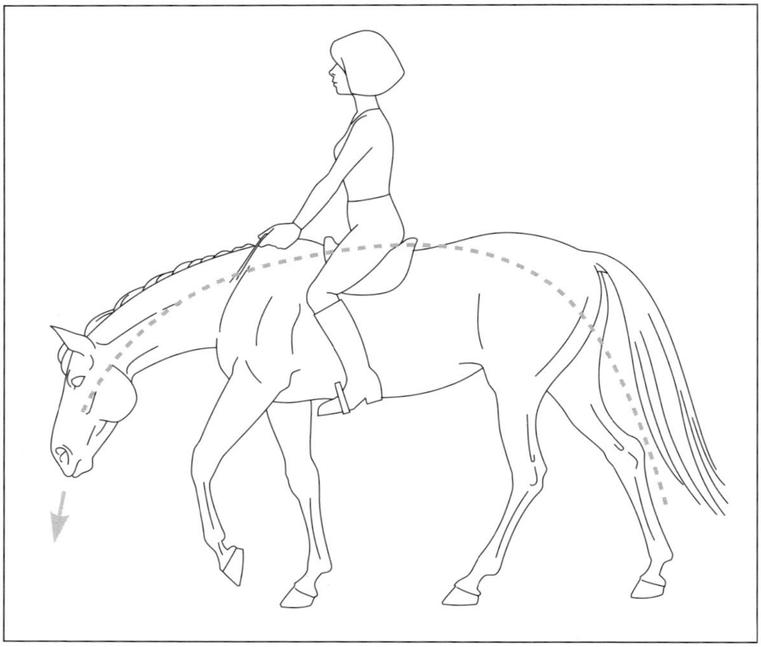

Abb. 75

3.2 Ausbildung nach der Fünf-Elemente-Lehre

Jedem Reiter sind die Ausbildungsziele bekannt. Wussten wir, dass die Skala der Ausbildung eines Pferdes nach der 5-Elemente-Lehre abläuft? Wussten wir, dass diese 5-Elemente-Lehre die Wandlungen des Pferdes berücksichtigt? Handeln wir nach den gewonnenen Erkenntnissen, können wir die Disharmonie zwischen Reiter und Pferd weitgehend vermeiden.
Das Ausbildungsziel **Takt** und **gleichmäßige Bewegung** entspricht dem **Element »Metall«**. Metall steht für Anpassungsfähigkeit. Emotional hat Metall viel mit Kontaktproblemen zu tun (Trauer, Sehnsucht, Arroganz, Überlebensangst, besitzergreifend). Wir erreichen damit eine stabile, gut bewegliche Halswirbelsäule und ein freies Kreuzdarmbeingelenk, was wiederum Voraussetzung für eine ausreichende Tragkraft des Rückens und der Schubkraft der Hinterhand ist. Dem Pferd wird es möglich, sich in Selbsthaltung zu tragen.
Wir bekommen rhythmische Bewegungen bei einer ausgeprägten Schwebephase, die Aufrichtung und Federkraft werden wenig Wünsche offen lassen. Ein Strecken der Wirbel-

Pferde ohne ordentliche Ausbildung

latschen vor sich hin, können den Reiter nicht ergonomisch richtig tragen. Das eigene Gewicht und Reitergewicht wird auf die Vorhand genommen. Das Pferd läuft bergab statt sich auf die Hinterhand zu setzen. Beim Dreigangpferd entwickeln sich Probleme in Richtung Hufrollenentzündung. Lateral veranlagte Gangpferde gehen Paß.

Lösen eines Pferdes

Das Lösen vor der Leistung ist das Aufwärmen der Muskulatur durch die bessere Durchblutung. Durch die lösende Bewegung nehmen die Knorpelscheiben zwischen den Gelenkenden die Gelenkflüssigkeit auf und können aufquellend die nötige Pfufferwirkung entfalten.
Die Reaktion des Gesamtkörpers auf Schwerpunktverlagerungen durch das Reitergewicht oder Unebenheiten des Bodens wird beim losgelassenen Pferd geschmeidiger und schneller.

Bezug der Elemente zur Ausbildungsskala der Reitpferde

Die einzelnen Phasen bauen aufeinander auf. Endziel ist die Durchlässigkeit, die eine Harmonie zwischen Reiter und Pferd ermöglicht. Die Einwirkungen des Reiters werden kaum sichtbar, das Gesamtbild besticht durch Eleganz und Ausstrahlung.

Ausbildungsziel	Ausbildungsphase	zugehöriges Element	Erläuterungen
Takt, Gleichgewicht	Gewöhnungsphase	Element Wasser (Nieren- und Blasenmeridian)	ist gegeben, wenn das Pferd taktmäßig mit schwingendem Rücken tritt, den Hals nach vorwärts abwärts an die Hand des Reiters heran dehnt, den Schweif natürlich und ohne jede Spannung trägt.
Losgelassenheit	Gewöhnungsphase	Element Metall (Lungen- u. Dickdarm-Meridian	gleichmäßige Bewegungen in allen drei Grundgangarten.
Anlehnung	Gewöhnungsphase	Element Holz (Leber- u. Gallenblasen-Meridian)	weiche, aber konstante Verbindung und Anlehnung an beiden Zügeln zwischen Maul des Pferdes und Hand des Reiters, ohne sich auf das Gebiss zu legen.
Schwung	Entwicklung der Tragkraft	Element Feuer (Herz-, Kreislauf-, Dünndarm- u. Dreifacher Erwärmer-Meridian)	Entwicklung der Schubkraft und des Ganges mit energischem Vortreten und Abfußen. Voraussetzung ist ein funktionierender Rücken, da dieser die von hinten kommende Schubkraft und den Schwung auf die Vorhand überträgt.
Geraderichten, Biegen	Entwicklung der Tragkraft	Element Erde (Milz-Pankreas- und Magen-Meridian)	wirkt der natürlichen Schiefe entgegen. Nur ein geradegerichtetes Pferd kann die Schubkraft voll entwickeln.
Versammlung, Durchlässigkeit	Entwicklung der Schubkraft	harmonisches Zusammenwirken aller Elemente	Entwicklung der tragenden Kraft der Hinterhand. Das Pferd ist in erhöhtem Maße durchlässig, zur Hankenbeugung fähig. Durch die Hankenbeugung nimmt die Hinterhand vermehrt die Last des Körpers auf, wodurch die Schritte und Tritte kürzer, aber fleißiger, energischer, erhabener mit ausgeprägter Kadenz werden, bei gleichbleibender Schubkraft der Hinterhand.

säule ist in der Mehrfachbiegung möglich. Ein Zuwenig an Lungen- und/oder Dickdarmenergie lassen das Pferd über dem Zügel gehen oder es läuft über den Schenkel oder es wird bald eine KDG-Blockade haben. Ein Zuviel an Lungen- und/oder Dickdarmenergie führt vor allem zu einem strampelnden Gang, die Schwebetritte sind verschwunden. Bei der Versammlung kippen der 6. Lendenwirbel und der 1. Kreuzwirbel. Pferde, die sich nicht versammeln lassen, haben eine Rotationsblockade im Lendenwirbelsäulenbereich.
Das Ausbildungsziel **Losgelassenheit** ist mit dem **Element »Wasser«** assoziiert. Voraussetzung für eine Losgelassenheit ist ein angstfreies, motiviertes, williges Pferd. Nur so kann das Pferd die Wirbelsäule strecken und den Hals aufrichten, was eine gleichmäßige Muskeltätigkeit und ein Öffnen der kleinen Wirbelgelenke der Wirbelsäule ermöglicht.

Dressuraufgaben der Lektionen E und A haben alle lösenden Charakter und Effekt.

Taktfehler = Überforderung.
Ausbildungsschritt wird nicht beherrscht.

Schwung

- ein Höchstmaß an Bodengewinn
- federnde, mühelose und geschmeidige Tragkraft
- zeigt Tempi-Verstärkungen und in der Versammlung erhabene, ausdrucksvolle Vorwärts-Aufwärts-Bewegungen
- verstärkte Federkraft

Losgelassenheit bedeutet auch, die Abdominalmuskeln müssen die Lendenwirbelsäule halten. Zu viel an Nieren- und Blasenenergie führt zu einer Versteifung der Halsbasis, das Pferd macht in der Bewegung einen auseinander gefallenen Eindruck. Zu wenig Wasser-Energie führt zur Blockierung des 7. Halswirbels, die Schulter fällt nach außen. Mangelnde Losgelassenheit heißt, das Element »Holz« ist zu stark, es muss besser kontrolliert werden.

Das **Element »Holz«** steht für das Ausbildungsziel **Anlehnung**, die immer eine intensive Aktivität des Pferdes voraussetzt. Anlehnung wird erst durch das feine Zusammenspiel von Flexion und Extension der Wirbelsäule möglich. Das Pferd kaut dann am Gebiss ab, es ist schenkel- und zügelgehorsam, wir können durch Hilfengebung die Trittlänge verändern oder halbe Paraden machen. Zu wenig Holz-Energie zeigt ein nervöses Kauen am Gebiss, Tendenzen zum Unterhals, Blockaden im Lendenwirbelbereich. Zu viel Holzenergie bringt eine Blockade des Kreuzdarmbeingelenkes, Schmerzreaktionen bei Zügeleinwirkung, Paraden und Kreuzeinwirkung kommen nicht durch.

Das **Element »Feuer«** beeinflusst das Ausbildungsziel **Schwung**, der erst durch eine konzentrierte und freudebereitende Arbeit ermöglicht wird. Weitere Voraussetzung ist eine freischwingende und rotationsfähige Wirbelsäule. Sind diese Voraussetzungen gegeben, stößt sich das Pferd vom Gebiss ab, es entwickelt im Innern genügend Kraft. Während ein Zuviel an Feuer eine Spannung ohne Anlehnung bringt, bleibt das Pferd bei einem Zuwenig an Feuerenergie hinter dem Zügel, das Genick ist fest, es kann sich im Genick auch verwerfen, es kann zur Rotationsblockade der Wirbelsäule kommen.

> Das Pferd hat kein Schlüsselbein, deshalb ist die Aufrichtung erst möglich.

Als letztes Ausbildungsziel haben wir noch die **Geraderichtung**, für die das **Element »Erde«** verantwortlich ist. Die Fähigkeit zur Geraderichtung setzt ein ausgeglichenes Pferd voraus, das sich im Gleichgewicht befindet. Die Flieh- und Tragkräfte müssen ausgeglichen sein, innerer und äußerer Hinterfuß haben aufeinander abgestimmte Aktionen. Nur ein in sich gerade gerichtetes Pferd kann optimale

Die Entwicklung des Schwungs verbessern

- Häufiges Reiten von Übergängen zwischen den Gangarten unter Erhaltung des Taktes
- Wechseln des Tempos innerhalb einer Gangart
- Verstärktes Anregen der Hinterhandaktion durch die treibenden Hilfen
- Förderung der Rahmenerweiterung durch feine Anlehnung

Losgelassenheit = Zufriedenheit des Pferdes

- ein ruhiges Auge
- aufmerksames Ohrenspiel
- ein gleichmäßig kauendes Maul bei geschlossener Maulspalte
- gelegentliches Abschnauben (= Zeichen unbeschwerter Atmung).
- getragener Schweif, mit der Bewegung gleichmäßig pendelnd
- schwingender Rücken
- flüssiger, harmonischer Bewegungsablauf
- Reiter kann sitzen und kommt zum Treiben

Anlehnung

ist die ständig, feine und weich-federnde Verbindung zwischen Reiterhand und Reitermaul. Die Anlehnung wird nicht vom Reiter erzwungen, sondern das Pferd sucht sie. Das losgelassen gehende Pferd dehnt sich über das Gebiss an die Hand des Reiters heran. eine elastische Anlehnung ist für das Pferd nur möglich, wenn der Reiter einen sicheren Sitz hat und mit einer vom Sitz unabhängigen Hand die Zügel führt.

Bewegungen haben, kann saubere Biegungen machen, die eine seitliche Flexion der Wirbelsäule erfordern. Ein unausgeglichenes Element »Erde« zeigt bei zu wenig Energie ein Schief gehen gegen den Schenkel, ein Gehen gegen den Zügel, bei zu viel Energie wird dem Reiter der Zügel aus der Hand genommen, das Pferd legt sich auf den Zügel oder versteift sich einseitig, bei erheblichem Energieüberschuss kommt es zum Durchgehen und Steigen.

Eine Störung in einem Element hat – wie wir oben gesehen haben – immer Auswirkungen auf ein anderes Element, wie folgendes Beispiel zeigt. Ein zu starker Schwung stört den Takt. Eine zu starke Anlehnung stört die Losgelassenheit. Hierzu seien die Ausführungen auf Seite 86 nochmals empfohlen.

Viele Störungen in einem Element sind aber Fehler des Reiters. Fehler wie Gebrauch einer harten Hand, Hilfszügel, zu kurze oder fehlende Aufwärmphase sollten wir uns schleunigst abgewöhnen. Wir sollten uns klar werden, dass jedes Gebiss nur das bewirken kann, was wir selber daraus machen. Das unmotivierte Durchgehen eines Pferdes können wir kaum durch den Wechsel von einem Gebiss zum anderen verhindern, zumindest nicht auf Dauer.
Einem Pferd, das beim Reiten den Kopf stark hochhält oder mit dem Kopf hochschlägt und dabei den Hals weit nach vorne streckt, werden wir nicht mittels mechanischer Maßnahmen in eine für Pferd und Reiter erforderliche Haltung bringen. Erfahrungsgemäß löst ein solcher Versuch nur ernsten Widerstand und damit ein anderes Fehlverhalten beim Pferd aus. Das geschilderte Verhalten, durch das sich ein Pferd jeglicher Hilfen entziehen kann, ist nur zu häufig auf psychische Störungen zurückzuführen z. B. fehlerhaften Umgang in der Einreitphase. Dies führt zu starken Versteifungen und Widersetzlichkeiten, sobald das im Maul extrem empfindlich reagierende Pferd irgendeinen Druck empfindet.
Noch ein paar Worte zum Lösen eines Pferdes: In Ruhestellung wird die Wirbelsäule auf einer Seite festgestellt, also von vorn bis hinten verriegelt. Beim Reiten soll aber die Öffnung der Wirbel erfolgen. Das Herstellen der Wirbelbeweglichkeit ist das Lösen beim Rei-

Geraderichten

Fast alle Pferde sind von Haus aus schief (angeborene Schiefe). Dadurch kommt es zu verschleißähnlichen Fehlbelastungen einzelner Beine, Problemen bei der Zügeleinwirkung und dem geraden Sitz des Reiters. Das gerade gerichtete Pferd geht auf einem Hufschlag und die Hinterbeine laufen in der Spur der Vorderbeine. Auf gerader und gebogener Linie deckt sich die Längsachse des Pferdes mit der Hufschlagfigur, denn erst jetzt ist eine gleichmäßige Längsbiegung nach beiden Seiten möglich.

Geeignete Übungen für Geraderichten:

- Reiten auf gebogener Linie wie Schlangenlinen, Zirkel
- häufiger Handwechsel
- Schenkelweichen und bei erweiterter Tragkraft Schulterherein
- gezielter Einsatz der sog. diagonalen Hilfen
- ab Klasse L Außengalopp

Voraussetzung der Versammlung

Vermehrtes Beugen der Gelenke der Hinterhand. Trag- und Federkraft der Hinterhand entlasten die Vorhand, das Pferd wird sozusagen hinten kleiner, die Bewegungen werden erhabener und ausdrucksvoller.

Wichtige Lektionen der Versammlung

- geschmeidige Übergänge zum Trab aus dem Galopp
- ganze Paraden zum Halten aus dem Trab
- Rückwärtsrichten
- Antraben aus dem Halten
- Tempounterschiede im Trab und im Galopp.

ten. Was wir meist vergessen ist jedoch die Tatsache, dass ein gelöstes Pferd faul wird, es muss jetzt getrieben werden.

▷ Gelingt dies trotz richtigem Treiben nicht überzeugend, hilft in aller Regel die Farbe **Rot** auf die knöcherne Schweifspitze. Besonders bei jungen Pferden empfiehlt es sich, eventuelle Verspannungen vor dem Reiten zu beseitigen. Dies gelingt uns, in dem wir mit **Grünlicht** die Wirbelsäule entlang fahren. Auf diese Weise verhindern wir, dass sich bereits vorhandene Verspannungen durch das Reiten weiter verstärken können.

Bei der Ausbildung junger Pferde ist die Longenarbeit sehr beliebt. Wer kennt aber schon die **Gefahren der Longenarbeit?**

Im Trab und Galopp werden die kleinen Beingelenke – besonders die vorderen – stark bzw. zu stark belastet. Geschieht diese schnelle Bewegung auf dem Zirkel, muss sich das Pferd in die Kurve legen, um der Fliehkraft entgegen zu wirken. Die kleinen Gelenke des Pferdes können statische Fehlbelastungen nicht ausgleichen, sie können nur gebeugt werden.

versammelte Tempi ab Klasse L
verlangen im Trab und Galopp bereits einen Versammlungsgrad, der im Trab einen kadenzierten Bewegungsablauf (Schwung mit Ausdruck) und im Galopp die Erhabenheit mit deutlicher Bergauf-Tendenz ermöglicht.

Beim Aufhufen kommt es durch die sog. Bremskraft zu einer Fehlbelastung der Hufe und der kleinen Gelenke mit Stauchungen bzw. Überdehnungen der Gelenkkapseln und des Bandapparates. Sich wiederholende Überlastungen verändern das Knorpel-, Sehnen- und Kapselgewebe, was letztendlich schmerzhafte Degeneration bzw. Gelenksverformungen bedeutet. Um dem vorzubeugen, denken wir gerade bei jungen Pferden an unseren täglichen Kleinen Kreislauf und die Beinmassage.

IV.
Anhang

1. Literaturverzeichnis

A. Zeitschriftenbeiträge

Barneveld, A.: Klinische Aspekte des Spates insbesondere der Arthrodese, Der praktische Tierarzt 7/81, zitiert in Pferd & Zucht, Veterinärmedizin im Querschnitt, Beiheft zu Arabische Pferde, 4, XXVII

Barth, R., Pick, M.: Ein Beitrag zur Diagnostik und Therapie einer Absprengfraktur im Karpalgelenk eines Pferdes, Tierärztl. Umsch. 34, 328–331

Bartz, J.: Probleme mit dem Schlauch, Freizeit im Sattel, 37, 912–913

Bartz, J.: Was sie über Muskelprobleme wissen sollten, Freizeit im Sattel 38, 1058–1059

Bartz, J.: Knötchen in der Sattellage, Freizeit im Sattel , 37, 483–484

Bartz, J.: Muskelprotze und Muskelkater, Freizeit im Sattel 38, 958–959

Baxter, M.: Muskel-Therapie für Pferde, Freizeit im Sattel, 38, 27

Branscheid, W. J.: Untersuchungen an der Hufrolle bei Pferden mit und ohne Hufrollenerkrankung (Podotrochlose) Stuttgart, Univ. Hohenheim, Diss. 1977

Becker, M., Wild, P.: Mikrozirkulation und Hufrehe, Tierärztliche Praxis 81 zitiert in Pferd & Zucht, Veterinärmedizin im Querschnitt, Beiheft zu Arabische Pferde, 4, XXVIII

Beckett, T.: Der Tellington-Touch in der Tierarztpraxis, Freizeit im Sattel, 35, 548–550

Bellinghausen, W.: Sehnenabriss am Sprunggelenk, Freizeit im Sattel, 37, 545

Bellinghausen, W.: Rückenprobleme, Freizeit im Sattel, 37, 301

Biernat, J.: Vollblutaraber mit Zwangshuf, Freizeit im Sattel, 37, 536–537

Biernat, J.: Wenn das Hufhorn wegbröckelt, Freizeit im Sattel, 38, 192–193

Biernat, J.: Keil und Brett, Freizeit im Sattel, 38, 642

Biernat, J.: Sehen Sie ihrem Pferd auf die Hufe – immer, Freizeit im Sattel 38, 960–962

Biernat, J.: Wenn Laufen zur Qual wird, Freizeit im Sattel, 38, 1064–1066

Biernet, J.: Wenn die Eisen fallen, Freizeit im Sattel, 39, 104–107

Biernat, J.: Hornrisse sind Warnsignale, Freizeit im Sattel, 39, 196–197

Blümcke, S.: Galopp: immer schneller, immer schwerer, Elektronische Satteldruckmessung, Freizeit im Sattel, 38, 803–807

Blümcke, S.: Longierarbeit, Freizeit im Sattel, 38, 321–325

Boening, K. J.: Hyperextensionsfolgen im Karpalgelenksbereich, Prakt. Tierarzt 7, 606–608

Böhm, D.: Gesunde Fohlen – Lahme Pferde, Bayerns Pferde 46, 27–29

Böhm, D., Waibl, H.: Zur Fesselbeinfraktur des Pferdes, Berl. Münch. Tierärztl. Wochenschr. 90, 373–375

Brand, J.: Akupunktmassage beim Pferd, APM-Journal, Intern. Therapeutenverband Akupunktmassage nach Penzel Heyen, Heft 4/1987, 26–31

Brand, J.: Saure Pferde – kranke Pferde, Freizeit im Sattel, 37, 109–111

Brand, J.: Mauke eine asoziale Krankheit? Freizeit im Sattel, 37, 727

Brown, E.: Weitere Beispiele zur Kruppenform, Arabische Pferde 6, 89–92

Buchheit, H.: Die Funktion der Milz in der abendländische und in der chinesischen Medizin, Panta 3, 27–33

Burczyk, G.: Kopfschütteln, Bayerns Pferde 31, 141

Colles, C. M.: Pathogenese der Hufrollenentzündung und ihre Therapie mit Cumarinderivaten zitiert in Pferd & Zucht, Veterinärmedizin im Querschnitt, Anlage zu Arabische Pferde, Hippos Verlag München, Heft 2/1979, XVIII

Cronau, P.-F.: Die Osteochrondrosis dissecans im Tarsalgelenk beim Pferd, Indikation für eine operative oder konservative Therapie? Tierärztl. Umsch. 29, 617–620

Cygon, I.: Reiten, so wird's dem Pferd leicht gemacht – das schont ihr Pferd: Machen Sie den Rücken frei, Freizeit im Sattel, 38, 580–584

Dietz, O., Richter, W.: Zur Tendinitis bei Sportpferden, Monatsh. Veterinärmed. 20, 476–482

Dietz, O., Mill, J., Richter, W.: Beurteilung des Therapieerfolges beim Spat des Traberpferdes mit Hilfe von Leistungskriterien, Monatsh. Veterinärmed. 24, 579–586

Dik, A.: Welche Aussagekraft hat das Röntgenbild der Hufrolle? zitiert in Pferd & Zucht, Veterinärmedizin im Querschnitt, Beilage zu Arabische Pferde, Heft 2/1979, XVIII

Dusek, J.: Erblichkeit der Schrittlänge und der Schnelligkeit bei Pferden der Nutzrassen, Bayer. Landwirtschaftl. Jahrb. 48, 43–47 und 368–371 (1971)

Dusek, J.: Die Bewertung des Körperbaus von Pferden mit Hilfe der Proportionalitätsgrad-Methode, Z. Tierzüchtg. Züchtungsbiol. 89, 346–351

Eberhardt, S.: Beeinflussung des Exterieurs aufgrund von Fütterungsfehlern, Arabische Faszination Heft 2/ 1996, 30–32

Eberhardt, S.: Die Hasenhacke, wie sieht sie aus? Arabische Faszination, Heft 2/1997, 26–27

Ende, H.: Die Plage des Sommers – Ekzeme, Arabische Faszination Heft 2/1994, 30–34

Ende, H.: Muskelriss am Hinterbein, Arabische Faszination Heft 5/95

Ende, H.: Den Sehnen auf die Beine helfen, Arabische Faszination Heft 1/1994, 32–34

Fackemann, G. E., Keller, H.: Fehlstellung der Extremitäten beim Fohlen, School of Veterinary Medicine, Tufts University Grafton Massachusetts zitiert in Pferd & Zucht, Veterinärmedizin im Querschnitt, Beilage zu Arabische Pferde, Heft 1/1982, XXVIII

Feßl, L.: Beitrag zum »Streifen« des Pferdes, Wien. Tierärztl. Monatsschr. 55 (1968), 101–103

Greiser, B.: Komplikationen nach der Geburt beim Pferd, APM-Journal, Intern. Therapeutenverband für Akupunkt-Massage nach Penzel, Heyen, Heft 3/1996, 33

Hardege, K.: Durchlaufender Hufspalt, Freizeit im Sattel, 20, 521

Hartano, A.: Bewusst ein Ekzempferd gekauft, Freizeit im Sattel, 37, 178–179

Hertsch, B., Lieske, R.: Halswirbelfrakturen beim Pferde, Tierärztl. Praxis 6, 209–224 (1978)

Hilgenberg, S., Straßer, H.: Stoffwechselstörung und Hufrehe, Freizeit im Sattel, 35, 150–151

Hoffmann, M.: Wie bringe ich meinem Pferd das Zackeln bei?, Freizeit im Sattel, 35, 137

Hoogen, G.: Schwarze Kunst und Wirklichkeit – Pferdebeurteilung, Arabische Faszination Heft 1/1996 S. 34–36

Huber, E.: Karpfen-Rücken-Traber, Freizeit im Sattel, 20, 521

Ibrügger, P.: APM bei einer »überfälligen« Stute, APM-Journal, Intern. Therapeutenverband nach Penzel, Heyen Heft 3/1996, 31–32

Jeffcott. L. B.: Klinische und röntgenologische Diagnostik der Wirbelsäulenerkrankungen des Pferdes, Prakt. Tierarzt 59, 272–281, zitiert in Pferd & Zucht, Beiheft zu Arabische Pferde, 1, XIX

Jones, W., Bogart, R.: Developmental Abnormabilities in Genetics of the Horse, Ann Arbor, Michigan, 1971

Jones, W.: Immun-Defizit eine Erbkrankheit, The Chronicle of the Horse 5/80, zitiert in Pferd & Zucht, Beiheft zu Arabische Pferde, 3, XVII–XVIII

Knisel, G., Löffler, K.: Der Bewegungsablauf des Pferdes beim Sprung über Hindernisse, Der praktische Tierarzt 3/82, zitiert in Pferd & Zucht, Beiheft zu Arabische Pferde, 4, XVII–XIX

Krause, I.: Die Narbe als Störfeld, Freizeit im Sattel, 37, 1017

Krause, I.: Tafel Elementenpunkte, Verlag des Lehrinstituts für Akupunktmassage nach Penzel Heyen 1996

Leuthold, A.: Carpalläsionen beim Rennpferd, Schweiz. Arch. Tierheilkd. 112, 339–341 (1970)

Leuthold, A.: (1975) Strahlbeinlahmheit und Streckfortsatzfraktur am Hufbein, Schweiz. Arch. Tierheilkd. 117, 469–473

Liegeder-Baumeister, R.: Hilfe für Gabriels Bauchweh, Freizeit im Sattel, 38, 664–665

Loeper, H. H.: Eleganz, Herz und Härte. Über den wachsenden Vollbluteinfluss in der Landespferdezucht, St. Georg 71, 17/18, 16–19

Lorenzen, U.: Punkte der Dickdarm-Leitbahn, Volksheilkunde 43, Heft 5, 24–29, Heft 6, 16–17, Heft 7, 29–30, Heft 9, 36–37, Heft 11, 40–42, Heft 12, 28–31, 44, Heft 1, 23–24

Lorenzen, U.: Chinesische Medizin aus den Klassikern (Lied über die 12 himmlischen Sternpunkte), Volksheilkunde 43, Heft 11, 28–31

Lorenzen, U.: Qi-Höhlen, Punkte der Lungenleitbahn, Volksheilkunde 43, Heft 1, 24–27

Mack, E.: Beugeproben, der Aussagewert ist umstritten, Freizeit im Sattel, 37, 1001

Maar, M. T.: Sattel und Körperbau, The Chronicle of the Horse 22/1985 zitiert in Pferd & Zucht, Beiheft zu Arabische Pferde, 8, 59–60

Mahlstedt, D.: Experimente mit der APM nach Penzel beim täglichen Training eines Reitpferd (Umdruck ohne Quellenangabe)

Mahlstedt, D.: Akupunktmassage nach Penzel am Pferd, Meridiane und Bewegungsabläufe, Heft 4/1994 APM-Journal, Intern. Therapeutenverband für Akupunkt-Massage nach Penzel, Heyen

Mahlstedt, D.: Akupunktmassage nach Penzel am Pferd, Tsherapie über die Zustimmungspunkte, Heft 2/94 APM-Journal, Intern. Therapeutenverband für Akupunkt-Massage nach Penzel, Heyen, 5–10

Mahlstedt, D.: Experimente mit der APM nach Penzel beim täglichen Training eines Reitpferdes, APM-Journal, Intern. Therapeutenverband nach Penzel, Heyen Heft 1/1991, 15–20

Mahlstedt, D., Krause, I.: Meridiantafel Pferd, Verlag des Lehrinstituts für Aktupunktmassage nach Penzel Heyen 1996

Mahlstedt, D., Krause, I.: Akupunktmassage nach Penzel am Pferd, eine Einführung, APM-Journal, Intern. Therapeutenverband für Akupunkt-Massage nach Penzel, Heyen, Heft 1/1994, 16–19

Mahlstedt, D., Krause, I.: Energetische Wirbelsäulenbehandlung am Pferd, APM-Jounal, Intern. Therapeutenverband für Akupunkt-Massage nach Penzel, Heyen, Heft 3/1996, 29–30

Marre, A.: Gardemaß allein tut's nicht, Reiter und Pferde in Westfalen 2/82, zitiert in Pferd & Zucht, Beiheft zu Arabische Pferde, 4, XV

Mayer, W.: Hufrehe durch zu viel Eiweiß – Alles nur ein Märchen? Freizeit im Sattel, 37, 804–806

Moor, J., Carner, H.: Veränderungen im Blutbild während des Entstehens von Hufrehe-Hochdruck, Equine veterinary Journal 81, 13 (4) zitiert in Pferd & Zucht, Veterinärmedizin im Querschnitt, Beiheft zu Arabische Pferde 4, XXVII

Müller, H.: Diagnostik und Therapie einiger wichtiger Lahmheiten des Reitpferdes, Prakt. Tierarzt 13, 477–484

Müller, H.: die klinische und röntgenologische Untersuchung der Schulter, des Karpus, des Kniegelenks, des Mittelfußes und des Gleichbein-

trageapparates und ihre Beurteilung bei der Ankaufsuntersuchung, Prakt. Tierarzt 3, 199–206
Müller, J.: Der Kleine Kreislauf, Volksheilkunde, 43, 55–56
Müller, J.: Therapie mit Elementenpunkten, APM-Journal des Internationalen Therapeutenverbandes für Akupunkt-Massage nach Penzel Heft 4/1993 S. 11–19
Müller, W.: Die mechanischen Gesetze des Gleichgewichts, der Bewegung und der Zäumung, Z. Veterinärkd. 24, 142–148
Negele, G.: Training des Fahrpferdes, Bayern Pferde 30, 78–81
Neisser, E.: Ergebnisse der Prüfung verschiedener Kriterien zur Bestimmung des Leistungsvermögens beim Englischen Vollblut. Leistungsprüfungen von Sportpferden, II. Intern. wiss. Symp. Uni. Leipzig, 13./14. 7. 1976
Nowack, M., Harders, T., Stadtbäumer, G.: Mit dem Computer auf Lahmheitssuche, Reiter und Pferde in Westfalen, 6/1985, zitiert in Pferd & Zucht, Beiheft zu Arabische Pferde, 8, 60
Ostiadal, W.: Den beschlagenen Huf kurz halten, Freizeit im Sattel, 38, 110
Ostiadal, W.: Die richtige Hufstellung – leicht erkannt, Freizeit im Sattel, 30, 298
Pick, M.: Hufrehe, ein altes Problem unter neuen Aspekten, Pferd & Zucht, Veterinärmedizin im Querschnitt, Beiheft zu Arabische Pferde, Heft 1/1983 XXIV
Pielot, M.: Strahlfäule – sofort behandeln!, Freizeit im Sattel, 38, 770–772
Rind, A.: Wenn es juckt und brennt, ausgewählte Kapitel aus den Hauterkrankungen der Pferde, Aus der Pferdepraxis in Bayerns Pferde, 33, 26–30
Rodhe, M.: Das Heilen mit TTouch und TTEAM, Freizeit im Sattel, 37, 615–617
Rödder, F.: Der Kronband-Bruch, Freizeit im Sattel, 35, 413
Rohr, I.: Die Wirkungen der Farben in der täglichen Therapie, Naturheilpraxis 50, 398–403
Salomon, W.: persönliche Notizen anlässlich von Kursen bei Dieter Mahlstedt
Salomon, W.: Pferde energetisch behandeln, Bayerns Pferde 34, Heft 4, 29–30
Schäfer, M.: Kritisches zum Größerwerden so genannter Kulturarber Weil-Marbach'scher Zucht, Säugetierkundlich. Mitt., 18, 72–78 (1970)
Schiele, E.: Asil Club tagte im Sauerland, Arabische Pferde Heft 4/1987, 286–288
Schillinger, D.: Hoffnung für Hufrollepatienten? Bayerns Pferde 29, 28–30
Schlarmann, B.: Stoßdämpfer, Ein Beitrag über Bau und Funktion von Gelenken und ihre Erkrankungen beim Pferd, Bayerns Pferde 30, 14–18
Schmidt, G.: Der Klassiker des gelben Kaisers zur inneren Medizin, Volksheilkunde 43, Heft 5, 30–35, Heft 6, 18–24, Heft 7, 31–34, Heft 9, 22–25, Heft 10, 50–53, Heft 11, 35–39, Heft 12, 34–38
Schüle, E.: Das rückenempfindliche Pferd, Freizeit im Sattel, 37, 347–349
Schüle, E.: Aktuelle Verschleißerscheinungen beim Reitpferden, Freizeit im Sattel, 35, 376–377, 448–449
Schüle, E.: Durch Beugeproben lahmgebeugt, Freizeit im Sattel, 37, 1000
Simson, W.: Bei Juckreiz, Husten, Haarausfall – der Allergietest fürs Pferd, Freizeit im Sattel, 38, 576–577
Slawik, C.: Druckpunktsystem für Pferde, Haflinger aktuell, 4, 6–8
Specht, D.: Zusammenstellung der häufigsten Abgangsursachen gem. Versicherungsstatistik, Pferd & Zucht, Beiheft zu Arabische Pferde, 5, XIII
Straßer, H.,: Stoffwechselstörung und Hufrehe, Freizeit im Sattel, 35, 150–151
Straßer, H.: Hufprobleme bei Arabern, Arabische Pferde, 14, 56–57
Straßer, H.: Hufbeschlag – pro + contra, Lassen Sie dem Pferd seine Eisen, Freizeit im Sattel, 34, 206–210
Strömberg, A.: Sehnenschäden – Entwicklung, Krankheitsgeschichte, Therapie zitiert in Pferd & Zucht, Veterinärmedizin im Querschnitt, Beiheft zu Arabische Pferde, 1, XVIII
Strömberg, A.: Sehnenschäden – Äthiologie, Pathogenese und Therapie, Der praktische Tierarzt 1/1980, zitiert in Pferd & Zucht, Beiheft zu Arabische Pferde, 2, XX
Swift, S.: Entspanntes Reiten ohne Kraftaufwand, Freizeit im Sattel, 35, 458–459
Swift, S.: Mit sanften, umfassend blickenden Augen – Die Grundlagen der Lehre »Reiten aus der Körpermitte«, Freizeit im Sattel, 35, 526–527
Tellington-Jones, L.: The touch that teaches, Pferd & Zucht, Beiheft zu Arabische Pferde 6, 90
Tellington-Jones, L.: Der Rücken-Lift oder das Anheben des Rückens, Freizeit im Sattel, 35, 305
Tellington-Jones, L.: Der Bauch-Lift oder das Anheben des Bauches, Freizeit im Sattel, 35, 384
Tellington-Jones, L.: Fohlenerziehung, Freizeit im Sattel, 35, 444–447
Tellington-Jones, L.: Berührungen, die lehren, Pferd & Zucht, Beiheft zu Arabische Pferde, 6, 86–89
UB: Veränderungen der Darmflora des Caecums im Zusammenhang mit der Entstehung der Hufrehe, Equine Vet. Journal 10/249–252 zitiert in Pferd & Zucht, Veterinärmedizin im Überblick, Beiheft zu Arabische Pferde, 1, XIX
UB: Sommerekzem – Ursache: Übersäuerung? Freizeit im Sattel, 39, 194–196
UB: Chinesische Massage lässt Schimmel wieder galoppieren, APM-Journal, Intern. Therapeutenverband Akupunkt-Massage nach Penzel Heyen Heft 1/1994 S. 27
U. K.: Warum nicht? Massage für ein Pferd, Deister- u. Weserzeitung v. 27. 4. 1990

van de Wal, J.: Erkrankungen der Wirbelsäule und der Gelenke, Volksheilkunde 43, Heft 5, 22–24, Heft 7, 27–28, Heft 9, 38–40
v. Butlar-Wemken, I.: Künstliche Besamung u. Embryotransfer, Haflinger aktuell, 4, 14–15
Vater, H.: Die Ren-Du-Zirkulation, Volksheilkunde, 44 Heft 1, 29–32
Waiditschka, G.: Früherkennung erspart Leiden, Erbkrankheiten auf der Spur, Araber Journal 17, 98–101
Watanabe, Y.: Das Leistungsmaß von Vollblutpferden als ein Kriterium des Gallopiersvermögens, Leistungsprüfungen von Sportpferden, II. Intern wiss. Symp. Univ. Leipzig, 13./14. 7. 76
Winzer, H. J.: Röntgenologische Befunde bei Klauenbeinfrakturen des Rindes und Brüchen an den Griffelbeinen des Pferdes, Berl. Münch. Tierärztl. Wochenschr. 73, 244–246
Winzer, H. J., Dämmrich, K.: Über Strahlbeinfrakturen beim Pferd, Schweiz. Arch. Tierheilkd. 109, 487–496 (1967)
Winzer, H. J.: Zur Bewertung des Röntgenbildes vom Strahlbein des Pferdes in der Lahmheitsdiagnostik, Schweiz. Arch. Tierheilkd. 112, 471–479 (1970)
Winzer, H. J.: Besitzen der Hufbeschlag und die Hufpflege eine Bedeutung bei der Behandlung und Verhütung der Podotrochlose? Wien. Tierärztl Monatsschr. 58, 148–151 (1971)
Wissdorf, H.: Steifer Rücken trotz Gymnastik? Freizeit im Sattel, 38, 712–713
Wittmann, F.: Die wichtigsten Lahmheitspunkte ab der Vordergliedmaße des Pferdes infolge Knochen- und Gelenkserkrankungen, Z. Veterinärkd. 50, 241–272
Zanker, A.: Akupunktur und Traditionelle Chinesische Medizin – eine ständige Ergänzung der westlichen Medizin, Umdruck ohne Fundstellenangabe
Zeeb, K., Göbel, F. : Ethologische Betrachtung zur Forensik der Bösartigkeit bei Pferden, Berl. Münch. Tierärztl. Wschr., 19, 396–400
Zeller, R., Hertsch, B.: Ursachen des angeborenen Sehnenstelzfußes beim Fohlen, in Pferdekrankheiten, 4. Arbeitstagung der Fachgruppe »Pferdekrankheiten« der DLG in München, Schlütersche Verlagsanstalt, Hannover 1975
Zeller, R.: Der Spat des Pferdes, Berlin, Freie Univ., Habil.-Schr. 1966
Zimmermann, F.: Das Kniegelenk, Volksheilkunde 43, Heft 11, 54–56
Zuda, J.: Vererbung von Krankheiten von Nutztieren, Budejovicich, Biol. Rada, 10, 77–83 tschech., Sum. Dtsch.

B. Bücher

Aschdown R.: Topographische Anatomie des Pferdes, 1. Aufl. Enke, Stuttgart 1988
Andrews E.: Muskel Coaching, Angewandte Kinesiologie in Sport und Therapie, 1. Aufl. VAK, Freiburg 1993
Bäcker, B.: Touch for Health I–III Begleithefte, Institut für angewandte Kinesiologie und Naturheilkunde Meersburg, Eigenverlag 1995
Bäcker, B.: Sportkinesiologie Begleitheft, Institut für angewandte Kinesiologie und Naturheilkunde Meersburg, Eigenverlag 1996
Bäcker, B.: Kinesiologie für Therapeuten, Kursbegleitheft des Instituts für angewandte Kinesiologie und Naturheilkunde Meersburg, Eigenverlag 1996
Bäcker, B., Decker, F.: Kinesiologie mit Kindern, 1. Aufl. Ravensburger Buchverlag 1997
Birck, B..: Das Skelett, Hippologische Lehrtafeln, 1. Aufl. Nymphenburger, München 1975
Bischko, J.: Einführung in die Akupunktur, 8. Aufl. Haug Heidelberg 1976
Bischko, J.: Akupunktur für mäßig Fortgeschrittene, 3. Aufl. Haug Heidelberg 1978
Britton, V.: Gesundes Pferd, Alles über Alternativmedizin, 1. Aufl. Müller Rüschlikon, Cham 1995
Bruns, U., Tellington-Jones, L.: Die Tellington-Methode: So erzieht man sein Pferd, 1. Aufl. Albert Müller, Rüschlikon–Zürich 1985
Busse, F.: Aktueller Ratgeber Pferdekrankheiten, 1. Aufl. Interest Verlag, Augsburg 1996
Dietz, O., Wiesner, E.: Handbuch der Pferdekrankheiten für Wissenschaft und Praxis, Band 1–3, 1. Aufl. Karger, Basel–München 1982
Flade, E.: Das Araberpferd, 5. Aufl. Ziemsen Verlag, Wittenberg Lutherstadt 1978
Flade, E.: Pferdezucht und -sport, Grundwissen, 2. Aufl. VEB Deutscher Landwirtschaftsverlag, Berlin 1984
Friedrich, G,: Die Erkrankungen des Sportpferdes, 1. Aufl. FN-Verlag der Deutschen Reiterlichen Vereinigung GmbH, Warendorf 1986
Fröhner, E., Zwick, W.: Lehrbuch der speziellen Pathologie und Therapie der Haustiere, 3 Bände, 8. Aufl. Enke, Stuttgart 1915
Gosau, H. D.: Herderkrankungen, Verdacht, Diagnose, Therapie, 1. Aufl. Verlag Akademie für Biokybernetische Ganzheitsmedizin 1988
Gramatzki, F.: Handbuch Pferde, 1. Aufl., Kamlage, Osnabrück 1977
Hamalcik, P.: Symptomenverzeichnis für die Biologische Veterinärmedizin, 2. Aufl. Aurelia-Verlag Baden-Baden 1992
Hamalcik, P.: Biologische Therapie in der Veterinär-

medizin, 3. Aufl. Aurelia-Verlag Baden-Baden 1985
Heling, A.: Das vollendete Pferd, 2. Aufl. DLG-Verlag, Frankfurt 1960
Isenbügel, E.: Sprechstunde, Probleme bei Freizeitpferden, Ratschläge des Tierarztes, 15 Jahre Fragen und Antworten, Verlag Freizeit im Sattel, Bonn, ohne Datum
Kotbauer, O., Meng, A.: Grundlagen der Veterinärakupunktur, spezielle Akupunktur bei Rind, Schwein und Pferd, 1. Aufl. Verlag Welsermühl, Wels 1983
Kropej, H.: Systematik der Ohrakupunktur, 4. Aufl. Haug-Verlag 1976
Krüger, C., Krüger, H.: Aurikuloakupunktur am Tier in Lange, G. Akupunktur der Ohrmuschel, 3. Aufl. WBV-Verlag, Schorndorf 1987
Lange, G.: Akupunktur der Ohrmuschel, Diagnostik und Therapie, 3. Aufl. WBV-Verlag Schorndorf 1987
Mandel, P.: praktisches Handbuch der Farbpunktur, 1. Aufl. Esogetik Verlag Bruchsal 1986
Mangold, P., Reicherter, E.: Neues illustriertes Haustierarzneibuch, 9. Aufl. Enßlin & Laiblins, Reutlingen ohne Jahrgangsangabe
Meagher J.: Muskelprobleme bei Pferden, Vorbeugung und Behandlung, 2. Aufl. Müller Rüschlikon, Cham–Stuttgart–Wien 1991
Meng Chao-Lai, A.: Akupunktur für mäßig Fortgeschrittene (Bildband), 3. Aufl. Haug Heidelberg 1978
Morell, F.: Mora-Therapie, Patienteneingene und Farblicht-Schwingungen – Konzept und Praxis, 2. Aufl. Haug Heidelberg 1987
Olson C.: Druckpunktsystem und Beziehungstraining, 1. Aufl. Cadmos, Lüneburg 1997
Müller, E.: Tierheilkunde für das Bauernhaus, 2. Aufl. BLV München 1955
Penzel, W.: Akupunkt-Massage nach Penzel, Band 1 Spannungsausgleichsmassage, 3. Aufl. Eigenverlag Heyen 1984
Penzel, W.: Akupunkt-Massage nach Penzel, Band 2 Energielehre, 3. Aufl. Eigenverlag Heyen 1985
Penzel, W.: Akupunkt-Massage nach Penzel, Band 3 Energetisch-physiologische Behandlung der Wirbelsäule, 2. Auflage, Eigenverlag Heyen 1984
Pischinger, A.: Das System der Grundregulation, Grundlagen für eine ganzheitsbiologische Theorie der Medizin, 4. Aufl. Haug Verlag 1975
Radloff, K.: Grundlagen der Akupunkturmassage, Energetisch-statische Behandlung und Ohr-Reflexzonen-Massage nach Radloff, Band A, 1. Aufl. Verlag für Akupunktmassage, Wienacht/Schweiz 1987
Salomon, W.: Naturheilkunde für Pferde, 8. Aufl. Econ, Düsseldorf 1997
Schäfer, M.: Wie werde ich Pferdekenner, 1. Aufl. Nymphenburger, München 1971
Schoeler, H.: Die Weiheschen Druckpunkte, Ihre Beziehungen zur Homöopathie und Akupunktur, 10. Aufl. Haug Heidelberg 1982
Schnader, M. I., Pferde natürlich behandeln und heilen, Akupunktur– Chiropraktik – Homöopathie – Massage – Heilkräuter, 1. Aufl. BLV München 1996
Schwark, H. J.: Pferdezucht, 2. Aufl. VEB Deutscher Landwirtschaftsverlag, Berlin 1985
Spiegelberger, U., Schaette, R.: Biologische Stallapotheke, 3. Aufl. Verlag Freies Geistesleben, Stuttgart 1989
Spohr, P.: Die Bein- und Hufleiden der Pferde, 9. Aufl. Schickhardt & Ebner, Stuttgart 1922
Steuert, L.: Das Buch vom gesunden und kranken Haustier, 12. Aufl. Parey Berlin–Hamburg, 1955
Straiton, E. C.: Pferdekrankheiten erkennen und behandeln, 1. Aufl. BLV München 1974
Thie, J. F.: Gesund durch Berühren, Touch for Health, 6. Aufl. Spinx Medien Verlag, Basel 1989
Tourelle, M.: Was ist angewandte Kinesiologie, 1. Aufl. VAK, Freiburg 1992
Wegner, W.: Defekte und Dispositionen, 2. Aufl. Schaper, Hannover 1986
Westermayer, E.: Lehrbuch der Veterinärakupunktur, Band 1 Allgemeine Akupunkturlehre, 1. Aufl. Haug, Heidelberg 1993
Westermayer, E.: Lehrbuch der Veterinärakupunktur, Band 2 Akupunktur des Pferdes, 1. Aufl. Haug, Heidelberg 1993
Wolter, H.: Klinische Homöopathie in der Veterinärmedizin, 2. Aufl. Haug Heidelberg 1954
Wolter, H.: Homöopathie für Tierärzte, Grundlagen und Geschichte, Arzneimittellehre, Homöopathische Therapie, 2. Aufl. Schlütersche Verlagsanstalt Hannover 1960
Worsley, J. R.: Was ist Akupunktur? 1. Aufl. Plejaden Verlagsgesellschaft Berlin 1986
Wühr E.: Quintessenz der Chineschen Akupunktur und Moxibustion, 1. Auflage Verlagsgesellschaft für traditionelle chin. Medizin, Kötzting 1988
Zeitler, H.: Akupunkttherapie mit Kardinalpunkten, 1. Aufl. Haug Heidelberg 1981

2. Sachregister

T

3. Nützliche Adressen:

Walter Salomon
Allmendweg 3
88709 Meersburg
Telefon 07532/47149

Internationaler Therapeutenverband Akupunkt-Massage nach Penzel
Willy-Penzel-Platz 2
37619 Heyen
Telefon 05533/1072 u. 1073 Fax 05533/1598

- hier können Adressen ausgebildeter APM-Pferde-Therapeuten erfragt werden.
- hier kann auch die APM-Creme bezogen werden.
- hier erhalten Sie Auskunft über Ausbildungsmöglichkeiten zum APM-Pferde-Therapeuten.

Institut für Pferdephysiotherapie
Tanja Ulbrich
Heldburgerstr. 22
96145 Seßlach-Gemünden
Telefon 0095 67/98 08 53
Fax 095 67/98 08 54

Verband der energetischen Pferdeosteopathen
Allmendweg 3
88709 Meersburg
Telefon 07532/9528
Fax 07532/47148

- Beratung
- Therapeutenlisten

Institut für angewandte Kinesiologie und Naturheilkunde Meersburg
Allmendweg 3,
88709 Meersburg
Telefon: 07532/9528 Fax 07532/47148

- bietet Ausbildungsmöglichkeiten in den verschiedenen Sparten der Kinesiologie, in Homöopathie und Blütentherapien sowie energetischen Behandlungsmethoden bei Mensch und Tier.
- Kurse können auch bei genügend Teilnehmern vor Ort durchgeführt werden.
- übernimmt Behandlungsaufträge
- über die reichhaltigen Aktivitäten des Instituts informieren wir in einer Broschüre, die auf Anforderung zugesandt wird.

Zusatzausbildung zum energetischen Osteopathen staatlich anerkannt und warenrechtlich geschützt
Auskünfte über Institut für angewandte Kinesiologie und Naturheilkunde Meersburg